나는 아로마에 미친 의사이다

⁘ 40년 이비인후과 의사, 20년 에센셜 오일 동반 여정 ⁘

아로마에 나는 미친 의사이다

김석준 지음

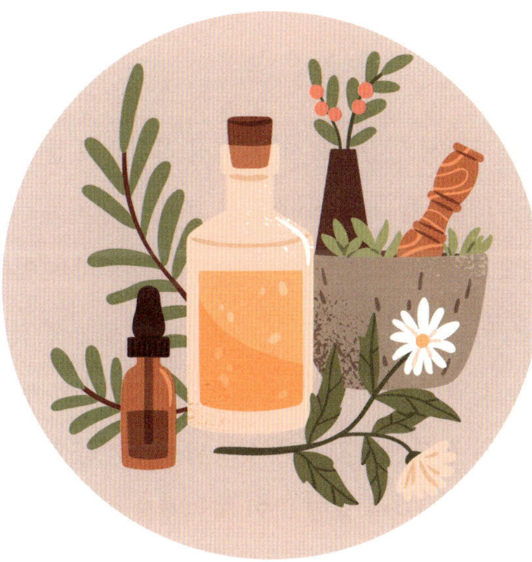

산지

추천의 글

환자를 향한 진심어린 열정의 산물

조용현 _진안군의료원 산부인과 과장

산부인과 의사로서 인간으로서, 과학적 지식으로 뿐만 아니라 인간을 몸과 마음과 영혼을 가진 holistic한 존재로 이해하는 공부의 과정에서 선생님을 만나게 되었다. 우리나라에서 아로마 오일에 대한 연구와 진료에 온 인생을 바치신 김석준 원장님은 뵙는 순간부터 지금까지, 앞으로도 그 열정을 따라올 의사는 없을 것이라고 생각한다.

오로지 환자의 건강만을 걱정하여 그 많은 공부를 해오시고, 환자에게 해가 되지 않는 아로마 오일 자연 치료제를 연구해오고 있다. 에탄올이 아닌 천연 용해제를 오랜 연구 끝에 만들어서 특허 단계에 있다.

아토피, 알러지 같은 질병뿐만 아니라, 더 나아가 생명에 지장을 줄 수 있는 자가면역 질환이나 뇌질환, 암, 파킨슨 같은 난치병을 호전시킨 경험도 많으시다.

그러한 작업은 평범한 일반 의사가 할 수 있는 일은 아니다.

진료를 하는 의사의 입장에서는 책임감과 도덕성이 필요하다. 원장님께서는 병원의 이익보다 오로지 환자의 입장에서 진료하는 참 의사이다. 환자의 개별성, 대사 속도, 영양 상태, 에너지 문제, 기질적인 문제 등을 통합적으로 보고 계셨고 많은 환자들이 개선되는 것을 보았다. 치료 중 부작용이 없었던 것은 순전히 원장님의 진심어린 열정 때문이다.

요즘 의료 사태처럼 계획 없이 진행되는 정책 속에서 기대하기는 어렵지만, 작은 바람이 있다면 의대 커리큘럼에 아로마 치료라는 과목이 들어가기를 바란다.

아니면 동아리 모임이라도 있으면 좋겠다.

이 책이 아로마 오일 치료를 시작하고자 하는 의사선생님들의 손에 있으면 좋겠다.

여러 의사들에게 든든한 임상적 밑걸음이 될 것

서형태 _해남종합병원 내과 과장

저는 2020년 코로나 감염이 한창일 때 강진의료원 내과 과장으로 근무하였습니다. 그 당시 먹는 아로마 오일을 비염, 축농증, 중이염 등 만성 , 난치성 이비인후과 질환 외에 많은 코로나 감염에 적용하는 김석준 이비인후과 과장님을 처음 접하였습니다.

대중 치료에 반응이 없던 코로나 환자들이 먹는 아로마 오일과 함께 증상의 호전을 보이는 임상을 경험하였을 때, 현대의학 외에 다른 학문을 모르는 저로서는 너무나 놀랍고 경이로운 사건이었습니다.

몇 개월 전부터 김석준 원장님의 조언과 도움으로 신부전 등 만성 환자들에게 아로마 치료를 병행하고 있으며 부작용 없는 임상 경과를 접하고 있습니다.

내과적으로 간질환, 신장 질환 등 많은 만성적, 난치 질환들에 현대의학과 더불어 아로마 오일을 활용하는 아로마 의학이 적용된다면 많은 환자들에게 한줄기의 희망이 될 것으로 기대합니다.

출간되는 책이 여러 의사분들에게 든든한 임상적 밑걸음이 될 것입니다.

몸소 체득한 신념과 용기의 여정을 공유하는 책

임모세 _영리빙코리아 지사장

먼저 김석준 원장님의 〈나는 아로마에 미친 의사다〉 출간을 진심으로 축하드립니다.

이 책은 단순한 의학적 견해 또는 기술에 대한 설명을 넘어, 한 의사의 끊임없는 노력의 과정을 생생하게 전달하고 있습니다.

또한 고대 에센셜 오일의 역사를 통해, 선조들의 지혜를 공유하고, 생화학, 그리고 현대 치료적 활용에 대한 포괄적이면서도 쉽게 접근할 수 있는 지식을 제공합니다.

철저한 자기 연구, 수천 건의 환자 상담, 그리고 국제 전문가들과의 협업을 바탕으로, 김석준 원장님의 통찰력은 독자들에게 새로운 도전을 제시하고 있습니다.

하지만 무엇도보다 저는 이 책은 김석준 원장님이 몸소 체득한 '신념과 용기'의 여정을 독자들에게 공유함으로써, 우리의 삶의 태도를 돌아보게 한다고 생각합니다.

우리는 누구나 삶을 살아가면서 여러가지 다양한 개인적인 경험을 통해, 현재의 나를 형성하고 미래의 나를 만들어 갑니다. 원장님이 여러가지 비판적인 시선, 규제 장벽과 더불어 개인적인 상실에 직면했지만, 에센셜 오일에 대한 믿음을 바탕으로 더 많은 선한 영향력을 공유하기 위한 용기에 깊이 감사드리며, 다시 한번, 출간을 축하드립니다.

기존의 틀을 녹일 이 책은 바로 혁명

이인경 _벨러국제아로마협회장

자연을 사랑하는, 자연을 닮은 김석준 원장님의 또 하나의 심장, 출간을 축하드립니다.

기득권을 내려 놓을 수 있는 사람이 과연 지구상에 몇 분이나 계실까요. 세상은 그러한 분들의 헌신과 사랑으로 하모니를 이루는 것 같습니다.

원장님을 뵌지 어느덧 10년이 지났습니다. 그때나 지금이나 환자 중심의 진료를 하시고 그들의 아픔을 우선으로 하시는 이 시대의 진정한 영웅. 세상과 타협하지 않으니 가시는 길은 가시밭 길이지만 그 길을 걸으시기에 희망이란 단어가 생기지 않았을까요.

롤러코스터 같은 세월을 읽으면서 눈물과 웃음 그리고 열정이 불끈 생깁니다. 원장님을 통해 많은 분들이 에센셜 오일의 그 놀라운 세계를 알아갈 겁니다.

새로운 패러다임, 기존의 틀을 녹일 이 책은 바로 혁명입니다.

돈키호테.

아로마에 미친 의사.

히포크라테스, 갈렌, 아비세나가 환자를 보살필 때 적용했던 꼭 같은 열정으로 환자를 보살피는 김석준 원장님.

사랑하고 존경합니다.

프. 롤. 로. 그.

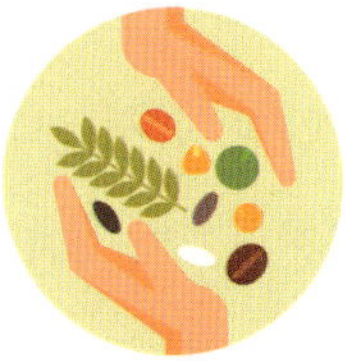

에센셜 오일의 도움이 없었다면 나는 오래전 뇌졸중으로 사망했을 것이다. 1988년, 강원도 현리 야전병원에서 이비인후과장으로 근무했을 때이다.

그해 초겨울 동료 군의관들에게 테니스 레슨을 해주고, 병원 회식이 있어 인제의 한 식당에 갔다. 식사 중 한방군의관이 놀란 얼굴로 나에게 말했다.

"과장님! 입 돌아갔어요!"

아니나 다를까 오른쪽 귀가 아프고 눈물이 나오면서 음식을 먹으면 새는 것이었다. 구안와사, 즉 안면신경마비였던것이다.

비뚤어진 흉측한 얼굴, 눈이 안 감기고 음식을 먹으면 줄줄 새고, 차마 거울을 보기 싫을 정도의 형상이었다.

회식을 중단하고, 밤늦은 시간이었지만 안면이 있는 인제 원통의 이비인후과 군의관을 찾아갔다. 하지만 무슨 뾰족한 수가 있을 리 없었다. 얼굴 근육 경련과 손발 저림, 통증에 대한 스테로이드 처방 및 물리 치료, 침술 치료를 병행하였으나 전혀 회복의 기미가 없었다. 병원장의 허락을 받아 서울 등촌동의 국군수도병원에 입원하여 치료를 받았다.

일반적으로 안면신경마비는 말초성으로 한 달 정도면 회복이 되나, 나는 뇌신경에서 비롯된 중추성으로 두 달이 넘도록 회복되지 않았다.

입원 중 서울대, 연세대에서 행한 몇 차례의 신경전도검사에서도 신경전달도가 0이 나왔다. 결국 3개월의 입원 끝에 의가사제대를 하게 되었다.

개업 후에도 안면신경마비는 지속되었다. 지속적으로 손발이 떨리고 경직되면서 걷거나 움직일 수 없을 정도로 끔찍한 통증이 찾아왔다. 힘든 세월을 견뎌야 했다.

꾸준하게 약물, 주사 처방을 받았으나 호전의 기미는 보이지 않았다. 그러기를 10여 년. '이러다 나는 뇌졸중으로 제 명을 다 하지 못하겠구나' 하는 불안감이 엄습해왔다.

이비인후과 전문의가 이비인후과 질환을 치료하지 못하고 이런 꼴이라니…. 현대의학의 한계를 절실히 느끼는 계기가 되었다.

그러던 중 에센셜 오일을 공부하게 되었다. 2012년부터 에센셜 오일을 복용하기 시작했다. 경직되었던 얼굴 마비와 손발 경직이 어느 순간 나타나지 않았고 편안해지기 시작했다.

나는 살아나기 시작한 것이다.

어떠한 현대의학적 치료로도 회복이 힘들었던 나의 증상이 좋아지고 있었다. 좋아지는 나의 몸 상태를 보면서 나는 에센셜 오일의 위대함에 빠져들 수밖에 없었다. 이것이 내가 에센셜 오일의 연구를 계속하고 있는 이유이다.

나는 의사이다.

치료하는 환자가 좋아지면 의사로서 보람을 느끼고 마냥 기쁜, 대한민국의 평범한 의사이다. 이 감정은 어느 의사도 그러할 것이다.

에센셜 오일을 접한 지 근 20년이 넘어가고 있다. 나 같은 꾸준함을 가진 의사도 우리나라에는 없는 것으로 안다.

나의 40년 넘는 의사 생활은 에센셜 오일을 알기 전과 후로 나뉜다. 내 나이 48세에 에센셜 오일을 접했고, 곧 70의 나이에 접어들게 된다.

하지만 아로마 의학의 세계는 20년 전과 다를 바 없다. 여전히 나 홀로 서 있는 답보 상태이다. 아니, 오히려 퇴보했다는 표현이 적절할 것이다.

아로마 의학 강의를 할 때 사회자는 나를 '돈키호테' 혹은 아미남(아로마에 미친 남자)이라고 소개를 한다.

그렇다. 나는 미친 의사가 맞다. 아로마에….

에센셜 오일을 만나고 먹는 아로마 오일을 접하면서 나의 의사 생활은 하루도 편한 날이 없었다. 그야말로 '희망이 있는 암흑기'라 할 수 있다.

에센셜 오일을 통해 환자 상태가 호전되는 기쁨과 환희로 잠 못 이룬 적도 많았다. 그러나 10년 넘게 먹는 아로마 오일을 접하면서, 한국 의료계에서는 먹는 아로마를 위주로 하는 아로마 의학은 뿌리내리기 힘들다는 결론을 지어 가고 있다.

첫 번째는 의사들의 관심이 없다.

설사 의사들의 교육이 이루어진들 일반 환자에게 적용되기에는 너무나 힘든 난관이 도사리고 있는 실정이다.

두 번째, 식약처, 보건복지부, 보험 공단, 보건소, 난치 질환의 환자들까지, 다 부딪치고 넘어야 할 산과 과제이다.

프랑스에서는 약국에서 에센셜 오일을 판매하고 있다. 심지어 에센셜 오일 소화제도 판매되고 있다. 또한 병원에서는 에센셜 오일 레시피를 처방하고 있다.

하지만 우리나라는 어떠한가.

아로마 오일은 한약과 달리 각각의 화학 구조를 가지고 있다. GCMS Data는 물론, FDA 승인 하에 먹는 용도로 수입되고 있다. 그럼에도 의료용으로는 사용할 수 없다고 식약처는 사용을 금하고 있다. 의사가 처방하는데도 말이다.

오래 전부터 에센셜 오일을 연구할 수 있는 아로마 의학 연구소가 개설되기를 간절히 바라왔다. 부작용 없고 탁월한 치료 효과라면 더 지원하고 격려해 주는 게 정부 기관의 당연한 임무가 아니겠는가. 의료는 의사, 정부가 아닌 환자가 중심이기 때문이다.

많은 임상 케이스가 발표되면 정부 기관도 순응할 수밖에 없을 것이라고 믿는다. 그래서 연구소의 설립이 더 절실해지는 것이다.

10여 년 이상 먹는 에센셜 오일을 겪어 오면서 탁월한 치료 가치를 검증했고, 자연의 소중한 선물임을 수없이 경험했다. 그러나 현실의 벽에 부딪혀 지금은 많이 지치고 자신감마저 상실한 상태이다. 그럼에도 내 생이 다할 때까지 에센셜 오일에 온 힘을 다할 기회가 주어진다면, 겸손하게 그 역할을 수행할 것이다. 그것은 하늘의 축복이자 내 삶의 소명일 것이다.

책을 쓰는데 지침이 되어 주고 용기를 주신 여러분들에게 감사의 말씀을 전한다.

목포에서 10여 년간의 가장 힘든 시기에 묵묵하게 내 곁을 지켜 주고 있는 나의 영혼의 동반자 강성미 선생님, 영리빙오일과 밸러국제아로마협회와의 인연을 닿게 해 준 오혜정 메디 아로마 강사님, 자료정리와 편집에 온 힘을 다해 준 박민창 선생님, 그리고 편안한 길을 뿌리치고 10년 이상 아로마 의학의 험한 여정에 뛰어들어 힘들어하는 동생에게 언제나 힘과 위로를 주시는 나의 넷째 누님, 김옥금 여사, 그리고 조카 강윤석 팀장.

최고의 에센셜 오일을 제공해 주시는 영리빙코리아의 임모세 한국지사장님, 일반인들을 높은 의료의 경지로 이끌어 주시는 밸러국제아로마협회 최종윤 대표님, 협회장이신 이인경 교수님, 그리고 밸러국제아로마협회 모든 회원님들.

또한 정성스럽게 이 책의 출판에 많은 도움을 주신 도서출판 산지의 김진미 대표님께 깊은 감사의 말씀을 전한다.

이 책이 아로마의 위력과 신비를 이해하는데 도움이 되기를 바라며, 이제 짧게나마 20여 년간의 나의 에센셜 오일 여정을 시작해 본다.

2025. 07. 저자 김석준

목차

Part 3. 아로마 에센셜 오일의 놀라운 효능

Part 4. 아로마 오일 질병 치료 역사

Part 5. 오일을 알아야 효능을 살린다 _임상에서 사용되는 에센셜 오일들

Part 6. 에센셜 오일로 달라지는 삶 _에센셜 오일 임상 에피소드

Part 7. 질환별 에센셜 오일 레시피

Part 1

에센셜 오일이 나를 살렸다

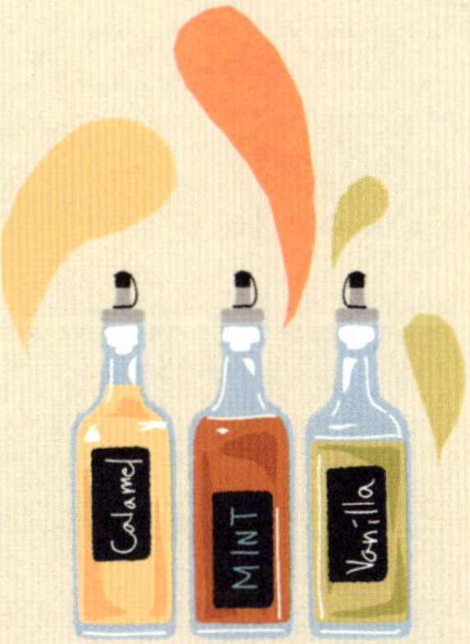

아내가 사라졌다

2014년 1월 30일, 그날은 휴일이었는데 아내는 출근한다며 집을 나갔다.

평일에는 나의 병원이 아내의 대치동 영어학원(강남 유명 학원)과 가까이 있어서 거의 함께 출근하였다. 그날은 휴일이었기에 아내 혼자 출근하였고, 아무 연락도 없이 밤 늦은 시간까지 귀가하지 않았다.

아파트 주차장에는 아내의 자동차가 그대로 주차되어 있었다.

대체 무슨 일이 일어나고 있는가?

수십 번을 전화하여도 연결이 되지 않다가, 밤 10시쯤 되어 아내에게 문자가 왔다. 학원에 문제가 생겨 지방에서 가서 며칠 쉬었다 오겠다는 것이다. 그리고는 주위 어느 누구에게도 알리지 말라고 했다.

일주일이 넘어도 아내는 돌아오지 않았다. 학원에도 연락이 없다는 것이었다. 보름이 지나도록 연락도 안 되고 돌아오지도 않아 경찰서에 실종(가출) 신고를 했다. 돌아온 회신은, 1월 30일 출근한다고 나간 그날 오후에 아내가 일본으로 출국했다는 것이었다.

아내는 어머니가 재일교포인지라 일본어에 능숙하다.

일본으로 출국?

전혀 예상치 못한 응답이었다.

속절없이 기다리던 어느 날, 병원으로 영어학원 접수처 직원과 청소하시는 아주머니가 찾아왔다. 내용인즉, 아내가 사정을 하여 각각 2천만 원씩 빌려주었는데, 학원에 출근도 안 하고 연락도 되지 않으며, 약정한 이자도 들어오지 않는다는 것이었다.

일단 더 기다려 보자고 말하고는 그들을 돌려보냈다.

그로부터 2개월이 지난 후부터 내 건물을 담보로 학원에 빌려준 대출 이자 연체 건으로 독촉 전화가 시작되었다. 이름 모르는 개인들, 3~4군데의 대부업체에서도 찾아왔다.

문득 가출 3개월 전, 부산에서 있었던 아내의 자살 소동이 떠올랐다. 당시 환자를 보다가 부산으로 내려가 아내를 찾았고, 급히 돈이 필요하다는 말에 1억 원을 해준 기억이 스쳐 지나갔다.

모든 것이 다 돈을 차곡차곡 모아두려는 거짓 행위였다는 생각에 혼란스러웠다. 하지만 '설마…' 하는 마음이었다. 그러나 벌어지는 현상에 그 퍼즐은 맞추어져 갔다.

대치동 개원 5개월 만에 아내가 사라진 것이다.

일부 해결해 줄 것은 해주었으나, 아내의 가출과 환자 감소로 병원 운영 자금은 점점 말라갔다.

혼자서 지내는 하루하루가 고통의 연속이었다.

2015년 4월, 결국 대치동 개원 20개월 만에 병원을 폐업하게 되었다. 휴식이 필요했다. 수십억 원 이상의 경제적 손실과 마음의 깊은 상처를 간직한 채 제주도로 떠났다.

그후 지금까지 나의 고난과 역경은 계속되고 있다.

아내와의 10여 년 결혼 생활 중 부부싸움 한 번 한 적 없다. 영어학원이 어려울 때 10억 이상의 자금도 대주고, 건물 담보 잡아 대출하여 운영 자금도 대주었다. 그러나 아내는 자살 소동까지 일으켜 1억 원까지 쓸어가고 갑가지 사라졌다.

그 이유가 무엇인지, 지금도 궁금하다. 한마디로 나는 물론, 주위 친척, 직원들, 심지어 대부업체에서까지 돈을 끌어서 사라져버린 것이다.

… 이럴 수가 ….

전망 없는 아로마 의학을 고집하는 나에게서 미래의 희망을 볼 수 없을 것이라 예견해서였을까?

혹시 남자가 생겼나?

아내 가출 후 10년이 지났으나, 그 생사는 지금까지도 모른다.

잘나가던 경기도 병원을 접고 아로마 전문병원을 개원

경기도에 있었던 이비인후과를 과감히 접었다. 2013년 8월 보험 환자는 보지 않고 아로마 오일로만 치료하는 한국 최초의 아로마 면역 병원을 서울 대치동에 개원하였다.

지금 생각해 보면 미친 짓이었다. 페이 닥터 2명을 두고 하루에 250명 정도의 환자를 보는 안정된 병원을 때려치우고, 아무 미래가 보장되지 않는 불확실한 병원을 개원하다니….

지금도 마찬가지지만 개업가에서는 환자 많이 보는 병원이 짱이다. 당시 나의 병원은 서울, 경기도에서 매출 10위 안에 드는, 소위 잘나가는 병원이었다. 각 지역 유지들, 시장, 국회의원들의 방문이 이어졌고, 전남대 모교에서는 2003년 자랑스런 동문인상을 수여하였으며, 매년 본과 4학년생들을 병원에 보내곤 했다. 환자를 많이 보아 자랑스런 동문이니 개업술을 배우라는 건지….

이런 후광으로 8년간 재경 고등학교 골프, 테니스 모임의 회장을 동시에 역임하기도 했다. 그야말로 잘 나갔던 것이다. 심지어는 나의 병원이 너무 잘되자 앞에 연세대 출신 이비인후과가, 다음 해에는 고려대 출신 이비인후과가 연달아 오픈하였다.

나는 지방대인 전남대 출신이고. 더구나 군대 수련의인데(국군 수도병원 수련) 병원은 그들과 비교할 수 없을 만큼 바쁘게 돌아갔다. 심지어 하나이던 주변의 약국이 3개로 늘어나기도 했다.

이런 병원을 일시에 접어버리다니….

지금이라면 엄두도 내지 않았을 것이다.

그때는 내심 대치동 유명 영어학원의 실장이었던 아내의 넓은 정보망과 인맥을 기대하였다. 실제로 아내가 인맥을 활용해 개원 초기 많은 환자를 유치하였다. 하지만 아내가 사라진 뒤 당연히 환자는 줄기 시작했다.

그러던 중 2014년 1월, MBN에서 방영하던 〈천기누설〉 작가에게 전화를 받게 되었다. 비염에 대한 촬영 의뢰가 들어온 것이다.

그동안의 임상 케이스 중, 수원의 5세 아이의 증상을 아로마 워터 복용으로 호전시킨 케이스를 촬영했다.

4분 방송분을 7시간에 걸쳐 반복 촬영한 기억이 있다. 당시 네이버에 '먹는 아로마 오일' 블로그를 운영하고 있었는데, 2월 〈천기누설〉에서 방영되자마자 하루에 1,000명 이상이 방문하였고, 서울, 부산, 인천, 세종, 광주, 전주, 제주 등 전국 각지에서 예약 전화가 빗발치기 시작했다.

그 후 4월에는 SBS 〈생활의 발견〉에서 파킨슨병에 대해 촬영하였고, 6월에는 MTN 〈김생민쇼〉에 출연하게 되었다.

또한 8월에는 백범기념관에서 100여 명의 아로마 테라피스트, 의사, 한의사를 대상으로 대한아로마의학회 세미나를 개최하였다. 한국 최초의 아로마 오일 세미나였던 셈이다.

아로마 의학을 잘 펼쳐나갈 수 있을 것 같았다.

2012년 집필한 600페이지 분량의 저서 『메디컬 아로마테라피』를 수정 보완하여 『아로마 의학(먹는 아로마 에센셜 오일)』이라는 제목으로 재출간하였다.

동시에 아로마 의학이 이해하기 어려운 학문이기에 『Why』라는 어린이 과학잡지에서 힌트를 얻어 『만화로 보는 먹는 아로마 오일』이라는 만화책도 출간하였다.

그 외 100여 명의 의사, 한의사, 치과의사, 메디컬 아로마테라피스트, 일반인들을 대상으로 전문적인 교육을 진행하였다. 또한 한국체육대학 50여 명, 서울의 한의사 30명을 대상으로 강의도 했다.

하지만 연구와는 달리 현실은 녹록치 않음을 실감하기 시작했다.

실제로 한국체육대학 선수들의 경우 부상에 에센셜 오일 사용을 원했지만 학교 측과 계약을 맺은 병원을 이용할 수밖에 없는 현실적인 문제가 있었다. 또 한의사들은 아로마 의학에 대한 근본적 공부가 아닌 레시피만 알아내려는 얄팍한 질문에 실망감을 금할 수 없었다.

2013년 가을, 서울 서초동의 모 카페 모임에서 가수 전원석을 만날 기회가 있었다. 한때 배우 김혜수와 영화를 찍고 CF도 찍었던 가수로, '떠나지마'를 히트시킨 가수였다.

대화가 오가던 중 골프 약속을 잡게 되었다. 함께 경기도의 한 골프장에서 라운딩을 하는데 전원석이 절뚝거리며 걷는 것이었다. 그 이유를 물으니, 20년 넘게 당뇨를 앓고 있는데 손발과 다리가 저려 제대로 걸을 수가 없다고 했다. 당뇨 합병증이 온 것이다.

라운딩 후 식사하면서 대치동 병원에 검사 수치를 가지고 방문하라고 말했다. 3일 뒤 방문한 전원석에게 증상에 따라 먹는 에센셜 오일 레시피를 3개월 분량으로 처방해 주었다.

3개월 후 혈액 검사 결과 당화혈색소 수치는 7.9에서 6.3으로 떨어져 있었고, 이제 다리도 절지 않는다고 했다. 노래할 때도 2옥타브 정도 올려 고음 내는데 무리가 없으며 힘이 생겼다고 했다.

이듬해 2014년 여름, 전원석 카페에서 보았던 KBS 김 PD, SBS 황 PD로부터 연락이 왔다.

가수 전원석의 호전된 상황을 보고 아로마 의학에 관심이 생겼다고 했다. 에센셜 오일의 치유에 관한 다큐 제작을 해보고 싶다는 것이었다.

역시 방송국 PD들의 특별한 아이템을 감별해내는 감각은 하이에나급이었다. 반갑고 대견하기도 했지만, 병원 개원 초기이고 아직 많은 임상 경험이 쌓이지 않은 상태여서 생각할 시간이 필요하다고 했다.

2014년 10월, SBS 황 PD와 KBS 〈생로병사의 비밀〉 김 PD가 함께 에센셜 오일의 치유 역사를 조명하는 가칭 〈Oil Road〉 제작안을 가지고 왔다.

우리 병원을 중심으로 한 국내 촬영과 중국, 인도, 네팔, 키프로스, 마다가스카르, 예멘, 오만, 독일, 영국, 프랑스, 미국, 캐나다의 에센셜 오일 활용 역사와 현재 임상 현황을 취재, 촬영하는 2~3년간의 대형 프로젝트였다.

국내 촬영은 방송국에서 비용을 전액 부담하고, 해외 촬영분은 우리 병원이 일부 비용을 부담하기로 하였으며 전문가인 나에게 나레이션도 부탁했다. 더불어 내가 발음이 그리 좋지 못하니 발음 교정을 위한 코치도 붙여주겠다고 했다.

담당 PD들은 이 다큐가 방영되면 엄청난 파장을 일으킬 것이라고 했다. PD들의 인생 작품으로 남을 것이며, 큰 상을 받을 수 있을 것이라는 기대감을 품고 제안한 의미 있는 프로젝트였다.

실제로 서울대병원에서 〈생로병사의 비밀〉 방영을 위해 표적, 면역 치료를 시도했으나 실패한 43세 폐암 남성 환자를 소개 받아 에센셜 오일 치료를 위한 상담과 처방 과정을 촬영하기까지 했다. 그러나 몇 달간 병원을 비워야 하는 촬영 일정 때문에 실행에 옮기지는 못했다.

이렇듯 2014년은 아내가 사라진 이후 홀로 방송 출연, 인터뷰, 서적 출간, 강의 등으로 아로마 의학의 기초를 다지는 뜻깊은 한 해였다.

아로마 의학의 시작

나는 1990년 초, 의가사제대 후 그 해 8월에 경기도 시흥시에 처음 병원을 개원했다. 당시 두 명의 페이 닥터를 두고, 하루에 250~300여 명의 환자를 보았다. 부비동염, 중이염, 편도선염 환자를 치료하며 많은 항생제를 투여했다.

이에 회의를 느껴 항생제를 쓰지 않고 치료하는 대안은 없을지 많이 고심했다. 한약재를 구입하여 사용해 보기도 했다. 의약 분업 전의 시기라 가능했다. 하지만 치료 효과는 볼 수 없었다.

그러던 중 2004년 우연히 TV에서 아로마테라피를 접하게 되었다. 혹시 대안이 될 수 있을까 하여 교육 기관을 알아내 교육을 받았다. 매주 일요일 8주 동안, 나의 병원 페이 닥터와 함께 하루 8시간의 교육을 이수하였다. 하지만 아로마 오일의 적용이 코의 흡입, 바르는 용도에 국한된 교육이어서 이비인후과 질환의 적용에는 한계가 있을 수밖에 없었다.

좀 더 많은 정보가 필요했다. 외국에서 아로마테라피 관련 서적 150권 정도를 수입하여 읽기 시작했다. 그러던 중, 프랑스 외과 의사인 장 발네 박사의 먹는 에센셜 오일에 대한 임상 케이스를 접하게 되었다.

눈이 번쩍 뜨였다. 그의 이론을 토대로 하여 나와 주위 지인들을 대상으로 임상을 진행했다. 그러던 중, 2011년 장 발네 박사의 제자인 영국의 로버트 티서랜드 박사가 내한하여 강의한다는 소식을 접하게 되었다. 나는 병원 문을 닫고 2일간 일산 킨텍스 강의장으로 달려갔고, 에센셜 오일의 항산화 작용, 시너지 효과, 먹는 아로마 오일의 임상 사례 등 많은 것을 배울 수 있었다.

이를 토대로 2년간의 임상을 경험하고, 2013년 8월 서울 대치동에 먹는 아로마 오일로만 치료하는 아로마 면역 병원을 개원하게 된 것이다.

그야말로 돈키호테적인 행동이었다.

그 과정은 흥분되고 즐거웠다. 그러나 한국에서 처음 시도하는 학문 영역으로서 그 험난한 여정은 예정되어 있었다.

강남 대치동에 처음 아로마 전문 병원을 개원하고 아내의 인맥으로 여러 다양한 환자를 보게 되었다.

비염, 부비동염, 아토피, 건선, 류마티스, 백반증, 간질, ADHD, 자폐, 뇌종양, 대장암, 유방암, 퇴행성 관절염, 생리 질환 등 이렇게 치유되지 않은 질환이 많을까 하는 의아심이 들 정도였다.

당시에는 에센셜 오일 레시피 처방을 직원이 캡슐로(지금은 천연 용해제를 이용한 시럽제를 쓴다) 개인마다 만들어 주었기 때문에 많은 시간을 요했다. 그래서 많은 환자를 진료하기가 힘든 상황이었다.

게다가 아내가 사라진 이후 방송 출연 등으로 병원이 유지되고 있었으나 먹는 아로마에 대한 인식 부족, 믿음 부족, 홍보 부족 등으로 환자는 점차 줄어들고 있었다. 병원 경영이 힘들어져 차까지 팔아 유지하려 했으나 역부족이었다.

결국 병원을 접게 되었다.

그야말로 병원이 망한 것이다.

병원은 망하고 또 망하고

2015년 5월, 혼자서 감당하기에는 너무나 힘든 고독과 허무감이 몰려왔다. 게다가 경제적 어려움까지 더해지자 극단적인 생각을 하게 되었다. 평촌의 오피스텔에 누워 몇 번이나 극단적인 생각을 했고, 시도까지 해보았지만 실패했다.

아니, 그만뒀다는 말이 더 정확할 것이다.

순간, 내가 이제껏 전념해온 아로마 의학의 가치를 이대로 묻어 버리기에는 너무 아깝고 안타깝다는 생각이 들었다.

하여 만신창이가 된 몸과 마음을 추스르며 다시 마음을 잡았다.

너무나 힘들었던 서울 생활을 접고 제주도로 내려갔고 후배의 도움으로 한림읍에 자리를 잡았다.

한 달 정도 쉬면서 렌터카를 타고 제주도 여기저기를 돌아다니며 지내니, 그야말로 천국이었다.

수많은 오름을 올라보았고, 테니스를 치며 즐거운 시간을 보냈다. 제주에 가면 관광 가이드를 할 정도로 섬 곳곳을 누볐다.

그러던 중 아는 후배의 소개로 제주도 내의 한 요양병원에서 주 2~3회 정도 진료를 봐 달라는 제안을 받았다. 고민 끝에 제안을 받아들여 요양병원에서 진료를 보게 되었다.

요양병원 진료는 처음이었지만, 새로운 경험이 되기도 했다.

그곳에서는 환자에게 처방되는 약의 종류가 무려 8~10가지에 달했다. '아, 이래서 어르신들이 요양병원에 입원하면 약 때문에 더 빨리 돌아가시는구나' 싶을 정도였다. 환자들의 복용 약을 줄이려고 하면, 오히려 약을 줄였다고 환자들이 불편해 하며 항의하는 상황이었다.

참 안타까운 일이었지만, 이 약 처방이 요양병원의 중요한 수익원 중 하나라는 사실도 알게 되었다.

그 병원에서는 욕창 환자 관리가 제대로 이루어지지 않았다. 그래서 내가 회진할 때는 하루에 두 번씩, 바르는 오일로(내 사비로 구입해서) 욕창을 치료해 주었다. 간편한 처치와 빠른 효과로 간호사들과 환자들 사이에서 큰 호응을 얻었다.

제주도에서 몇 달간 요양병원에서 일하던 중 염증이 느껴져, 서귀포의료원에 지원했다. 면접을 보고 병원장의 승인까지 받았다. 그러나 몇 시간 뒤 아로마 오일을 사용한 치료를 한다는 말에 병원장이 아닌 노조위원장에게서 승인이 취소되었다는 통보를 받았다.

전임 이비인후과 과장이 말하기를 "이 병원 노조가 장난이 아니다. 나도 노조 때문에 나간다"고 귀띔해주었다. 정말 이런 황당한 상황을 맞이할 줄이야…. 세상에 과장 임용을 병원장이 아닌 노조위원장이 결정하다니!

몇 달이 지난 2015년 9월, 전남 목포의 한 종합병원에서 이비인후과 과장으로 오라는 제안이 들어왔다.

후배를 통해 목포와 전주의 종합병원에 이비인후과 과장으로 지원했고, 전주에서는 OK 사인을 받은 상태였다. 그래도 고향 근처인 목포 종합병원의 면접을 보기 위해 광주 공항에 도착했다.

병원 측에서 보낸 차를 타고 도착했지만, 원장들 간의 내분(병원장이 5년 선배였음)으로 이비인후과 과장 선임에 대한 의견이 통일되지 않았다.

결국 에센셜 오일 치료에 긍정적이었던 전주 종합병원으로 마음을 굳힐 찰나, 목포에서 개원 중이던 대학 내과 선배에게서 연락이 왔다.

'5년째 비어 있는 내 클리닉을 지원해줄 테니, 여기서 개원할 생각이 있냐'는 제안이었다.

이 제안을 받아들인 것이 내 인생이 꼬이게 된 최대의 실수였다. 그 사실을 깨닫기까지는 3년이 걸렸다.

개원 후 일반 진료와 아로마 오일 상담을 병행했다.

내과에서도 치료하기 어려운 당뇨 합병증(당뇨발, 신부전) 등을 상담하며 좋은 호전 효과를 보였지만, 정작 환자는 늘지 않았다.

회식 자리에서 선배에게 그 이야기를 하니, "네가 아로마 오일로 치료하니까 환자들이 거부감을 느껴서 그래"라는 답변을 들었다.

이 선배는 25년 차 개원의로 지역에서 막대한 영향력을 가진 인물이었다. 심지어 선거 때면 국회의원이 인사하러 올 정도였다. 결국 그 선배는 교묘하게 서서히 나를 밀어내기 시작했다. 6년 대학 시절 알고 지내던 그 자상한 선배의 모습은 사라져 있었다.

난치성 축농증, 당뇨 합병증, 신부전, 파킨슨병 등 다양한 환자들을 치료했지만, 병원의 환자들은 늘지 않았다.

그럼에도 2017년 9월, 광주 김대중 컨벤션센터에서 열린 키즈박람회에 참가해 에센셜 오일 스프레이와 바르는 오일 레시피를 소개했고, 2018년 10월에는 일산 킨텍스의 키즈박람회에서도 같은 내용을 선보였다.

샘플만 챙겨 가는 사람들 때문에 본래의 취지가 사라지는 씁쓸한 행사로 끝이 났다. 그러나 수많은 사람들에게 아로마 의학을 알리는 의미있는 행사였다.

목포에서의 3년을 그렇게 허비했다. 또 다시 병원이 망한 것이다.

그래도 블로그를 통해 서울, 부산, 수원, 용인 등지에서 파킨슨병, 자폐 스펙트럼, 난치성 부비동염, 뇌종양 환자들의 상담을 이어갔다.

결국 선배와의 쓴 인연을 뒤로하고, 청주 종합병원으로 떠나게 되었다.

아로마 치료의 효과는 인정하지만 병원 내 도입은 어렵다는 종합병원

2019년, 청주 종합병원에서 이비인후과 외래 진료를 보며 아로마 오일을 활용했다. 코와 목 스프레이, 피부 드레싱용 오일을 직접 만들어 사용했다(모두 내 사비로 구입). 이는 네이버 블로그 '먹는 아로마 오일'을 통해 부비동염, 자폐, 아토피, 간질, 류마티스 환자들이 찾아오면서 자연스럽게 진행된 일이었다.

병원 중환자실의 욕창 환자들도 해당 과를 불문하고 내가 직접 조제한 오일로 치료했다. 병원 과장과 간호사들의 자녀들이 부비동염, 피부염, 이명 등으로 고생할 때도 에센셜 오일과 아로마 워터로 상담해 큰 호응을 얻었다.

덕분에 답례로 양주를 받는 날이 많았고, 일반 환자들 중에서도 정보를 알고 상담을 원하는 경우에는 기꺼이 제공했다. 내 숙소에는 항상 에센셜 오일이 구비되어 있어 가능한 일이었다.

몇 달이 지나 에센셜 오일로 상담한 환자들이 눈에 띄게 호전되었다는 소문이 퍼지자, 병원 이사장이 직접 외래를 방문했다. 아로마 의학을 병원에 특화시킬 수 있는지 논의하는 자리였다. 그러나 행정 부장과 간호부장 등의 극심한 반대로 병원 내 도입이 무산되었다.

나는 더 이상 진행하지 않겠다고 선언하고, 1년 만에 병원을 그만두고 강진의료원으로 떠나게 되었다.

1년간의 청주 생활을 마치고 2020년 전남 강진의료원으로 자리를 옮겼다. 여기서도 이비인후과 진료 시 여전히 직접 제조한 코- 목 스프레이와 피부 드레싱용 오일을 사용해 환자를 치료했다.

마침 코로나19가 극심하던 시기였다. 입원 환자 중 희망자에게는 코로나 감염 치료를 상담해주기도 했다.

병원장에게 아로마 오일 기반 코로나 치료제 도입을 건의했다. 하지만, 이는 순진한 판단이었다. 병원장 역시 공무원인데 이를 단번에 수용할 리 없지 않은가. 세상 물정을 너무 모르고 한 행동이었다.

블로그를 통해 찾아온 부비동염, 자폐증, 장누수증후군 등 환자들에게는 '아이지아로마의학 연구소(당시 목포에 소재)' 명의로 상담을 진행했다.

이 시기에 문재인 대통령과 보건복지부 장관에게 10여 차례 편지를 보냈다. 코로나 감염 치료에 대한 임상 결과가 축적되었으니 공식적으로 검토해달라는 요청이었다. 그러나 돌아온 답변은 언제나 '임상시험을 직접 진행해 결과를 제출하라'는 반응뿐이었다.

지금 돌이켜보면, 정부 시스템을 이해하지 못한 채 의욕만 앞세운 순진한 시도였을 뿐이다.

그러나 이렇게 요양병원, 종합병원, 의료원을 거치며 에센셜 오일을 활용한 연구는 꾸준히 이어갈 수 있었다.

아로마 의학의 현실

2021년, 강진의료원에서 병원장과의 갈등으로 1년 만에 그만두고 개원 대출을 얻어 목포 중심가에 다시 병원을 오픈하였다.

일반 진료와 함께 아로마 오일 진료를 병행하였으나 건물 위치, 주차, 약국 위치, 아로마 오일에 대한 인식 부족 등으로 병원 운영은 또쉽지 않았다. 환자에 대한 안타까운 마음에 아로마 오일을 언급하면 우선 보험이 안 되니 비싸다는 반응이 돌아왔다. 아로마 오일 치료는 비싸다는 인식이 일반 환자에게 자리잡아 더 이상 환자가 오지 않게 된다는 것을 주위 여러 지인들을 통해서 나중에 들을 수 있었다.

또 병원이 망한 것이다.

경기도에서 페이 닥터를 2명 두고 하루에 250여 명의 환자를 보던 나였는데 아로마를 한다고 하니 이럴 수가….

이게 현실이었다. 아로마 치료의 효과성과는 별개로 현실의 벽에 번번이 부딪혀 넘어져야 했다. 많은 자괴감과 실망감으로 자존감은 떨어져가고 건강도 나빠져 없던 당뇨와 고혈압까지 생기게 되었다.

힘든 나날이 지속되던 중, 결정적으로 병원 건물 하자 문제가 발생

했다. 2023년, 전남 무안군 전남 도청 앞 신도시(남악신도시)로 많은 경비를 지출하고 이전을 하게 되었다.

목포에서는 코로나 감염과 코로나 백신 부작용 환자들을 많이 상담하였다. 아는 후배로부터 백신을 맞고 며칠 지나 가슴이 답답하고 아프다는 연락을 받았다. 밤중에 병원 문을 열고 에센셜 오일 레시피를 전달하였고 그 후배는 지금까지 잘 지내고 있다. 그날 저녁의 처방이 아니었으면 그 후배는 심근경색으로 이 세상과 이별했을 것이다.

정권이 바뀌면서 윤석열 정부, 보건복지부 장관에게 수차례 에센셜 오일의 사용을 위해 편지를 썼다.

역시 대답은 똑같았다.

이런 20차례 넘는 민원으로 나는 정부기관에 요주의, 관심 대상 병원으로 분류되었다.

모교인 전남대학, 전남, 화순 전남대학교 병원, 저명한 졸업 동기인 전남대 화순병원 정형외과장 등에게 에센셜 오일의 치료 효과에 대한 공동 연구를 제안했다. 아로마 의학 책자와 자료를 동봉하고 함께 연구하기를 간곡히 제안했으나 돌아온 회신은 누구에게서도 없었다.

무안군 역시 목포권 지역이라 목포 중심가에서의 상황과 비슷했다. 게다가 건물 1층 약사의 비협조와 진료 방해가 심했다. 아로마 오일 상담을 문제 삼아 보건소에 민원을 제기하기도 했다. 에센셜 오일에 대해 1도 모르는 무식한 시골 약사의 만행이 이어졌다.

프랑스에서는 약사들이 유명한 아로마테라피 학자이기도 한데….

결국 나는 그 약사를 명예훼손과 진료 방해로 경찰에 고소하기까지 했다. 약국의 민원으로 무안 보건소에서 소환되었을 때, 그들은 아로마 오일이 항염증, 항박테리아, 항바이러스, 항진균, 상처 치료에 효과가 있다는 브로셔와 문구를 병원 어디에도 게시하지 말라고 지시했다.

식약처에 문의한 결과, 에센셜 오일 처방을 계속할 경우 행정처분 대상이 될 수 있다는 공문을 보여주며 처방 중단을 경고하였다.

처방권을 가진 의사가 FDA 인증을 받고 GCMS 자료가 완비된 수입산 에센셜 오일을 의학적 용도로 처방하는데, 한국에서는 그런 전례가 없다는 이유만으로 인정하지 않겠다는 것이었다.

그렇다면 한의사들의 한약 처방은 어떻게 설명할 것인가?

참으로 어이없고 답답한 일이 아닐 수 없다.

에센셜 오일의 가치를 전혀 이해하지 못한 무지한 공무원들이 서류만으로 판단하는 탁상행정의 전형적인 사례였다.

만약 10여 년간 내가 상담한 에센셜 오일 레시피로 인해 단 한 건이라도 부작용이 발생하거나 민원이 제기되었다면, 나는 이미 의사 면허를 유지하지 못했을 것이다.

그러나 블로그를 통해 상담을 요청하는 난치성 부비동염, 자폐스펙트럼, 자가면역 질환 등으로 고통받는 환자들과 치료의 희망을 잃은 성인 및 어린이들에게는 계속해서 상담을 제공해 왔다.

극한의 어려운 상황 속에서도 내 머릿속은 온통 아로마 의학에 대한 생각으로 가득 차 있었다.

'누군가 나에게 아로마 의학 연구를 위한 든든한 지원을 해준다면 어떨까, 아랍에미리트 만수르 왕세자의 지원을 받는 황우석 박사처럼….'

무엇이든 해봐야겠다는 생각에 이르자, 용기를 냈다.

현대자동차 정의선 회장에게 아로마 의학연구 지원 요청 편지와 내 저서를 보내기도 했다. 한국 양궁협회를 지원하듯이 자연의학인 아로마 의학도 지원해 달라는 당당한 제안이었다. 나는 에센셜 오일의 치료 효과에 대해 그만큼 확신이 있었기 때문이다.

하지만 아직까지 어떤 답변도 듣지 못했다.

또한 나는 축구선수 유상철, 배우 안성기, 가수 방실이 등 유명인사들에게도 병증에 대한 에센셜 오일 상담을 제안한 바 있다. 에센셜 오일의 증상 개선 효과에 대해 깊은 믿음을 가지고 있었기 때문이다.

이는 프랑스의 장 발네 박사가 의사 면허 박탈 위기에 처했을 때, 그가 도움을 준 유명 정치인들의 지원으로 위기를 극복했던 사례에서도 찾아볼 수 있는 일화다.

그러나 어느 누구로부터도 답장을 받지 못했고, 이것이 현재 한국에서 아로마 의학이 처한 현실이었다.

할 수 있는 모든 것을 시도했지만 길은 열리지 않았다. 아무리 혼자 열정적으로 노력해도 그 한계에 부딪힐 수밖에 없었다.

세계 유일의 천연 용해제 개발

2024년 10월, 장흥군의 초청을 받아 장흥 통합의학박람회에 참석하였다. 그러나 이 박람회는 통합의학이라는 명목 하에 치러진 장흥군의 물축제와 더불어 요식적인 연례 행사일 뿐이었다. 통합의학이 무엇인지도 모르는 한방병원의 잔치였다. 다른 병원들은 한방병원의 들러리일 뿐이었다.

나는 5개월간의 준비 기간을 거쳐 에센셜 오일 스프레이 디자인을 마쳤다. 스프레이 제품 디자인을 결정하기 위해 수차례 서울 방산시장, 성수동을 드나들었다. 그렇게 완성한 예쁜 디자인의 '아이지 내츄럴 에센셜 오일 스프레이'를 박람회에서 선보일 예정이었다.

그러나 한방병원이 주를 이루고, 지역이 전남 지역 시골 마을이라 통합의학박람회라고는 하나 아로마 의학을 알리기에는 접근성이 그리 높지 않다는 점이 아쉬웠다. 박람회는 그저 공짜 선물 받아가는 행사일 뿐으로 여겨지는 것도 안타까웠다.

그래도 성과가 있었다면, 천연 용해제가 함유된 세계 유일의 에센셜 오일 스프레이를 선보였다는 것이다. 또한 에센셜 오일이 만성, 난치성 질환에 어떻게 활용되는지를 보여주었다는 것이다.

만약 이 행사를 서울, 부산, 경기도에서 개최했더라면 어땠을까 하는 아쉬움이 남았다.

천연 용해제가 함유된 세계 유일의 에센셜 오일 스프레이를 개발하게 된 과정은 이러했다.

아내가 사라지고 혼자 오피스텔에서 지내던 힘든 시기, 무언가 이끄는 힘이 일을 추진하게 한다는 느낌이 들곤 하였다.

2009년 봄 휴일 어느 날, 책을 집필하기 위해 대치동 학원에서 작업을 하던 날이었다. 점심을 먹고 쿠트슈노벨트의 책을 읽다가 문득 졸았는데 이상한 꿈을 꾸게 되었다.

간 해독에 관여한 사이토크롬 P450에 관련된 부분인데, 그 페이지 위로 공중에 영어로 된 세 글자가 떠 있는 것이었다.

깜짝 놀라 그 영문을 받아 적었는데, 그 글자는 에센셜 오일을 정제수에 골고루 분산시키는 천연 용해제에 관한 레시피였다.

하지만 그 레시피만으로는 농도를 알 수 없었다. 그 적정한 농도를 알아내기 위해 1년간의 실험을 강행하였다.

그 결과 적정 농도를 찾아내었고, 에탄올이 아닌 천연 용해제를 이용한 세계 유일의 에센셜 오일 스프레이가 탄생하게 된 것이다.

2011년부터 지금까지 코 스프레이, 구강 소독, 피부 소독에 사용되고 있다. 의약품으로의 허가 승인이 현실적으로 너무 힘들어 지금은 방향제 용도로 승인받아 제품이 출시된 상태이다.

이 천연 용해제는 특허 출원 중이며 세계 최초, 유일의 천연 용해제이다.

만약 이 용해제를 사용한 에센셜 오일 스프레이가 일반의약품 혹은 의약외품, 의료기기로 승인되어 출시된다면, 세계적인 제품이 되어 전 세계의 비염, 구강염 환자들에게 희망을 줄 수 있을 것이다.

위대한 발명가 에디슨, 벤젠 고리를 발견한 독일의 화학자 케쿨레, 전기 교류를 발명한 비운의 과학자 테슬라 등도 다 꿈속에서 영감을 얻어 발명을 하였다 한다.

그에 견줄 수는 없겠지만, 꿈속에서 힌트를 얻은 이 천연 용해제가 잘 사용되어 화학약품 일변도의 의료 시장에 천연 에센셜 오일을 알리는데 기폭제가 되었으면 하는 바람이다.

우수한 에센셜 오일 생산처를 만나다

그나마 행운인 것은 2024년 11월 우수한 에센셜 오일을 Seed to Seal의 철학으로 생산해 내는 영리빙 회사와 밸러국제아로마협회를 만난 것이었다.

이를 통해 2024년 12월 서울, 부산에서 2025년 서울, 전주, 무안에서 회원들 대상으로 강의를 진행하였다. 의사도 관심을 보이지 않는 아로마 의학에 일반인들이 협회를 결성하여 심도 깊은 수준의 공부를 하고 있는 데에 감명을 받았고, 이에 깊은 찬사를 보낸다. 의사들의 역할을 대신하고 있는 것이다.

사실 병원에서는 의사들이 제왕적 위치에서, 심한 부작용이 예견되는데도 나타난 증상만의 치료를 위해 오더를 행하고 있다.

한 예로 내게 왔던 충남의 50대 여성은 건선 치료를 위해 면역억제제인 항암제(MTX)와 스테로이드를 장기 복용하면서 피부암에 걸렸고, 또 그 치료를 위해 항암, 표적 치료, 생물학적 제제를 사용, 심지어는 방사선을 120회나 쏘았다고 했다.

이 분은 시간이 지나면서 백혈병이 올 수 있는 상황이다.

이렇듯 근본 치료는 하지 못하고 증상적 치료에만 매달리니 고통을 겪는 것은 환자일 뿐이다.

에센셜 오일을 제대로 공부하신 분들은 아무 대책 없이 의료의 사각지대에 방치된 환자들에게 새로운 희망의 전달자가 되어 줄 수 있기에 충분히 존중받을 가치가 있다.

진정 에센셜 오일의 전사(warrior)인 것이다.

여기에서 한 가닥 아로마 의학에 대한 희망을 느끼게 되었다.

각종 감염(부비동염, 중이염, 폐렴 등), 다양한 자가면역 질환들(아토피, 건선, 백반증, 류마티스, 당뇨 1형, IgA 신병증, 폐섬유증, 스티븐 존슨 증후군, 베체트병, 쇠그렌병, 크론병, 중증 근무력증 등)을 상담하고 그 증상 호전 과정을 관찰하면서 에센셜 오일의 무한한 잠재능력을 느낄 수 있었다.

만약 한의학처럼 충분한 후원만 된다면 3~4년 뒤에는 엄청나게 우수한 임상 결과를 보여줄 수 있을 것이다. 또 이것을 논문으로 세계 유수의 의학 잡지(Nature, Cell지 등)에 발표하여 객관적 검증을 받게 된다면 에센셜 오일의 아로마 의학이 제3의 의학으로서 각광을 받게 될 것이라고 믿는다.

유사한 예로, 2015년 중국의 투유유 박사는 개똥쑥 추출물을 연구하여 말라리아 치료제를 개발하였고 이를 통해 노벨 의학상을 수상하였다.

그 이전에 이미 에센셜 오일의 화학 구조 연구로 1910년부터 1969

년까지 5명의 화학자가 노벨화학상을 수상하였다는 역사적 사실을 알고 있는가?

이렇게 에센셜 오일의 가치는 이미 역사를 통해 검증된 바 있다는 의미이다.

150여 종의 화학 성분이 다 규명된 에센셜 오일을 각종 만성 감염, 대사 질환, 자가면역 질환들, 각종 암에 적용한다면 현대의학과 더불어 의료의 패러다임을 바꿀 수 있다. 따라서 아로마 의학 연구소의 설립이 절실히 필요하다.

한 한의사는 노벨 의학상 프로젝트를 위해 경희대에 1,300억 원을 기부했다고 한다. 아로마 의학 분야에도 이러한 움직임이 일어나기를 간절히 바란다.

자연의 이치를 모른 채 합성에 의존하는 의약품의 발전은 제자리에서 답보하고 있다. 몇 가지의 치료 효과를 내세우며 사용되지만 상업적 목적으로 치명적 부작용은 외면되는 현실이 계속되고 있다.

에센셜 오일이 모든 질환의 치료에 적용되지는 않는다. 그러나 우수한 에센셜 오일을 생산하는 회사, 그와 관련된 협회를 만난 후에 다시 한번 충분한 지원이 보장되는 아로마 의학 연구소가 설립된다면 아로마 의학이 발전할 수 있다는 가능성을 기대하게 되었다.

일반 진료의 틀에서 해방되어 에센셜 오일의 진료 영역에 놓여진다면 칼을 입에 문 망나니처럼 그 무대에서 마음껏 춤추고 싶은 심정이다.

황우석 박사와의 인연

2013년 가을, 모 사료 회사의 대표이사로부터 에센셜 오일의 동물 사료 사용에 대해 의견을 나누고 싶다는 연락을 받고 서울의 모 호텔에서 만났다. 나중에 알려진 사실이지만, 이 회사는 고(故) 전두환 대통령의 비자금을 관리하던 회사로, 그 대표이사는 몇 년 뒤 구속되었다 한다.

에센셜 오일을 동물 사료에 첨가하여 사용하면 좋겠다는 취지였지만, 그 회사의 연구원과의 몇 차례 미팅 결과 거래는 성사되지 못했다. 이유는 축산업자들이 싫어한다는 것과 수익성 문제, 그리고 가장 중요한 것은 양질의 에센셜 오일 원료 수급이 힘들다는 점이었다.

대표이사는 통찰력이 있어 에센셜 오일의 효용성에 지대한 관심을 보였지만, 실무자인 연구원들의 입장은 정반대였다.

또한 2021년 가을, 나는 2005년 배아 줄기 세포 논문 조작 사건으로 세기의 영웅에서 일시에 희대의 사기꾼으로 전락한 황우석 박사에게 내 책자와 함께 연락을 취했다.

황우석 박사는 당시 서울 구로구의 수암생명공학연구소에 적을 두고 있었다. 나는 누가 뭐라해도 난치 질환, 불구자들의 회복에 대한 황 박사의 환자에 대한 진심을 믿었다. 실제로 줄기세포에 대한 확실한 기술이 없다면, 2025년 지금 아랍에미리트의 만수르 밑에서 낙타 복제 등 연구를 지속할 수 있겠는가?

모든 연구 지원을 아낌없이 해주는 만수르를 '보스'라 칭하는 황우석 박사가 부러울 뿐이다.

연락을 취한 지 한 달이 지나 수암연구소에서 한 통의 전화를 받았다. 황우석 박사의 비서였다. 비서의 전달 내용은 이러했다.

황 박사님은 지금 아랍에미리트에 연구차 계신다. 갑자기 출국하시게 되어 경황이 없다. 내가 보낸 책자를 보시고는 "정말 이 책을 김석준 당신이 썼는가? 대단하다"라며, 지금은 한국에서 자기 입장이 애매하니 나중에 기회가 되면 꼭 한번 만날 기회를 갖겠다고 전해 달라고 말했다고 한다.

나도 아랍에미리트로 가고 싶은 심정이었다.

사람의 건강을 위하는 학문에는 어떤 장벽도 존재하지 않고 서로 존중해야 한다. 비록 의사가 아닌 수의사이지만, 새삼 황우석 박사의 환자를 위하는 진심을 전달받을 수 있는 시간이었다.

세계 최초 오일 스프레이 발명

나는 2009년 꿈속에서 천연 용해제 레시피를 영감으로 받아 세계 유일의 천연 용해제를 이용한 에센셜 오일 스프레이를 발명하게 되었다.

일반 에센셜 오일 스프레이는 용해제로 에탄올을 사용하고 있어 에탄올의 독성 때문에 코안, 입안, 피부에는 직접 뿌릴 수 없는 단점을 가지고 있다.

반면 이 천연 용해제가 함유된 스프레이는 에탄올이 함유되어 있지 않아 코안, 목안, 피부에 직접 도포할 수 있는 의료적 특성을 가지고 있다.

이를 2009년부터 2025년 지금까지 병원 진료 시 사용하고 있다. 일반의약품이나 의약외품 허가는 개인적으로 진행하는데 시간과 비용이 너무 많이 들어 진행이 어렵다. 그리하여 현재는 생활안전제품으로 승인된 방향제로 정식 출시하고 있는 상태이다.

사실 일반의약품이나 의약외품으로 승인만 난다면 스테로이드 비염 치료제의 부작용으로 고통받는 환자들에게 희망이 되는 한국 최초의 세계적인 비염 치료제가 탄생할 수 있다는 믿음과 신념이 있다. 그런 희망으로 2018년 동*제약, 종**제약, 중*제약, 한*약품 등에 연락을 취하였다.

그러나 한결같이 전해진 답변은 "우리 회사는 생약 원료를 취급하지 않는다", "에센셜 오일 원료 확보가 어렵다"는 것이었다.

다 만들어진 밥상에 2~3년만 투자하면 세계적으로 유일한 한국적 의약품이 나올 수 있는데, 세상의 흐름대로 안전성만 추구하는 제약회사들이 안타까웠다.

일류 제약회사에서 음료수, 영양제, 건강기능식품이나 팔고 있으니…. 하기야 신약 하나 개발하는데 10년의 기간과 5조 이상의 경비가 든다 하니, 누군들 엄두가 나겠는가. 한마디로 요즘 제약회사는 새로운 아이템을 찾을래야 찾을 수 없는 상황이다.

그에 비해 이 에센셜 오일 스프레이는 세계 유일의 천연 용해제가 함유되어 있다. 우리 병원에서 2009년부터 현재까지 15년 이상을 사용해왔다. 2~3년이면 일반의약품 혹은 의약외품, 의료기기로 허가받을수 있다. 출시만 되면 전 세계 10억의 비염 환자에게 사용될 수 있는 상황이다.

이미 우리 연구소에서 사용하여 임상 효과가 검증된 아이템인데, 도전과 새로운 투자를 두려워하는 제약회사에서는 검토조차 하지 않는 것이다.

이렇게 미래를 보는 눈이 없구나, 하는 심정이 들 수밖에 없다. 한 기업의 운명이 바뀔 수 있는 아이템인데도 말이다. 안타까움이 더해질 뿐이었다.

게리 영 박사와 자존심 있는 에센셜 오일의 만남

영리빙 회사의 창업주인 D. GARY YOUNG 박사는 2018년 작고하셨기에 직접 만나볼 기회는 없었다. 하지만 책을 집필하면서, 강의록을 작성하면서 게리 영 박사의 책에서 많이 인용해 왔다. 책의 내용을 볼 때마다 에센셜 오일의 재배, 증류, 용도 등에 대해 알아갈 때면 그 열정과 연구 노력에 감탄과 존경을 금할 수 없었다.

에센셜 오일에 진심인 분들은 사용하는 에센셜 오일의 품질에 최종적인 관심을 가질 수밖에 없다. 특히 나처럼 먹는 용도로 사용할 때에는 더욱 그렇다.

2011년부터 프랑스의 사**, 영국의 티**, 독일의 노**, 호주 오일 등 수많은 에센셜 오일을 사용해 보았다.

사실 미국의 D사, Y사 에센셜 오일은 네트워크 마케팅이라는 선입견 때문에 사용하기를 꺼려해 왔다. 하지만 오혜정 메디 아로마 강사님을 통해 미국의 영리빙 에센셜 오일을 접하면서 그 선입견은 사라졌다.

영리빙의 더욱 신뢰할 만한 사항은 'SEED TO SEAL'이라는 명제로 세계적으로 85곳의 직접 혹은 파트너 농장을 가지고 있고, 그 농장에서 재배부터 증류까지 한다는 사실이다.

세계적으로 유명한 셰프들 누구라도 요리에 있어 가장 중요시 여기는 것은 식재료의 우수함일 것이다. 심지어 환자를 치료하는 에센셜 오일에 있어서는 품질이 최우선 사항일 것은 당연하다.

농부로서 일생을 어느 누구도 하기 힘든 최상의 에센셜 오일 생산과 그 연구에 바친 게리 영 박사에게 무한한 존경과 감사함을 표한다. 이제 에센셜 오일의 품질에 대해 걱정할 일 없으니, 그저 무한히 감사할 뿐이다.

그 답례는 의사로서 이 최상의 에센셜 오일을 임상에 적용하는 것이다. 그로 인해, 수많은 만성, 난치 질환 환자들에게 희망이 될 수 있었으면 하는 바람이다.

그래서 아로마 의학 연구소의 설립을 간절히 고대하고 있다. 많은 경비와 시간이 필요할 것이다. 내 경제력과 조직적 능력의 부족함이 안타깝기만 하다.

의사 생활 40년 중 20년간 에센셜 오일에 심취할 수 있었던 것은 개인적으로 나의 행운이자 행복이다. 나의 바람은 부디 아로마 의학 연구소가 설립되어 많은 연구가 이루어지고, 아로마 의학이 많은 환자들에게 희망이 되었으면 하는 것뿐이다.

Yesterday's Wisdom

Today's Discovery

Tomorrow's Destiny

그간 에센셜 오일을 사용하여 20년 이상 환자를 보면서 겪고 느낀 에피소드와, 2014년부터 연재한 네이버 블로그 '먹는 아로마 오일'에 수록된 내용을 수정, 발췌하여 책으로 엮었다.

부디 에센셜 오일의 임상에 대한 연구가 이루어져 객관적 지표와 데이터가 결집되고, 만성, 난치 질환으로 고통받는 세계의 여러 환자들에게 희망이 되었으면 하는 바람이다.

의료의 주체는 환자 중심이다.

현대의학, 한의학, 통합의학, 기능의학, 아로마 의학을 불문하고, 환자가 부작용 없이 좋아진다면 의료의 본질을 충족한다 할 수 있겠다.

여기에는 기득권도 알량한 자존심도 존재하지 않는다.

이러한 관점에서 나는 자연을 존중하는 아로마 의학에 미쳐 있는 것이다.

"그래, 나는 진짜로 아로마에 미친 의사이다."

아시안타임즈 인터뷰 기사(2014)

제2의 장 발네를 꿈꾼다

국내 최초 메디컬 아로마테라피 요법 도입, 김석준 원장

김석준 원장은 아로마 오일을 바르거나 흡입하는 형태가 아닌 먹음으로써 질병을 개선시키는 국내 의학의 새 장을 열었다.

아로마 오일은 대부분 향을 맡거나 피부에 바르는 것으로 알려져 있으나, 김 원장은 국내 최초로 메디컬 아로마테라피 요법을 도입, 식용 아로마 에센셜 오일을 캡슐이나, 꿀, 쥬스에 넣어 복용하는 새로운 시도를 하고 있다.

김 원장은 23년간 이비인후과를 운영하면서 환자들에게 항생제를 투여하는 것이 맘에 걸려 한약을 사용해 보기도 했지만, 맞지 않았다.

우연한 계기에 아로마 오일에 대한 강의를 접하고 난 후 김 원장은 수많은 논문을 보며 연구 끝에 환자들에게 독한 항생제 처방이 아닌 천연성분으로 몸이 깨끗해지고 건강해지는 처방을 할 수 있게 된 것이다.

김 원장은 "잘못된 인식으로 시도도 해보지 않고 귀를 막고 들으려고도 하지 않는 것은 안타까운 일"이라고 아로마 오일이 꼭 필요한 환자에게 사용됐으면 좋겠다고 소감을 전했다.

김 원장은 프랑스에서 최초로 먹는 아로마 오일을 개발한 장 발네 박

사처럼 의학의 새 장을 열겠다는 각오를 다짐했다.

Q. 한국에서 최초로 먹는 아로마 오일을 알리게 된 계기가 있다면?

23년간 이비인후과 개원의로서 근무하였지만, 1990년 처음 개원 때부터 항생제, 소염제 등 서양 약제에 대한 한계와 부작용을 인식하여 한약 분말가루 등으로 병행 치료하였으나, 거의 효과를 보지 못하였습니다.

2004년 우연히 아로마테라피를 접할 기회가 있어 전문 교육을 받았고 그 지식을 활용하여 냄새 맡고 바르는 용도로만 활용하였습니다.

하지만 보조적인 요법으로 질환의 경과에 도움은 되지만 근본적 치료에는 미치지 못하는 결과를 보여 주었습니다.

그러던 중 2009년 우리가 레몬, 오렌지, 자몽, 쑥, 생강, 고수, 계피도 먹으면 치료에 도움이 되는데, 이 식물의 아로마 오일이 사용되고 있는데 먹으면 어떠할까 하여 외국 문헌 및 논문을 150여 권 주문하여 탐독하였고, 외국, 국내외 아로마테라피 학회에 참가하여 많은 정보를 얻게 되었습니다.

실제로 사용하여 보니, 현대 의학에서 접근 할 수 없는 대사 질환, 만성질환에 대한 예방과 근본적 치료에 탁월한 효과가 있음을 임상적으로 확인하게 되었고 만성, 난치 질환의 치료 체계에 새로운 패러다임을 제공할 수 있다는 자신감으로 좀 더 넓은 소통을 위해 강남 대치동에 개원하게 되었습니다.

Q. 생리통에 시달리는 여성들이 많은데 이것도 치료가 가능한가요?

예. 당연히 가능하죠.

생리통은 여성 호르몬인 에스트로겐과 황체 호르몬인 프로게스테론의 부족이나 불균형으로 생기는 증상입니다. 현대 의학에서는 심한 생리통의 해소를 의해 피임제 등을 사용하나 이 역시 근본적인 해결책은 되지 못하고 있습니다.

아로마 의학에서는 클라리세이지, 펜넬, 사이프레스, 제라늄 등 에스트로겐 및 프로게스테론의 기능을 향상시켜주는 훌륭한 오일들이 있습니다.

Q. 먹는 아로마 오일은 주로 어떤 환자에게 처방되나요?

요즘 학문의 경향은 증상만을 치료하는 증상 치료가 아닌 근본적 원인을 해결하여 국소적 증상을 없애는 기능, 즉 통합의학의 경향입니다. 그 근간이 활성화 산소입니다.

활성화 산소로 인하여 생기는 질환을 보면, 당뇨, 동맥 경화, 간 질환, 신장 질환, 아토피, 천식, 건선, 치매, 파킨슨, 류마티스, 자폐, 뇌졸중, 각종 암 등 다양합니다.

아로마 오일은 일반 항산화 식품에 비해 100~1,000배 이상의 강력한 항산화 능력을 가지고 있습니다. 면역력을 증강시키고 세포를 재상시킬수 있는 능력을 가지고 있기 때문입니다.

또한 슈퍼박테리아, 바이러스, 진균에 대해서도 탁월한 효과를 나타냅니다.

Q. 꼭 의사 처방으로만 사용 가능한가요?

아닙니다. 그 용도에 따라서 일반 식품 및 기능성 식품으로 가능한 종류도 있습니다(예, 숙취 해소제).

Q. 일반인이 쉽게 접할 수 없나요?

이 학문은 아로마틱 메디신이라 하여 아로마 의학입니다.

일반인들이 함부로 처방할 수 없고 처방권이 있는 의사만이 처방할 수 있습니다. 강도가 세고 독성이 있어 그 책임이 따르기 때문입니다.

Q. 아로마 오일은 얼마 정도 사용해야 효과가 개선되나요?

병증에 따라 다르지만, 일반적인 경우 복용 2~3개월이면 증상의 호전 반응을 보실 수 있습니다. 암이나 신경 마비의 경우, 1~3년의 치료 기간을 요합니다.

Q. 기억에 남는 환자의 치료 사례를 말씀해 주실 수 있나요?

기억에 남는 환자는 많습니다.

30년간 앓고 있던 45세 여자 당뇨 환자인데, 주사, 경구용 약을 끊고 먹는 아로마 오일로만 치유한 경우, 뇌동맥류 진단을 받고 수술을 권유 받았던 58세 남자 환자가 두 달간 아로마 오일 복용 후, 동맥류의 크기가 1/3로 감소한 경우, 30년간 몸 전체, 두피 아토피를 앓은 51세 남자 환자가 6개월간 아로마 오일 복용 후 거의 완치된 경우, 20년간 양팔, 등, 양 다리에 심한 건선을 앓던 41세 남자 환자가 6개월 복용 후 거의 완치 상태에 이른 경우 등 수 많은 케이스가 있습니다.

Q. 앞으로 아로마 오일에 대한 또 다른 계획이 있다면?

일반인들에게 너무나도 낯선 분야이기 때문에 인식 되어지는데 많은 시간이 걸릴 것입니다.

일정 시간 매스컴이나 블로그를 통해 알리면서 더 많은 임상 케이스가 쌓이게 되면 학회를 결성하여 여러 의사를 교육 시킬 계획이며, 만성 질환으로 고통 받는 환자분들이 쉽게 접근 할 수 있는 통로를 만들 계획입니다.

Part 2

먹는 아로마 오일 치료를 시작하다

우리가 완전해지고 건강하기 위해 필요한 모든 것은
자연에 의해 우리에게 주어졌지만,
우리의 대부분은 이 고대로부터의 지혜를 보는
혜안을 잃어가고 있다.

- 마리에노 스피에자 박사 -

아로마 의학의 본질

우리는 일상에서 후추, 마늘, 생강, 계피, 당근, 고수, 레몬, 오렌지 등을 식품으로 먹는다. 그러나 이 식물에서 증류나 압축의 방식으로 농축된 에센스를 추출해낸 것이 에센셜 오일이다.

아로마 의학은 고농축 에센스의 집합체인 에센셜 오일을 활용하여 질병을 치료하는 의료 행위이다. 각 질환에 따라 뿌리고 바르고 먹는 방식으로 농도를 조절하여 치료 효과를 발휘하게 하는 것이 아로마 의학의 본질이다.

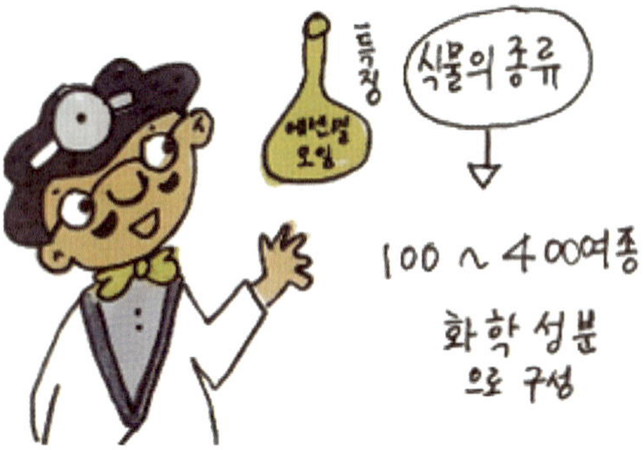

먼저 아로마 의학의 근간이 되는 에센셜 오일에 대한 이해가 필요하다.

에센셜 오일은 꽃 피우는 식물의 1% 정도에서 만들어진다. 식물은 움직일 수도 말을 할 수도 없기 때문에 자신을 방어하기 위한 수단이 필요하다. 또한 번식을 위해 벌, 나비 등을 유혹하는 물질도 필요하고, 주위의 식물이나 곤충 등과 소통하기 위한 성분도 필요하다. 이렇게 식물은 생존을 위해 이차 대사물을 만들어내는데 그중 하나가 에센셜 오일이다.

식물의 이차 대사물(예, 글리코사이드, 알칼로이드, 플라보노이드, 에센셜 오일) 중 에센셜 오일만이 유일하게 지용성의 성질을 지니고 있다. 이러한 특성 때문에 에센셜 오일은 그 화학적 성분을 고스란히 지닌 형태로 추출이 가능한 것이다.

에센셜 오일은 오일에 따라 100-400 종류 이상의 화학 성분을 지니고 있다. 따라서 한 오일이 다작용(multifunction)을 할 수 있다.

최근 연구에 의하면 라벤더 에센셜 오일의 경우, 분석 결과 2,000여 종류의 화학 성분이 검출되었고, 그 결과 라벤더 오일은 항염증, 항박테리아, 항진균, 항바이러스, 항알러지, 진통, 진정 작용, 생리 조절, 모발 촉진 등의 다양한 작용을 하는 것으로 드러났다. 게다가 다른 오일과 혼합하여 사용시 상승 효과(Synergy effect)를 일으켜 훌륭한 치료 효과를 발휘하게 된다.

이렇게 식물 내에서 발휘되는 다양한 약리의학적 작용을 인간의 질환에 적용시켜 Amazing effect를 발휘하는 에센셜 오일은 그야말로 자연이 준 선물이라고 말하지 않을 수 없다.

아로마테라피와 아로마 의학

일반인들이 많이 접하는 아로마테라피라는 용어는 르네 모리스 가트포세(Rene Maurice Gattefosse, 1881-1950)에 의하여 1937년 처음 명명되었다. 그는 프랑스의 화학자이자 먹는 아로마 오일의 효시인 장 발네 박사의 동료이자 선배이기도 하다.

독일에서는 주로 코로 맡는 효과를, 영국에서는 피부 도포에 집중적으로 사용한다. 반면 프랑스에서는 장 발네 박사의 헌신적 노력에 이어 라프라즈, 안네 마리 기로드로버트, 페뇔, 벨레체 등 여러 의사들의 주도하에 에센셜 오일을 경구요법으로 사용하고 있다.

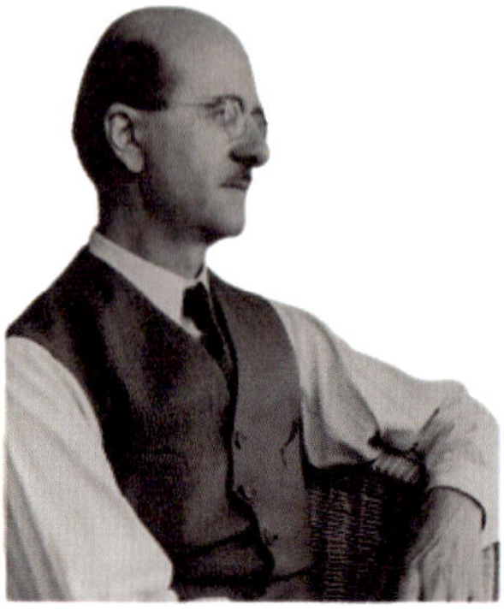

RENÉ-MAURICE GATTEFOSSÉ

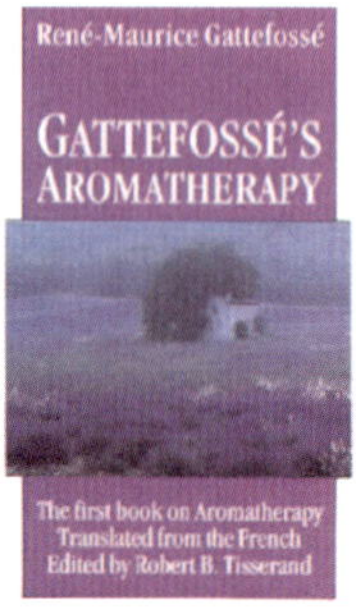

저서

***아로마테라피**

주로 냄새 맡고 바르는 위주의 증상 개선적인 보완적 대체의학적 치료 방법

***아로마 의학**

뿌리고 바르고 먹는 방법으로 질환의 치료에 집중하는 근본적 치료 방법(의료의 새로운 패러다임 및 희망)

현대의학, 한의학 그리고 아로마 의학

현대의학은 생명을 다투는 응급 상황에서나 급성 질환의 처치 및 치료에 있어서 절대적으로 필요한 학문임에는 틀림이 없다. 그러나 만성, 난치 질환의 관리 및 치료에는 많은 한계를 지니고 있는게 사실이다. 만성, 난치 질환을 중점으로 한 아로마 의학과의 차이점을 살펴보면 다음과 같다.

현대의학	아로마 의학
증상적 치료에 중점 (One shot one kill)	질환의 원인에 중점 치료 (전인적 치료, Holistic tx)
질환 부위 및 타조직 공략 (예, 항생제, 항암제)	질환 부위만 선택적 공략
세포 파괴(Cell necrosis)	세포 자살 유도(Apoptosis)

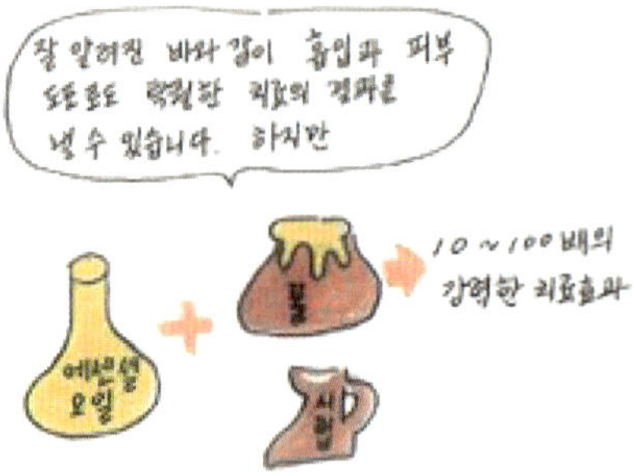
잘 알려진 바와 같이 흡입과 피부
낼 수 있습니다. 하지만
10~100배의
강력한 치료효과
에센셜 오일
시럽

위의 비교에서 보듯이 현대의학에서 사용하는 항생제의 경우 질환의 박테리아뿐 아니라 정상적인 장내 세균까지 사멸시켜 면역력을 떨어뜨린다.

항암제의 경우 암뿐만 아니라 조혈 기관, 소화 기관 등에 영향을 미쳐 빈혈, 탈모 등의 부작용을 일으키게 된다.

이러한 부작용 때문에 항암제의 경우 해당 표적에만 집중하는 표적 치료제 및 면역에 중점을 두는 면역 치료제의 방향으로 나아가고 있는 것이다.

아로마 의학에서 사용하는 에센셜 오일이 활용된 항생제 및 항암제의 경우 그 표적에만 작용하고, 필요하지 않으면 배설되는 자연의 법칙, 즉 자가 균형(Self-balancing), 자가 적응(Self-adjusting), 자가 세정(Self-cleansing)의 법칙이 적용된다. 이러한 현대의학과 아로마 의학이 서로 존중하면서 서로의 장점을 키워간다면 새로운 의료의 장이 열릴 것이다.

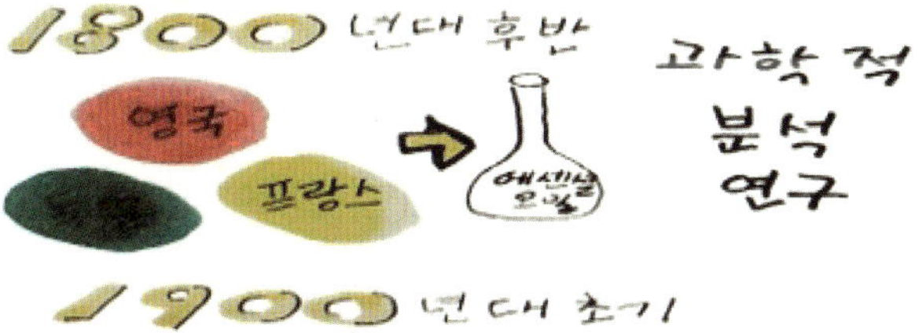

에센셜 오일을 경구 활용하는 아로마 의학을 한의학과 비슷하게 생각하는 사람들이 종종 있다.

그 차이점을 열거하면 다음과 같다.

	한의학	아로마 의학
재료	한약 제재를 중탕	수증기 증류나 압축에 의한 농축된 에센셜 오일
Potency		한약 제재의 100~1,000배
화학구조	밝히지 못하고 있음	-1884년 오토 왈라흐에 의해 에센셜 오일의 기본 구조 Terpene(C5H8) 발견 -이 공로로 1910년 노벨화학상 수상 -모든 에센셜 오일의 화학 성분 및 약리 작용 규명
친화도	수용성(hydrophilic)	지용성(lipophilic) -지용성에 친화적인 세포막, 신경 전달체, DNA에 작용
연구	한국, 중국, 일본	-프랑스(가정의학 전문의 중심으로 1500명 정도 진료), 영국, 미국, 독일, 중국, 일본 등 활발 -에센셜 오일에 대한 수천 편의 논문 발표 -한국은 아이지아로마의학연구소가 유일

에센셜 오일
먹어도 안전한가요?

먹는 아로마 오일을 접하는 사람들의 공통적인 질문 중 하나가 바로 "먹어도 괜찮습니까?"라는 것이다.

국내에서는 아로마 오일이 마사지 및 향기 치료의 목적으로 사용되고 있다. 따라서 먹는다는 것에 거부감이 있을 수 있다.

아로마 오일(에센셜 오일)은 그 자체로는 독성이 있다. 이는 식물이 주변 환경 및 천적으로부터 자신을 보호하기 위해 수억 년 동안 방어수단으로 생성해온 이차 대사 물질이기 때문이다. 따라서 독성이 있는 것은 당연한 결과이다.

하지만 진화론적 관점에서 본다면, 식물을 먹고 사는 초식동물 역시 이러한 식물의 이차 대사물에 대한 해독 작용을 할 수 있는 '간 해독 효소'가 진화해 왔다. 그렇지 않다면 초식동물들은 모두 식물의 독성에 의해 죽거나 이상반응을 보였어야 했다.

일례로, 독성이 있다고 알려진 유칼립투스 잎을 주식으로 먹고 사는 코알라의 경우, 그 진화의 과정에서 유칼립투스의 이차 대사물에 대한

간 해독 효소를 발전시켜 왔다. 그 결과 지금은 아무런 독성의 피해 없이 주식으로 섭취하는 것이다.

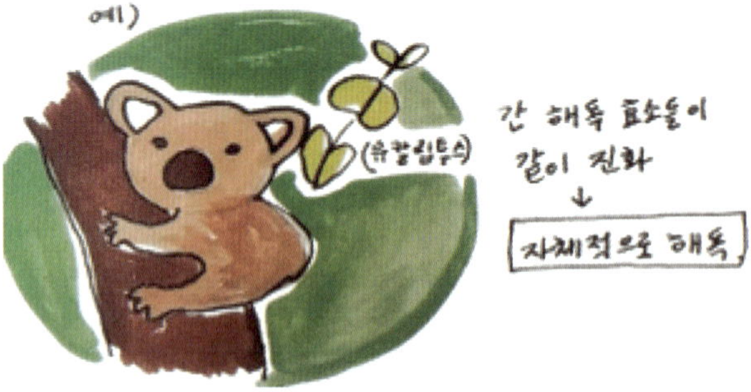
예)
(유칼립투스)
간 해독 효소들이
같이 진화
↓
자체적으로 해독

같은 맥락으로 인간 역시 식물의 이차 대사물에 대한 기본적인 해독 작용을 할 수 있는 '간 해독 효소'와 함께 진화하였다. 그리고 이 간 해독 효소의 진화에 아로마 오일이 중요한 역할을 하였다.

따라서 에센셜 오일은 먹어도 된다. 인체에 무해하다. 아니 오히려 유익하다. 다만 개개인의 신체적인 해독 능력에 따라 적당량을 처방하는 것이 중요한 핵심이라 하겠다.

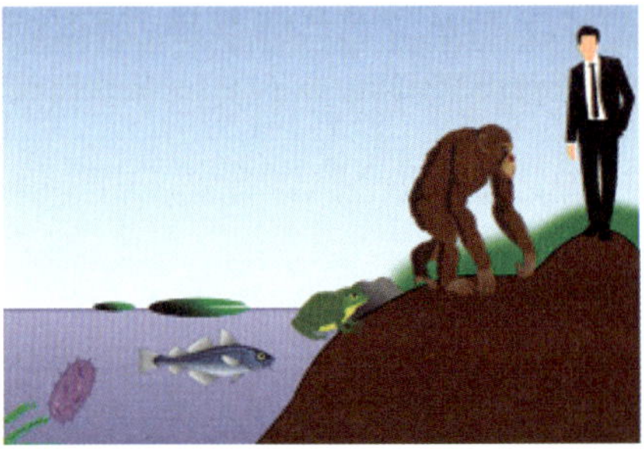

프랑스 벨레체 박사의 임상 및 실험 결과에 따르면, 하루(1일) 20드롭 이내의 에센셜 오일을 6개월 이상 복용한 경우 간 독성 검사에서 아무런 이상이 없었음을 보고하였다.

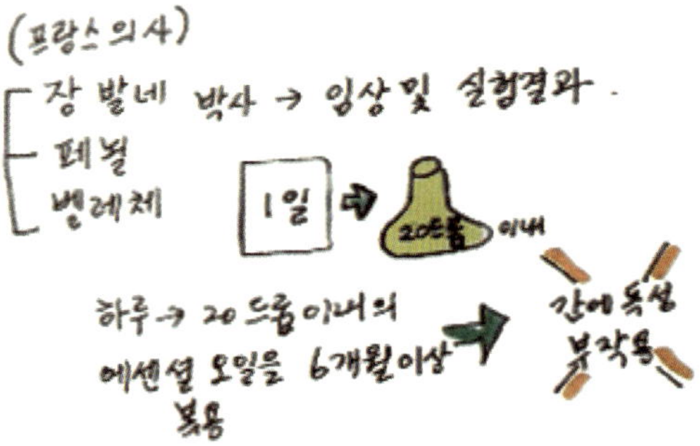

특히 장 발네 박사의 임상 케이스 중, 암 환자나 반신마비 환자의 경우 3~5년 이상 에센셜 오일을 처방한 기록이 있으며 이 환자들의 경우 건강하게 회복하였다.

또한 우리 아이지아로마의학연구소에서는 10여 년의 먹는 아로마 오일의 임상 경험을 바탕으로 유아, 소아, 성인, 노약자에 대해 각각의 상태에 따라 에센셜 오일을 처방하고 있는데, 아무런 부작용 없이 높은 만족도의 치료 효과를 내고 있다.

현재 세계 각국에서 생산되는 에센셜 오일은 150종류가 넘는다.

우리 아이지아로마의학연구소에서 각 병증에 맞게 사용하고 있는 에센셜 오일은 40여 종이다.

참고로 한국에서는 수입할 때 식품첨가제(Food Additives)인 식용 향료 용도로 인천국제공항 수입식품 검사소의 승인을 얻고 수입한다.

로즈, 자스민, 샌달우드, 캐모마일, 임모텔, 야로우 등은 아주 고가에 속한다(일반 오일의 5~10배 가격). 그만큼 일반 질환에 통상적으로 쓰기에 부담이 되는 오일들이다.

FDA에 의해 일반적으로 안전하다고 식품첨가제로 승인된 에센셜 오일들

Anise	GRAS	FA	
Angelica	GRAS	FA	
Basil	GRAS	FA	
Bergamot	GRAS	FA	
Cajeput		FA	
Cardamom		FA	
Carrot Seed		FA	
Cassia	GRAS	FA	
Cedarwood		FA	
Celery Seed	GRAS	FA	
Chamomile, Roman	GRAS	FA	
Chamomile, German	GRAS	FA	
Cinnamon bark & leaf	GRAS	FA	
Cistus		FA	
Citronella	GRAS	FA	
Citrus rinds	GRAS	FA	
Clary Sage	GRAS	FA	
Clove	GRAS	FA	
Copaiba	GRAS	FA	
Coriander	GRAS	FA	
Cumin	GRAS	FA	
Dill	GRAS	FA	
Eucalyptus globulus	GRAS	FA	FL
Elemi	GRAS	FA	FL
Fennel	GRAS	FA	
Fir, Balsam		FA	
Frankincense	GRAS	FA	FL
Galbanum	GRAS	FA	FL
Geranium	GRAS	FA	
Ginger	GRAS	FA	
Goldenrod	GRAS		
Grapefruit	GRAS	FA	
Helichrysum	GRAS	FA	
Hyssop	GRAS	FA	
Jasmine	GRAS	FA	

Juniper	GRAS	FA	
Laurus nobille	GRAS	FA	
Lavender	GRAS	FA	
Lavindin	GRAS	FA	
Lemon	GRAS	FA	
Lemongrass	GRAS	FA	
Lime	GRAS	FA	
Mandarin	GRAS	FA	
Marjoram	GRAS	FA	
Melaleuca alternifolia		FA	
Mountain Savory		FA	
Melissa	GRAS	FA	
Myrrh	GRAS	FA	FL
Myrtle	GRAS	FA	
Neroli	GRAS	FA	
Nutmeg	GRAS	FA	
Onycha (Styrax benzoin)	GRAS	FA	
Orange	GRAS	FA	
Oregano	GRAS	FA	
Palmarosa	GRAS	FA	
Patchouli	GRAS	FA	FL
Pepper	GRAS	FA	
Peppermint	GRAS	FA	
Petitgrain	GRAS	FA	
Pine	GRAS	FA	FL
Rosemary Cineol	GRAS	FA	
Rose	GRAS	FA	
Rosewood		FA	
Savory	GRAS	FA	
Sage	GRAS	FA	
Sandalwood	GRAS	FA	FL
Spearmint	GRAS	FA	
Spikenard		FA	
Spruce	GRAS	FA	FL
Tangerine	GRAS	FA	

Tarragon	GRAS	FA	
Thyme	GRAS	FA	
Tsuga	GRAS	FA	FL
Valerian	GRAS	FA	FL
Vetiver	GRAS	FA	
Wintergreen		FA	
Yarrow		FA	
Ylang ylang	GRAS		
Blends			
Abundance	GRAS		
Believe		FA	
Citrus Fresh	GRAS		
Christmas Spirit	GRAS		
Di-Gize	GRAS		
EndoFlex	GRAS		
Gratitude		FA	
Joy	GRAS		
Juva Cleanse	GRAS		
Juva Flex	GRAS		
Longevity	GRAS		
Thieves	GRAS		
M-Grain	GRAS		
Purification	GRAS		
Relieve It	GRAS		
Sacred Mountain	GRAS		
White Angelica	GRAS		

CODE :

FA	FDA-approved food additive
FL	Flavoring agent
GRAS	Generall regarded as safe

장 발네 박사의 계보를 따르다

장 발네(Jean Valnet) 박사(1920-1995)는 프랑스의 외과 의사로서 아로마테라피의 창시자인 르네 모리스 가트포세에게서 많은 영향을 받았다. 장 발네는 화학자인 가트포세와는 달리 의사로서 의학적 관점에서 아로마테라피에 접근하였다. 아로마 의학의 근간을 이루는 에센셜 오일의 경구 요법, 정맥 주사 등 에센셜 오일의 의학적 기초를 구축하였다.

그는 인도차이나 전쟁에 종군 군의관으로 참여하였는데, 상관의 허락 하에 많은 부상자들에게 에센셜 오일을 사용하여 훌륭한 치료 효과를 보여주었다. 그러나 전쟁이 끝나 귀국하였을 때, 장 발네 박사의 에센셜 오일 치료에 거부감을 갖고 있던 프랑스 의사협회는 장 발네 박사를 제명하려 하였다. 하지만 장 발네 박사의 아로마 치료로 여러 힘든 질환을 극복하였던 많은 정부 고위 관계자의 도움으로 그 위기를 벗어날 수 있었다.

장 발네 박사는 그의 저서 『The Practice of Aromatherapy(Valnet1937)』에 각 에센셜 오일의 화학 구조, 그 약리학적 작용, 적응증 등에 대하여 상세히 기록하였다. 당뇨, 간질, 정신병, 결핵, 방광염, 간염, 치질, 뇌졸중, 반신 마비, 간암, 폐암, 육종 등의 치료 과정을 하나하나 기록해 두어 질병에 대한 아로마의 치료 효과를 검증하고 있다. 따라서 이 책은 최초의 의학적 아로마테라피 저서로 기록되고 있다.

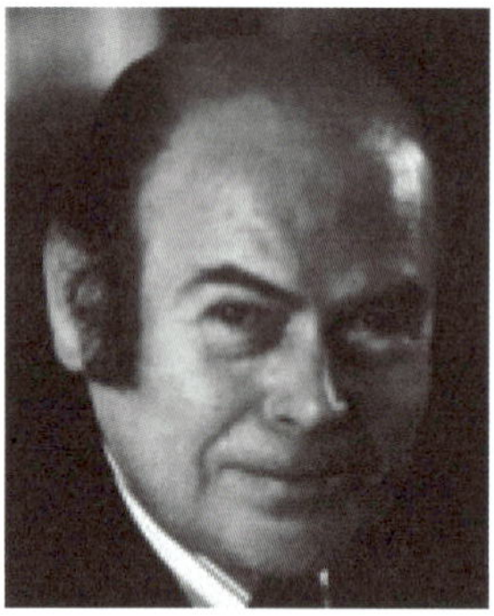

Dr. Jean Valnet

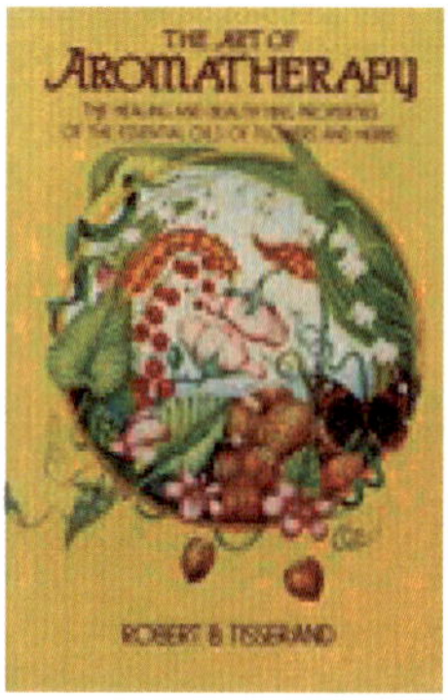

저서

물론 아로마테라피의 개념을 세운 것은 프랑스의 화학자 르네 모리스 가트포세(1881-1950)이다. 그러나 에센셜 오일을 사용하여 각종 만성, 난치 질환을 치료한 첫 효시는 외과 의사 장 발네(1920-1995) 박사이다.

의사였던 장 발네 박사는 가트포세의 에센셜 오일에 관한 기본 개 념을 전수 받아 여러 환자에게 적용하였고, 탁월한 치료 효과를 보여주었다. 아로마테라피를 아로마 의학으로 발전시킨 것이다.

장 발네 박사의 연구는 다니엘 페뇔, 벨레체, 라프라즈, 안네마리기로드 로버트 등 여러 의사에 의해 계승 발전되었다.

장 발네 박사의 가르침으로 마거리트모리, 프랑콤, 라프라즈, 벨레체, 로버트 티서랜드 등의 의사, 아로마테라피스트, 과학자들이 배출되었다.

즉 의과 대학의 교육 시스템처럼 아로마 의학의 효시인 장 발네 박사의 계보를 통해 에센셜 오일을 활용한(경구 복용) 치료법이 전수되었던 것이다.

나는 운 좋게도 2011년 장 발네 박사의 제자인 로버트 티서랜드의 강의를 듣는 기회를 얻었다. 이 강의를 통해 먹는 에센셜 오일의 항산화, 항박테리아, 항바이러스, 항진균, 해독, 재생, 항암 작용 등에 대해 눈을 뜨게 되었고, 관련한 많은 자료를 접할 수 있었다.

아쉬운 것은 티서랜드 박사가 의사가 아니어서 임상에 대한 정보는 공유받을 수 없었다.

로버트 티서랜드 박사는 영국 사람으로, 르네 모리스 가트포세의 저서 『Aromatherapie』와 장 발네박사의 저서 『The Practice of Aromatherapy』의 프랑스 버전을 영어로 번역 출간한 학자이다. 현재도 세계 각국을 방문하여 강의하고 있으며, 아로마 의학의 확산에 큰 공헌을 하고 있는 세계적 거장 중의 한 분이다.

기존 장 발네 박사의 임상 기록에 티서랜드 박사의 에센셜 오일에 대한 기본 개념은 나의 임상의 근간이 되었다. 게다가 쿠트슈노벨트, 개리 영 박사 등의 여러 저서를 통해 에센셜 오일에 대한 다양한 정보를 얻을 수 있었다. 이 모든 것들이 어우러져 한국에서는 처음으로 먹는 에센셜 오일을 활용한 진료를 해오고 있는 것이다.

물론 나의 임상 현장에서도 장 발네 박사처럼 다양한 만성, 난치 질환에 훌륭한 치료 효과를 보여주고 있다.

아로마 의학은 이 계보를 거치지 않으면 습득할 수 없다.

어떻게 보면 나는 운이 좋은 사람이다. 장 발네 박사의 계보를 따라 아로마 의학을 연구하고 환자를 치료할 수 있는 기회를 얻었으니 말이다.

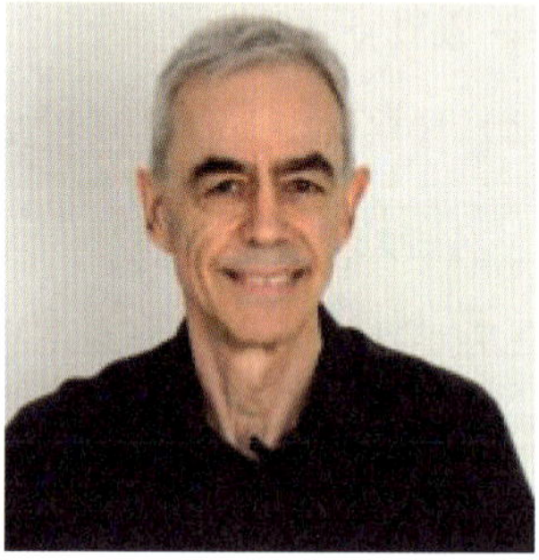

Robert Tisserand

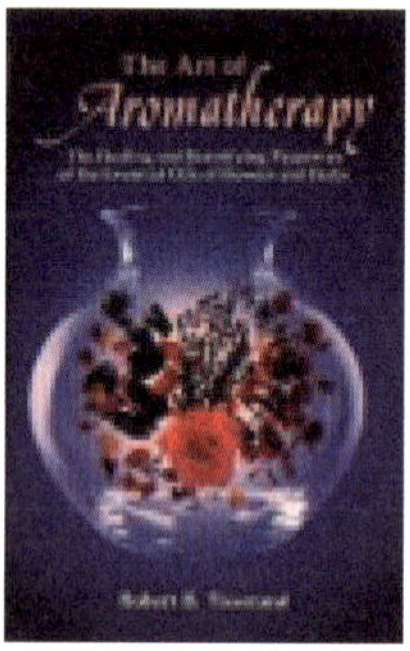

저서

노벨화학상을 5차례 수상했지만 거대 자본에게 밀린 에센셜 오일

20세기에 5명의 학자가 에센셜 오일에 대한 연구로 노벨화학상을 수상하였다. 그러나 일반인은 물론 아로마테라피스트조차도 그 사실을 잘 알지 못한다.

5번의 수상 내용은 다음과 같다.

1) 1905년, 본 바이어(Von Baeyer)가 수소 아로마 복합체 연구로
2) 1910년, 오토 왈라흐(Otto Wallach)가 에센셜 오일의 기본 구조인 터펜(Terpenes, 1884)을 발견한 공로로
3) 1939년, 루지카(L. Ruzicka)가 폴리에틸렌(Polyethylene)과 고분자 화합물 연구로
4) 1947년, 로빈슨(Robinson)이 터펜의 기본 구조인 아이소프렌(Isoprene) 원칙에 대한 연구로
5) 1969년, 바튼(Barton)이 카리오필렌(Caryophyllene) 구조 연구로

각각 노벨화학상을 수상하였다. 그만큼 에센셜 오일의 가치가 인정

되었다는 사실을 반증하는 사례이다.

하지만 이렇게 가치가 인정된 에센셜 오일을 활용한 치료가 지금은 거의 찾아보기가 힘들다. 참으로 안타까운 일이다.

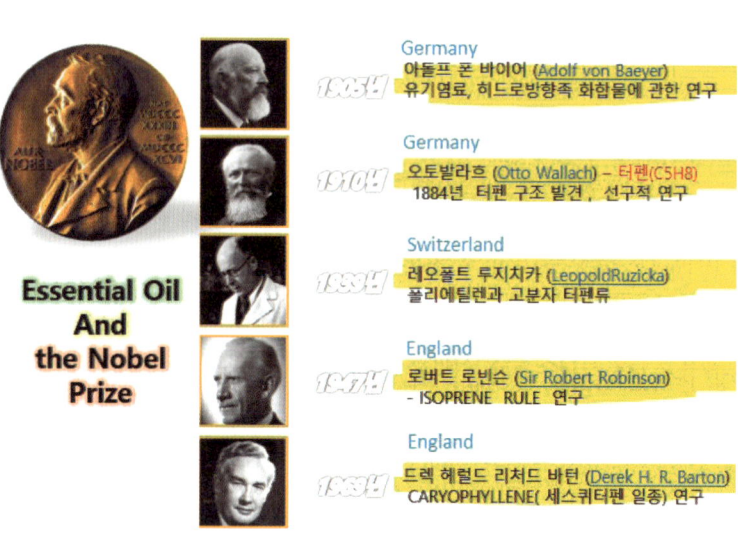

에센셜 오일은 이렇게 노벨화학상을 여러 차례 받을 정도로 연구 가치가 많으며 그 효능 또한 뛰어나다.

아직 학문적으로, 임상적으로 연구해야 할 부분이 많이 있지만, 현대의 약품과 비교할 수 없을 정도의 탁월한 치료 효과와 안전성이 입증되어 있다.

하지만 이 훌륭한 학문이 왜 현대에 알려지지 않고 있을까?

여기에는 거대 자본의 의료 통제 계획이 개입되어 있다.

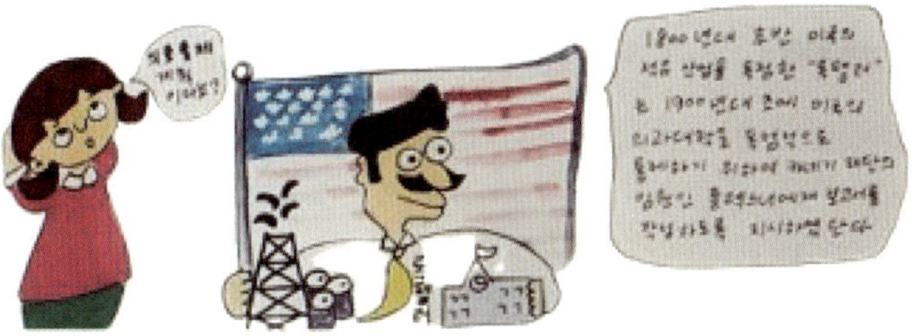

미국의 석유 산업을 독점한 록펠러는 1900년대 초, 미국의 의과대학을 독점적으로 통제하기 위해 카네기 재단의 임원인 플렉스너에게 보고서를 작성하도록 지시하였다(플렉스너 보고서). 이 보고서의 내용에는 의과대학의 시설과 교육 기준을 강화시켜 기본 미달인 학교는 폐쇄시킨다는 조항이 담겼고, 이를 자본의 힘을 동원하여 입법화시켰다.

그 결과, 650개의 학교가 50개로, 7,500명의 학생이 2,500명으로 줄어들어 통제하기가 수월해졌다.

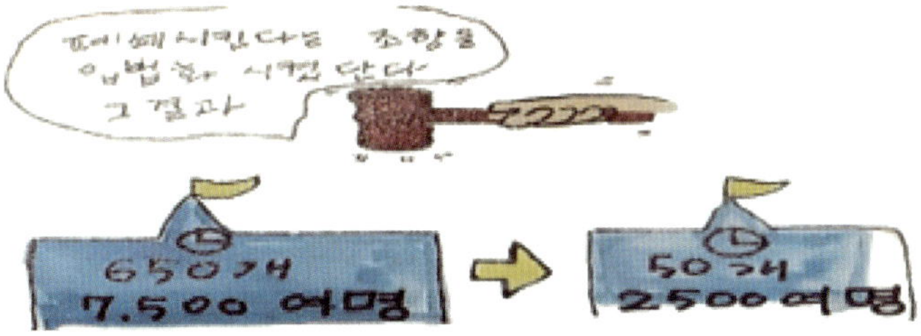

그 후, 줄어든 소수의 의과대학에 집중적으로 석유화학 의약품 연구 시설과 비용을 지원하였다. 1930년대에 들어서는 독일의 페이븐과 손잡고 본격적으로 석유 제약 산업에 뛰어들었다. 그리고는 석유화학 의약품을 많이 팔기 위해, 의대 교육과정에 있었던 돈 안 되는 허브와 아로마 학과에 대한 지원을 끊었고, 점차 없애버렸다.

그 결과 의과대학생들은 아로마 학문을 접할 기회마저 잃어버리게 된 것이다.

안타깝게도 이렇게 아로마 의학에도 거대 자본의 횡포가 침식해 있는 실정이다.

Part 3

아로마 에센셜 오일의 놀라운 효능

치료의 과정은 자연적으로 생체의 반응으로 이루어지며
그 자연적 과정을 이해하고 행동하는 데에서
치료가 시작된다고 할 수 있다.

- 매튜 우드의 『Vitalism』 중에서 -

이차 대사물로 자신을 보호하는 식물들

지구상의 모든 생명체는 기본 세포 구조가 C, H, O, N을 원소로 하는 유기화합물로 구성되어 있다. 즉, 원핵생물인 박테리아, 녹조류, 진핵생물인 이끼, 고사리, 곰팡이, 식물, 동물, 인간에 이르기까지 지구 탄생 시기부터 같이 진화하면서 생존해 왔다.

이 생명체(Life)의 특징은 외부, 내부로부터 자신을 보호하고, 번식하고, 서로 소통하는 것이다. 특히 식물의 경우 움직일 수도, 말을 할 수도 없기 때문에 위의 목적을 이루기 위해 필살의 무기를 갖게 되었다.

식물의 대사물에는 식물의 생존에 필요한 1차 대사물(Primary metabolites)인 탄수화물, 지방, 단백질, 핵산이 있다.

2차 대사물(Secondary metabolites)에는 글리코사이드, 플라보노이드, 알칼로이드, 탄닌, 사포닌, 비터스 등이 있으며, 여기에 유일하게 지용성(lipophilic)인 에센셜 오일이 포함된다.

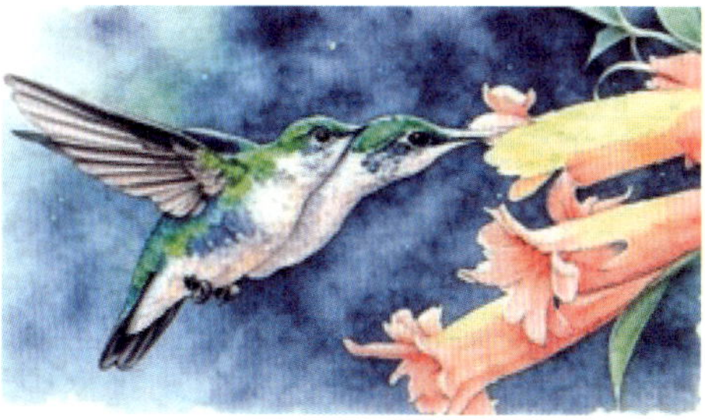

꽃 피우는(Flowering plant) 식물 중 1%만이 에센셜 오일을 생성해낸다. 여기서 에센셜 오일이 지용성이기 때문에 식물이 자기를 보호하기 위해 공기 중에 뿜고, 나비, 벌 등을 유혹하여 자기 번식의 매개체로 활용하고, 적의 위험으로부터 주위 동료들에게 신호를 보내기도 하는 매개체로서 사용 가능한 것이다.

만약 글리코사이드 등과 같이 수용성(Hydrophilic)이었다면 공기 중에서 다 분사되었을 것이다.

또한 지용성의 특성 때문에 식물 내부의 적(박테리아, 진균, 바이러스, 암 등)의 세포막, 단백질(신경전달체, 효소, 수용체), DNA, RNA에 작용하여 그 적들을 물리칠 수 있는 것이다.

식물 내에서 발휘하는 이러한 에센셜 오일의 특성은 인체에도 동일하게 작용된다. 에센셜 오일이 우리 인체에 들어왔을 때 식물에서처럼 그대로 작용하여 탁월한 치료적 효과를 나타내게 되는 것이다.

움직일 수도 없고 말을 할 수 없는 식물은 자신을 방어하고, 번식하고, 주위와 소통하기 위해 광합성에 의해 이차 대사물을 생성해낸다.

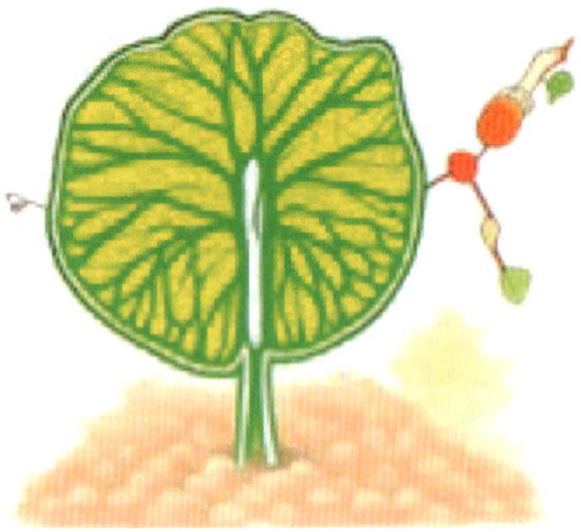

식물이 이차 대사물을 활용하여 자신을 보호하는 식물의 예를 들면 다음과 같다.

➡ 야생 담배 나무는 자신에게 해를 끼치는 곤충, 초식 동물들이 접근해오면 평소의 3~4배에 달하는 이차 대사물인 니코틴을 분비하여 자신을 보호한다.

➡ 벼과식물인 Cyperus iria를 먹는 벼메뚜기는 불임이 된다.

➡ Helenium amarum에 있는 테눌린(세스퀴터펜락톤) 성분은 곤충 애벌레의 성장과 발달을 방해한다.

➡ 꿀벌과 식물들은 곤충을 퇴치시키기 위해 페니로얄과 페퍼민트 에센셜 오일을사용한다.

➡ Yellow fever를 옮기는 모기는 Artemisia annua에 의하여 퇴치된다.

➡ 식물들은 박테리아, 바이러스, 곰팡이로부터의 공격에 반응하여 파이토알렉신(Phytoalexins)이라는 스트레스 대사물을 만들어 낸다.

2004년도 남아프리카 케냐에서 쿠두(산양의 일종)가 집단 사망한 사건이 있었다. 처음에는 그 원인을 알 수 없었지만, 유독 아카시아 나무 밑에서 많이 죽는 사건이 반복되어 조사를 시작하였다.

밤에 적외선 현미경을 아카시아 나무 뒤에 설치하고 관찰한 결과, 쿠두 무리들이 아카시아 나무를 먹고 괴롭히자 아카시아 나무에서 하얀 연기 같은 물체가 뿜어져 나오면서 쿠두들이 하나 둘씩 쓰러지기 시작하는 것이 목격되었다.

학자들이 아카시아에서 그 성분을 분석한 결과, 이차 대사물의 일종인 에틸렌 성분이었다.

고사리와 양치 식물은 다른 종의 식물이 너무 가까이 뿌리 내리고 자라는 것을 방지하기 위해 페놀 성분의 방해 물질을 내뿜는다.

방향성 식물들은 다른 식물들이 그들 주위에 정착하지 못하도록 캠퍼(Camphor)와 같은 에센셜 오일을 사용한다.

많은 터펜류 에센셜 오일은 다른 식물들의 호흡을 억제할 수 있다 (Mann, 2001).

식물이 위험에 닥치거나 그 징후가 보일 때 식물끼리의 교신 수단 혹은 친한 곤충, 새들을 불러 적을 퇴치시키는데 에센셜 오일이 사용된다.

어떤 식물은 진드기가 자신을 괴롭힐 때 에센셜 오일을 뿜어 자기와 친한 새들을 불러온다. 그 새들은 진드기를 처리하고, 식물은 그 보답으로 새들에게 향기로운 에센셜 오일을 제공한다.

이와 같이 식물은 광합성을 통해 자신을 보호하고 소통하기 위한 물질을 만들어낸다. 유일한 지용성인 에센셜 오일은 우리의 인체에서도 식물이 식물 내에서 하는 것처럼 위험, 필요 상황에서 똑같이 작용하게 된다.

한 개의 오일에는 100~400개의 성분이 들어있다

에센셜 오일은 2가지 기본 생합성 통로를 통해 거의 100%가 생성되어진다.

광합성 생성 통로인 메발로닉 생합성 통로(Mevalogenicbiosynthetic pathway)와 페닐프로파노이드 성분의 생합성(Biosynthesis of phenylpropanoid components) 통로이다.

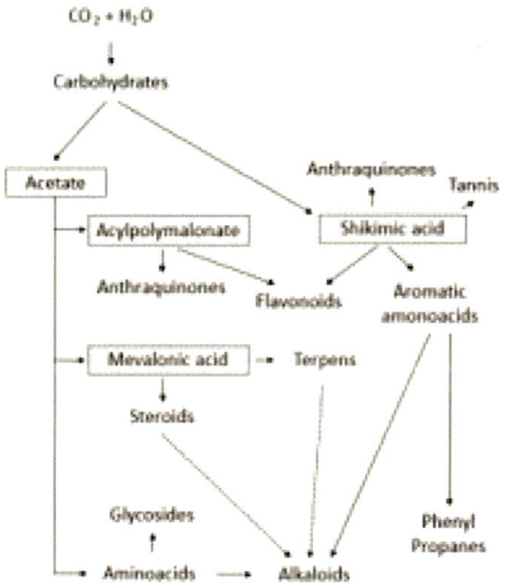

에센셜 오일의 기본 구조를 터펜(Terpenes, C5)이라 하는데, 지구 역사상 조류(algae), 이끼(moss), 버섯류(mushrooms)에서 터펜 성분이 발견되며, 또한 이끼류에서 계피(Cinnamic acid)에서처럼 페놀 성분이 발견되기도 한다.

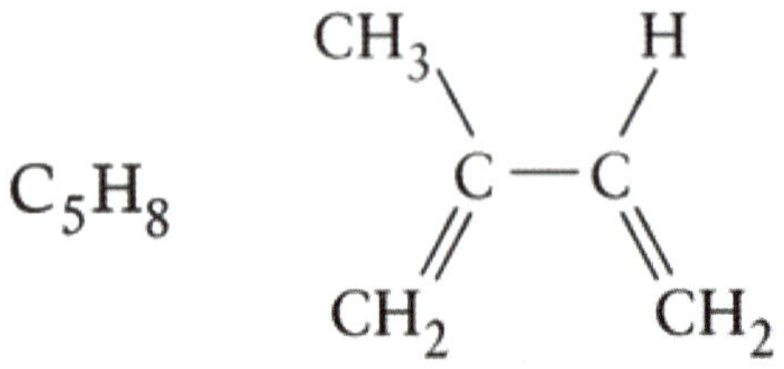

Isoprene (C_5H_8)

에센셜 오일에는 두 종류의 주된 성분이 있다.

1) 탄화수소(Hydrocarbons, carbons + hydrogen only)

2) 산소화 탄화수소(Oxygenated hydrocarbons)

탄화수소	산소화 탄화수소
터펜(terpeneC5)	알콜
모노터펜(monoterpeneC10)	페놀알데히드
세스퀴터펜(sesquiterpeneC15)	케톤에스테르
디터펜(diterpeneC20), 락톤	

각 에센셜 오일은 그 오일 내에 탄화수소(모노터펜, 세스퀴터펜) 및 산소화 탄화수소(알코올, 페놀, 에스테르, 알데히드 등)의 성분(100-400가지)이 복합적으로 구성되어 있다.

라벤더를 예로 들면, 오시멘(모노터펜), 리날룰(알코올), 리날릴아세테이트(에스테르) 등의 복합 성분으로 구성되어 있다. 가스 크로마토그래피-질량 분석(Gas Chromatography-Mass Spectrometry, GC-MS)을 해 보면 라벤더 에센셜 오일이 검출되는 것이 아니라, 라벤더 오일 내에 함유된 위의 100~400가지 성분이 검출된다.

위의 탄화수소, 산소화 탄화수소 들이 서로 그 상황에 맞게 작용하여 훌륭한 치료 효과를 내게 되는 것이다.

물론 질환의 상태에 따라 에센셜 오일 3-4가지를 잘 병합하여 최대의 상승 효과(시너지 효과, Synergy effect)를 내는 것이 아로마 의학전문의의 역량이라 볼 수 있다.

유일하게 지용성인 에센셜 오일의 치료적 의미

식물의 이차 대사물(Secondary metabolite)에는 알칼로이드(니코틴, 모르핀, 카페인), 글리코사이드(탄닌, 사포닌), 플라보노이드(안토시아닌), 비터스, 에센셜 오일이 있다. 여기서 지용성(Lipophilic)인 에센셜 오일을 제외하고는 모두 다 수용성(Hydrophilic)이다.

식물의 광합성 작용을 거쳐 이차 대사물들이 만들어지는데 유일하게 에센셜 오일만이 지용성인 것이다.

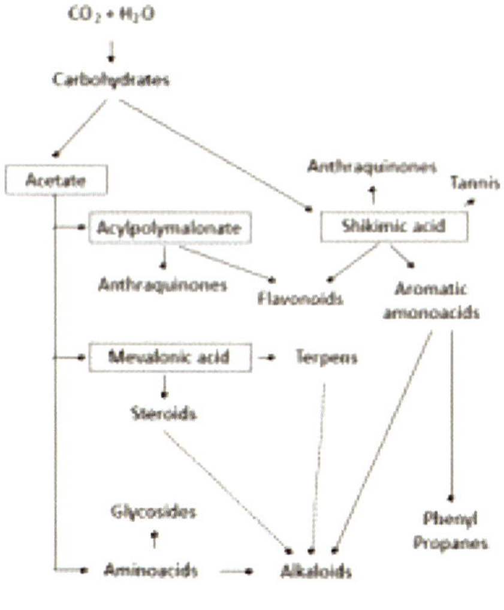

아로마 의학에서 에센셜 오일이 지용성이라는 것은 엄청나게 큰 의미를 지닌다. 지용성 오일이기 때문에 인체에 작용 시 직접적인 큰 효과를 발휘할 수 있게 되는 것이다.

식물은 이차 대사물을 통해 위험으로부터 자신을 보호하고, 번식의 매개체로 벌, 나비 등을 유혹하며 식물끼리 또는 곤충, 새와 소통한다. 그런데 만일 에센셜 오일이 수용성이라면 공기 중에 흡수되어 이 모든 기능이 가능할 수 없게 된다.

인체 내에서 주로 단백질, 지방 성분으로 구성된 세포막(인지질, 콜레스테롤, 갈락토스등으로 구성), 단백질(효소, 신경전달체. 수용체), DNA & RNA에 작용하는데, 이때 에센셜 오일이 수용성이 아닌 지용성이기 때문에 침투하여 치료 효과를 볼 수 있는 것이다.

식물 내에서 작용하는 성분을 추출하여 인간이 사용할 수 있는 것 또한 지용성이기 때문에 가능하다. 압착이나 증류를 통해 농축된 상태로 추출할 수 있어 적은 양으로도 충분한 치료 효과를 낼 수 있다.

이처럼 똑같은 광합성 과정을 거치면서 얻어지는 많은 이차 대사물 중에서 에센셜 오일만이 지용성인 의미는 그야말로 조물주, 자연이 우리 인간에게 베푸는 특별하고 고귀한 선물인 것이다.

우리 인간이 신약 개발을 위해 아무리 많은 시간과 돈을 투자한다 해도 자연이 준 선물에 비교할 수 없다. 게다가 한 가지 유효 성분만을 추출하여 사용하는 방법으로는, 살아남기 위해 몇 만 년을 진화하면서 나름의 정보를 축적한 박테리아, 바이러스, 곰팡이, 암세포 등을 대적할 수 없다.

에센셜 오일은 각 오일마다 다양한 유효 성분(100~400가지)이 복합적으로 함유되어 있다. 이제 자연으로 돌아가 신이 주신 이 고귀한 선물인 에센셜 오일에 대한 연구가 심도 있게 이루어진다면 만성, 난치병으로 고통받는 환자들에게 새로운 희망이 될 수 있을 것이다.

이처럼 식물이 생존을 위해 만들어낸 이차 대사물인 에센셜 오일을 인간에게도 동일하게 적용할 수 있는 것은 식물과 인간이 진화론적 공통점을 가지고 있기 때문이다.

12만 년 전 인간 출현 훨씬 이전부터 존재했던 식물, 동물에 의해 경험되어지고 진화된 세포상의 기본을 바탕으로 인간 역시 진화를 하여 왔다. 그렇기에 식물과 동물, 인간은 기본적인 생물학적 조성을 같이 하면서 진화해 왔다고 할 수 있다. 즉 식물, 동물, 인간도 유기체의 기본 세포 구조(탄소, 수소, 질소, 산소)를 동일하게 가지고 진화해 왔다는 것이다. 생물학적 조성을 같이 하면서 진화해 온 것이다.

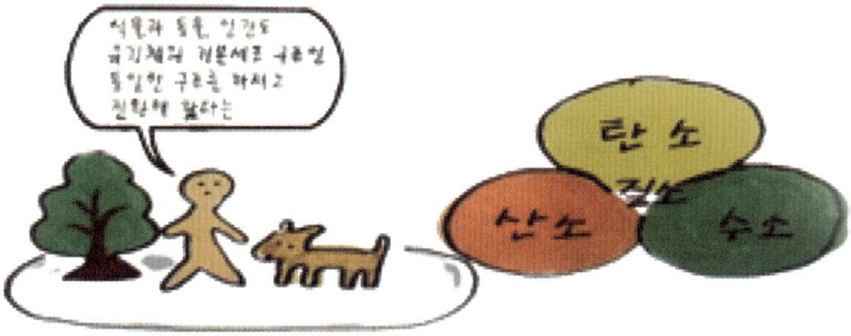

에센셜 오일의 근간이 되는 기본 성분을 터펜(Tterpene, C_5H_8)이라고 한다. 이는 20~40억 년 전 원시핵 동물이었던 박테리아, 녹조류에서도 발견되며, 이후 진화를 거듭하면서 4억 년 전 첫 육상 식물인 고사리류에서, 3억 5천만 년 전 등장한 이끼류에서, 3억 년 전에 등장한 은행, 소나무, 쥬니퍼와 같은 침엽수에서도 공통적으로 발견되었다.

특히 1억 년 전 등장한 속씨 식물에서는 생화학적 변화를 거쳐 현재 에센셜 오일의 80%를 차지하는 터페노이드 성분으로 변화하게 된다.

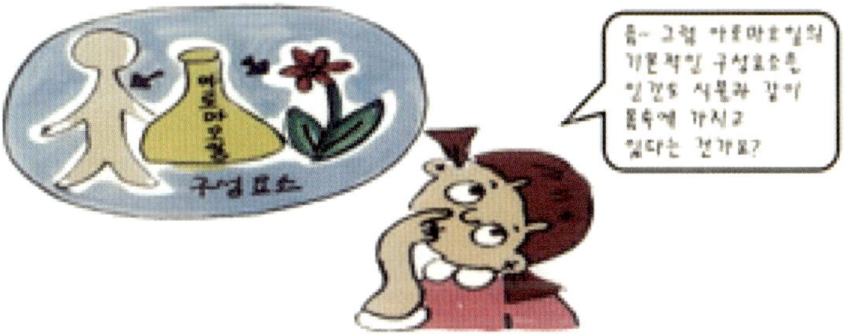

즉, 에센셜 오일의 기본적인 구성 요소를 인간도 식물과 같이 몸속에 지니고 있다는 말이다. 그리하여 이 에센셜 오일이 우리의 몸속에 들어가면 조화가 깨진 부분을 알아서 채워줄 수 있는 것이다.

이렇게 인위적인 화학 의약품이 아닌, 식물과 인간의 진화론적인 공통점을 가진 자연의 산물인 에센셜 오일을 활용하는 아로마 의학이야말로 난치, 만성 질환에 대한 새로운 희망이자 돌파구가 될 수 있을 것이다.

에센셜 오일 추출 방법

에센셜 오일을 추출하는 방법에는 크게 3가지가 있다.

압착법(Expression), 수증기 증류법(Steam distillation), 용매추출법(Solvent extraction)이다. 아로마 의학에서는 순수한 에센셜 오일을 얻기 위해서 용매추출법으로 얻어진 오일은 제외하고 있다.

■ 압착법(Expression)

레몬, 오렌지, 버거못, 자몽, 만다린, 라임 등 감귤류(운향과, Rutaceae)에서 사용된다. 감귤류의 오일은 전부 과일 바깥 껍질(Outer layer)에 포함되어 있다.

과일의 껍질을 압착기(Scrapers)로 뭉갠 다음, 원심 분리에 의하여 에센셜 오일을 모은다. 즉 오일과 과즙이 나오는데 이것을 그대로 두면 오일이 가벼워 과즙이 위로 분리되어 뜨게 된다.

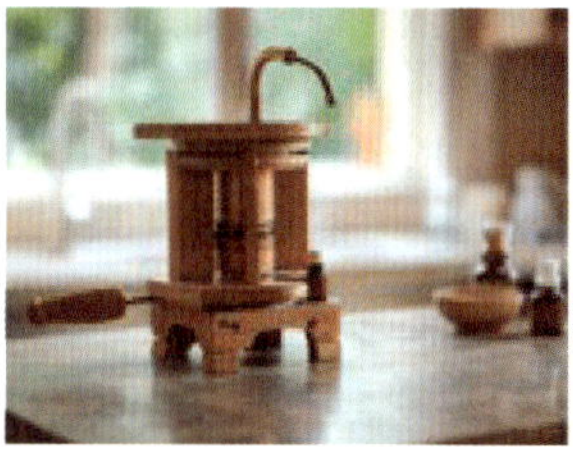

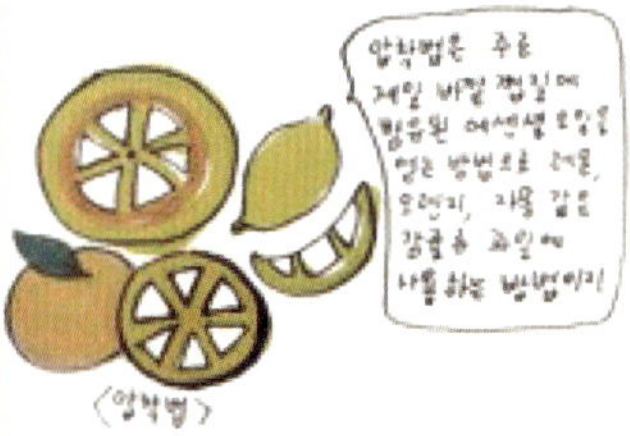
압착법은 주로
제일 바깥 껍질에
함유된 에센셜 오일을
얻는 방법으로 레몬,
오렌지, 자몽 같은
감귤류 과일에
사용하는 방법이다!
<압착법>

■수증기 증류법(Steam distillation)

꽃, 잎, 비섬유성 식물은 증류 전에 아무런 조작이 필요하지 않지만 거친 줄기, 나무 부분, 뿌리, 씨 그리고 열매 종류는 세포벽을 깨트리기 위해 조작이 필요하다.

식물의 종류에 따라 증류되는 시간이 다르다. 증류 기술자의 명성은 식물에 존재하는 오일에 얼마나 근접하게 오일을 추출 하느냐에 달려 있다.

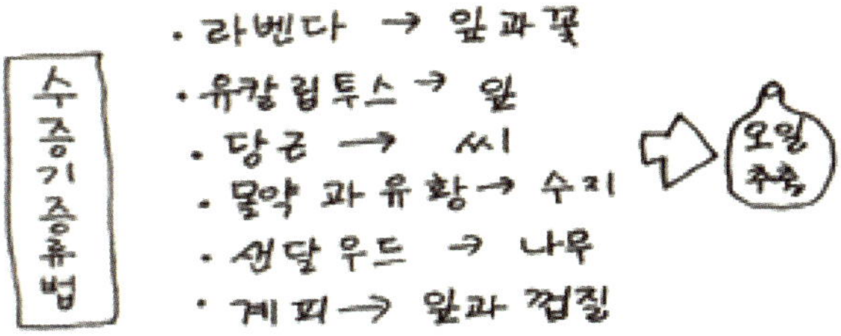

AD 1000여 년 전 아라비아의 아비세나(Avicena, 아랍의 히포크라테스)에 의해 고안된 증류 방식에 많은 발전이 있어 왔고, 이러한 증류 과정을 거쳐 용기의 상부에 뜨는 것을 진정한 에센셜 오일이라 인정하였다.

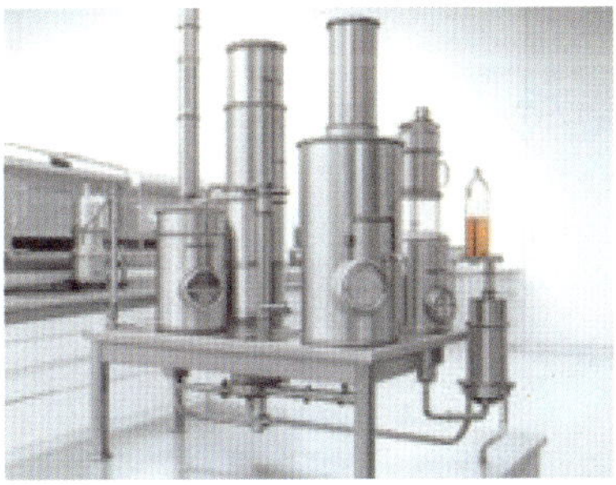

용기에 가라앉은 물질을 아로마 워터(Aroma water), 하이드로솔(Hydrosol), 플로랄워터(Floral water), 하이드로라트(Hydrolats)라 부르는데, 전에는 화장수 정도로 사용되었다. 그러나 현재 아로마 의학에서는, 6세 이하에서는 치료제, 면역 증강제로, 성인의 경우 중증 질환에 에센셜 오일과 함께 사용하기도 한다. 에센셜 오일과 상승 효과(Synergy effect)를 일으켜 최대의 치료 결과를 가져온다.

하이드로라트는 에센셜 오일과 같은 이름(라벤더 워터, 로즈마리 워터, 페퍼민트 워터 등)으로 불리지만 에센셜 오일과는 다른 분자 구조를 가지고 있다.

에센셜 오일의 경우 증류되는 양이 식물에 따라 차이를 나타낸다.

라벤더의 경우 200kg의 잎, 줄기, 꽃을 증류하면 1kg의 에센셜 오일이 얻어진다. 장미의 경우는 꽃만 2000kg을 증류할 때 1kg의 장미 오일이 얻어진다. 즉 장미꽃 70송이를 증류해야 1drop(1ml= 20drop)이 얻어지는 것이다. 그러니 비쌀 수 밖에 없다.

질병에 따라 혼합 처방하는 능력이 필요하다

에센셜 오일의 100-400종류의 화학 성분은 화학적 작용의 도구로 쓰이게 된다.

그 생리학적, 세포학적 작용점을 보면

- 항산화(antioxidant)
- 손상으로부터 DNA 보호
- 손상으로부터 세포막 보호를 들 수 있다.

에센셜 오일은 우리 인체에 투입되었을 때 식물이 자신의 내부에서 행하는 것과 똑같은 일련의 작용을 하게 된다. 식물과 함께 진화하여 온 인간의 세포 구조를 기억하기 때문이다.

또한 에센셜 오일은 인간이 가지고 있는 각 장기의 주파수를 기억하여 인체에 해가 되는 개체에만 작용할 뿐 아니라 부족한 부분은 채워주게 된다. 필요 없게 되면 자연적으로 배설된다.

프랑킨센스를 예로 들면, 유향 나무는 상처를 입었을 때 스스로 수액을 분비하여 상처를 치료함으로 나무를 보호한다. 이러하듯 유향을 인체에 사용하게 되면 상처를 치료하고 피부를 보호하면서 면역력을 증가시키게 된다.

에센셜 오일의 화학적 작용과 탁월한 효과는 미국, 영국, 프랑스, 독일, 호주, 캐나다, 중동, 일본, 중국 등지의 학자들에 의해 발표된 수천 편의 논문으로 증명되고 있다.

Essential Oils: Proven Benefits for All

Extensive research in peer-reviewed journals highlights the powerful effects of essential oils. Their documented benefits include:

- Antimicrobial
- Anti-inflammatory
- Anti-tumoral
- Immune-stimulating
- Antioxidant
- Vasodilation
- Tissue oxygenation
- Mood elevation
- Brain chemistry balance
- Muscle relaxation
- And many more

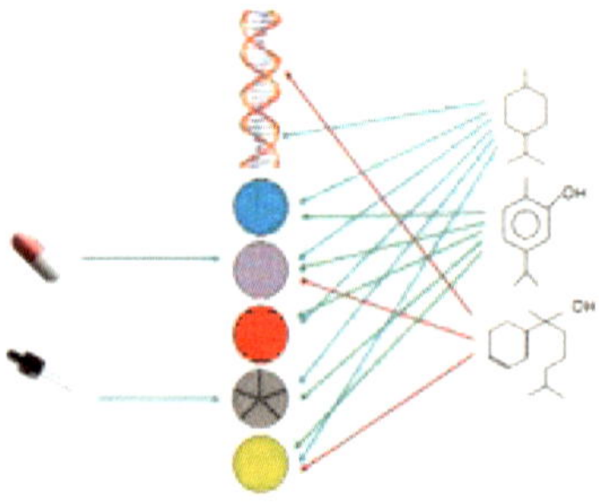

에센셜 오일은 종류에 따라 각기 다른 효능을 지니고 있다. 오일마다의 효능을 잘 알고, 질병에 따라 적절히 혼합하여 처방하는 것이 의사의 능력일 것이다.

➡ 소독, 항염증, 항박테리아, 항진균, 항바이러스

: 오레가노, 타임, 클로브, 유칼립투스, 티트리, 니아울리, 시나몬

➡ 해독 및 항산화 작용(Dtoxification & antioxidant)

: 클로브, 타임, 오레가노

➡ 항암 작용(Anticancer effect)

: 레몬, 자몽, 클로브, 미르, 유향, 캐모마일블루, 타라곤, 클라리세이지, 임모텔

➡ 세포 재생(Cell regeneration)

: 제라늄, 라벤더, 로즈우드, 미르, 유향

➡ 면역력 강화(Immune strength)

: 타임, 클로브, 제라늄, 티트리, 유향, 미르, 베티버

➡ 호르몬 작용(Hormone like action)

: 클라리세이지, 펜넬, 제라늄, 파인

➡ 혈뇌관문(BBB) 통과(BBB penetration)

: 시더우드, 베티버, 유향, 미르, 진저, 캐모마일블루, 코파이바

질병 치료 외 부족한 부분이 개선되는 오일의 다기능(Multifunction)

에센셜 오일은 100~400 종류의 각기 다른 화학 성분을 가지고 있다. 라벤더(Lavandula angustifolia)의 경우 리날릴아세테이트(Linalyl acetate), 리날룰(Linalool), 테르피넨-4-올(Terpinene-4-ol) 등 200여 종의 각기 다른 화학 구조를 가진 성분으로 구성된다.

주성분을 이루는 리날릴아세테이트, 리날룰은 소독, 항염증, 항박테리아, 항진균, 항바이러스, 진통, 진정, 발모 촉진 등의 다양한 약리학적 작용을 한다. 하지만, 주성분 외의 나머지 성분들도 어떠한 병증에 반응할 때 주성분과 협력하여, 즉 라벤더 오일 내에서 상승작용(Synergy effect)을 일으켜 효과를 발휘하게 된다.

또한 다른 오일과 병합하여 사용 시 각 오일이 가지는 화학 성분들이 그 병증에 따라 시너지를 일으키면서 신체 내에서 부족한 부분을 보충해주는 역할을 하게 된다.

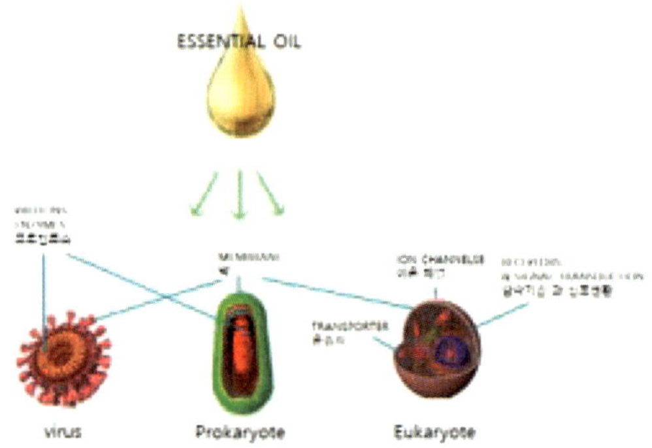

그 한 예로, 5년 전 유방암 수술 및 항암 치료를 받은 55세의 미용사가 있었다. 1년 전 뇌종양이 발견되어 서울 **병원에서 11회의 방사선 치료를 받았으나 왼쪽 마비는 풀리지 않았던 상태였다.

뇌 질환은 항암제 등이 혈뇌관문(BBB, blood-brain barrier, 독성 물질이 뇌의 신경계에 침투하지 못하도록 뇌의 혈관 벽에 형성된 촘촘한 그물망 구조)을 통과할 수 없기 때문에 수술이나 방사선 치료에 국한되어 있다.

그러나 에센셜 오일의 함유 성분 중 세스퀴테르펜(sesquiterpene, $C_{15}H_{24}$)은 혈뇌관문을 통과할 수 있는 특성이 있다.

세스퀴테르펜이 함유된 오일은 시더우드, 베티버, 유향, 미르, 패출리, 샌달우드, 블랙 페퍼, 진저, 저먼캐모마일, 갈바넘, 스파이크나드 등이 있는데, 이 중 항암 치료에 효과적인, 즉 종양 크기를 줄이고, 항산화와 동시에 종양으로 인해 병든 주변 조직의 해독, 세포 재생에 관여되는 오일을 선택하게 된다.

클로브, 베티버, 갈바넘, 블랙 페퍼 등을 쓸 수 있다.

이 환자는 이렇게 병합된 오일을 경구로 투여, 2개월 후부터 서서히 마비가 풀리기 시작했다. 방사선으로 인한 탈모도 개선되기 시작하였다.

오일 복용 4개월이 지나자 왼쪽 마비는 완전히 풀렸고, 탈모도 개선되어 모자를 쓰지 않고도 생활할 수 있게 되었다. 혈색도 좋아지고 기존의 간 기능도 좋아져 거의 정상적인 생활을 하게 되었다.

병합 오일 치료로 인해 뇌 종양이 소멸되고, 마비 회복, 탈모 회복, 간 기능 개선 등의 효과를 보여준 예이다.

또 다른 예는 국내의 유명했던 50대 가수로, 당뇨 합병증으로 다리의 통증과 저림 증상으로 한쪽 다리를 절고 있는 상태였다. 얼마 후 발가락의 괴사까지 올 수 있는 상황이었다.

에센셜 오일 복용 2개월 후 통증 및 저림은 약화되었고, 3개월이 지나자 정상적으로 걸을 수 있었다. 복용 4개월이 지난 어느 날, 그 분이 운영하는 카페에서 부르는 노래를 들어보니 목소리에 힘이 붙어가는 느낌이었다.

본인에게 목 상태가 어떠하냐고 물어보았더니, 목소리 톤이 1~2옥타브 편하게 높아진 것 같다고 말했다.

당뇨도 잘 조절되고, 다리도 절지 않고, 목소리 톤도 높아지고….

이렇듯 병증에 맞게 에센셜 오일을 잘 병합하여 처방 받게 되면, 그 병증뿐만 아니라 신체 내에서 부족했던 부분이 개선되어지는 효과를 누릴 수 있다. 보너스가 많이 주어지는 것이다.

현대의학에서 금하는 복수 처방
아로마 의학에서는 상승(Synergy)효과

먹는 아로마 오일의 치료적인 측면에서 가장 중요한 핵심은 상승효과(Synergy Effect)이다.

간단히 말해서 하나의 오일로 치료하는 것보다 여러 가지 오일을 섞어서 치료하는 것이 그 효능 및 치료의 결과 면에서 엄청난 차이를 보인다는 것이다.

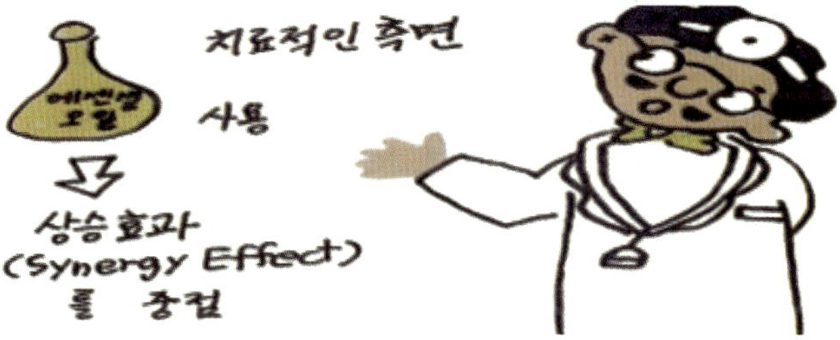

구체적인 임상 케이스로 무좀 환자의 치료 사례가 있다.

무좀 환자에게 티트리(Tea Tree) 오일만을 처방하여 치료하는 경우 약 60%의 치료 결과를 보인 반면, 티트리+ 라벤더 오일을 혼합하여 치료하는 경우 98%의 치료 결과를 보였다.

2004년 영국의 옥스포드 대학에서 MRSA(메티실린 내성 포도상구균)에 대한 실험을 하였다.

총 40개의 균 배지에서 제라늄 단독 시 25배지, 라벤더 단독 시 22배지의 감소를 보였지만 제라늄과 라벤더를 함께 썼을 때 35배지의 감소를 보여준 시너지의 결과가 있었다.

MRSA(Methicillin Resistant Staphylococcus Aureus)

Geranium

Lavender

Mix

o 5 10 15 20 25 30 35 40

이는 'One Shot, One Kill'을 목적으로 하는 석유 제약 의약품과 가장 큰 차이점이며, 아로마 의학의 핵심 요소이기도 하다.

일례로 현대 의학에서는 질환에 대해 복수 처방을 금하고 있다. 복수 처방을 하는 경우 상승효과가 아닌 알레르기와 같은 부작용의 가능성이 높다.

하지만 아로마 의학의 경우 단일 오일 처방보다는 2~4가지의 오일을 섞어서 처방한다. 그럴 때 각 오일들이 가지고 있는 성분들이 상승효과를 일으켜 그 치료적인 효능을 극대화시키는 것을 볼 수 있다.

이는 석유 제약 의약품과의 가장 큰 차이점이자 장점이기도 하다.

이러한 시너지 효과를 내기 위해서 무엇보다 중요한 것은 '아로마 의학전문의'의 능력이다.

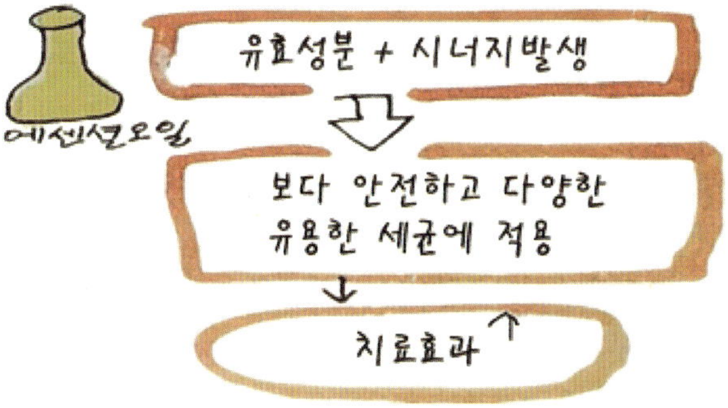

시너지 효과를 낼 수 있는 레시피는 그간의 수많은 학자 및 의사들의 연구, 임상, 치료 기록들로 인해 어느 정도 정형화되어 있다. 하지만, 실제 환자의 상태, 생활환경, 식습관, 성격 등 여러 복합적인 부분들을 고려하여 어떤 오일을 사용할 것인지, 어느 정도 용량으로 처방할 것인지를 결정해야 한다. 이는 온전히 '아로마 의학전문의의 역할'이다.

에센셜 오일이 뇌 기능에 미치는 영향

향기가 흡입되면 냄새 분자는 코를 거쳐 후각막(Olfactory membrane)에 도달한다. 각각의 냄새 분자는 후각 상피세포로 알려진 막을 연결하는 특정 수용체(Receptor)에 작은 퍼즐 조각처럼 맞추어진다.

이것은 뇌의 후각구(Olfactory bulb)에 자극을 유발하는데, 그때 미각 센터와 편도체(Amygdala) 그리고 뇌의 변연계(Limbic system)의 다른 부위에 자극을 전달한다.

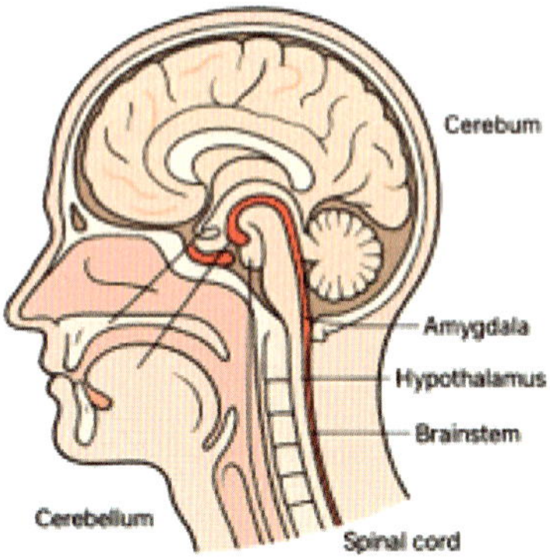

변연계는 뇌의 피질 아래 존재하는 해마(Hippocampus)와 편도체를 포함하는 뇌 구조를 이루는 구조물이다.

뇌의 변연계가 심장 박동, 혈압, 호흡, 기억, 스트레스 레벨, 호르몬 밸런스 등을 조절하는 뇌의 각 부위에 직접적으로 연결되어 있기 때문에, 에센셜 오일은 대단한 생리학적- 전신적인 효과를 나타낼 수 있다.

냄새의 감각은 뇌의 변연부에 연결된 오감각 중의 유일한 부분으로, 이 변연부는 감정 조절 중추이다. 걱정, 우울, 공포, 화, 즐거움이 이 부위에서 나오게 되는데, 특별한 향의 냄새는 우리가 의식적으로 깨닫기 전에 기억과 감정을 불러일으킨다. 우리는 먼저 반응하고 나중에 생각하게 되는 것이다.

이 변연계는 호르몬을 조절하는 부위인 시상하부(Hypothalamus)를 직접적으로 활성화시킬 수 있다. 성장 호르몬, 성 호르몬, 갑상선 호르몬 그리고 세로토닌 같은 신경전달물질(Neurotransmitter)은 시상하부에 의해 지배되고 있다. 그래서 이 시상하부를 'Master gland'라 일컫는다.

에센셜 오일은 그 향기와 독특한 분자구조 때문에 뇌의 변연계와 시상하부를 직접 자극하여 스트레스나 감정적 상처를 치유하고, 시상하부로부터 호르몬의 분비를 자극하게 된다.

에센셜 오일은 식욕을 감소시키는데 사용되어 많은 체중 감소를 가져오기도 하는데, 이것은 시상하부의 전중부핵(Anteromedial nucleus)을 자극하기 때문이다. 이 부위는 음식에 대한 만족감이나 포만감을 느끼는데 관여하는 곳이다.

의사인 알란 허쉬(Alan Hirsch)는 페퍼민트를 포함한 에센셜 오일을 사용하여 체중 감량 효과를 입증하였다. 이전에 체중 조절 프로그램에 참여하여 만족하지 못한 3,000여 명의 환자에게 6개월 동안 에센셜 오일을 처방하여 관찰하였는데, 평균 체중 감소는 30파운드(13.5kg) 이상이었다.

또한 성적 충동을 증가시키는 에센셜 오일의 능력 시험에서 31명의 지원자가 대단한 상승 효과를 보여주었다.

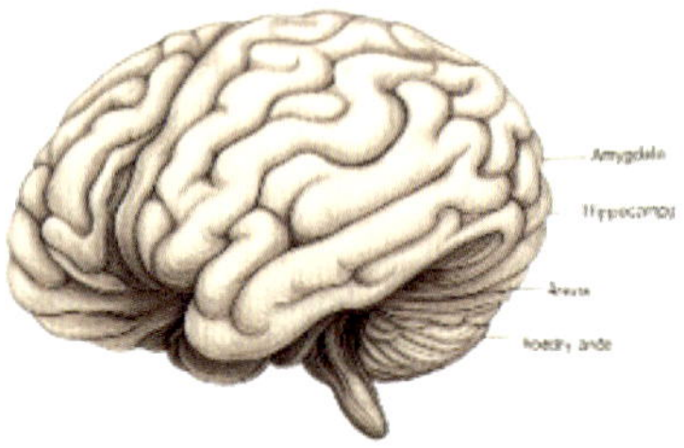

1989년 의사인 조셉 세두(Joseph Cedoux)는 세스퀴터펜(Sesquiterpenes, $C_{15}H_{24}$)이 함유된 오일, 즉 샌달우드, 패츌리, 멜리사, 미르, 프랑킨센스, 클로브오일이 28% 정도에서 뇌의 산소 수치를 증가시킬 수 있다고 보고하였다.

이러한 뇌 산소의 증가는 뇌의 시상하부와 변연계의 활동성을 최대 수치로 높이는 능력 때문이다.

즉 감정, 학습, 태도뿐만 아니라 면역 기능, 호르몬 조절, 에너지 수위 조절 등 신체의 많은 육체적 과정에 극적인 효과를 나타낼 수 있다.

학명을 알아야 올바른 제품을 선택할 수 있다

현재 세계적으로 생산되어 유통되는 에센셜 오일은 150여 종에 이른다. 세계 여러 나라에서 생산하고 있지만 그중 독일, 프랑스, 영국, 미국 등의 오랜 역사를 가진 회사에서 생산되는 오일이 치료 수준의 질을 유지하고 있다.

영국의 셜리프라이스, 티서랜드, 독일의 노이몬트, 프랑스의 사노플로레, 플로리하나, 미국의 영리빙 등이다.

활발하게 유통되는 60여 종의 에센셜 오일을그 과(科, family)에 따라 분류 열거해 본다.

-참고) 식물의 분류: 문(division), 아문(subdivision), 강(class), 과(family), 속(genus), 종(species)

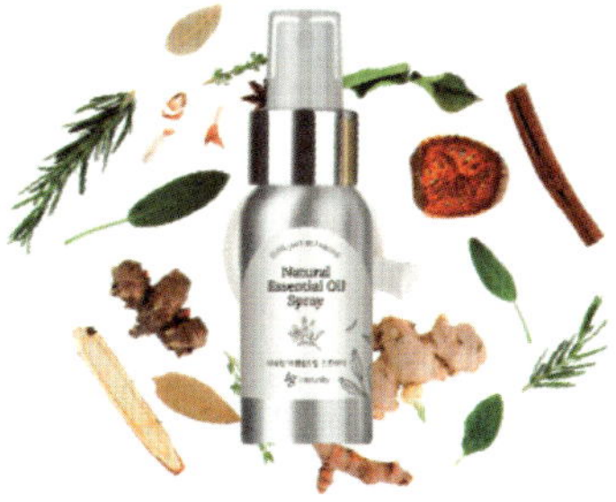

➡ 꿀벌과(Lamiaceae, Labiatae): 라벤더, 라반딘, 라벤더 스파이크, 로즈마리, 페퍼민트, 멜리사, 세이지, 클라리세이지, 패출리, 타임(Red, sweet), 마죠람, 오레가노, 바질, 히솝

➡ 운향과(Rutaceae): 레몬, 오렌지, 네롤리, 쁘띠그레인, 만다린, 버가못, 그레이프프루트, 라임

➡ 도금양과(Myrtaceae): 유칼립투스, 머틀, 티트리, 니아울리, 카유푸트, 클로브(Bud, Leaf)

➡ 녹나무과(Lauraceae): 로즈우드, 시나몬(Leaf, Bark), 캠퍼, 베이로렐

➡ 국화과(Asteraceae, Compositae): 캐모마일(Roman, German), 헬리크리슘(Immortel), 타제트, 타라곤(에스트라곤), 야로우

➡ 소나무과(Pinaceae): 파인, 퍼, 잣나무

➡ 측백나무과(Cupressaceae): 사이프레스, 시더우드, 쥬니퍼

➡ 벼과(Gramineae, Poaceae): 레몬그라스, 베티버, 팔마로사

➡ 감람과(Burseraceae): 미르, 프랑킨센스, 엘레미

- 쥐손이풀과(Geraniaceae): 제라늄

- 장미과(Rosaceae): 로즈(Damascena, centifolia)

- 물푸레나무과(Oleaceae): 쟈스민

- 포포나무과, 별련지과(Anonaceae): 일랑일랑(카낭가)

- 단향과(Santalaceae): 샌달우드

- 생강과(Zingiberaceae): 생강, 카다몸, 심황

- 후추과(Piperaceae): 블랙페퍼

- 산형과(Umbelliferae, Apiaceae): 코리앤더, 캐롯시드, 펜넬, 캐러웨이, 파슬리, 안젤리카, 아니스, 딜, 쿠민, 로바지

여기서 각 에센셜 오일의 학명은 기록하지 않았지만 세계적으로 유통되는 에센셜 오일은 그 학명을 제대로 알아야 올바른 제품을 구별할 수 있다.

예를 들어 시나몬(계피)의 경우 Cinnamon leaf는 학명이 Cinnamomum zeylanicum으로, Cinnamon bark는 Cinnamomum verum으로 표기

되어 수입된다. 아로마 의학에서는 페놀 성분이 강한 시나몬 리프는 잘 사용하지 않는다.

학명을 제대로 모르면 엉뚱한 오일을 쓰게 되어 환자에게 나쁜 영향을 주게 된다. 따라서 아로마 의학에 관심이 있는 분들은 학명으로 에센셜 오일을기억하는 것이 그 첫걸음이라 하겠다. 마치 의과대학에서 인체 해부 구조를 달달 외우는 해부학이 의학의 첫 관문이듯이….

에센셜 오일과 식물성 오일의 차이점

일반적으로 식물에서 추출한 오일이 다 같은 종류라고 생각하기 쉽다. 하지만 아로마 의학에서 언급하는 에센셜 오일은 올리브 오일, 아몬드 오일, 포도씨 오일, 헤이즐넛 오일, 참깨 오일 등의 식물성 오일과는 그 화학 성분 및 그 의학적 기능이 확연히 다르다.

그 차이점을 보면 아래와 같다.

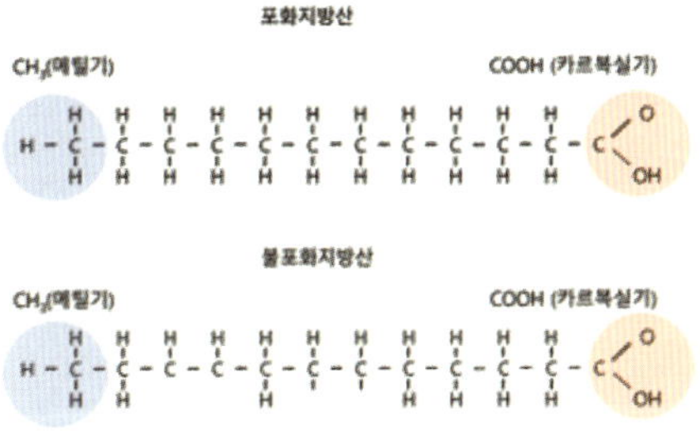

식물성 오일

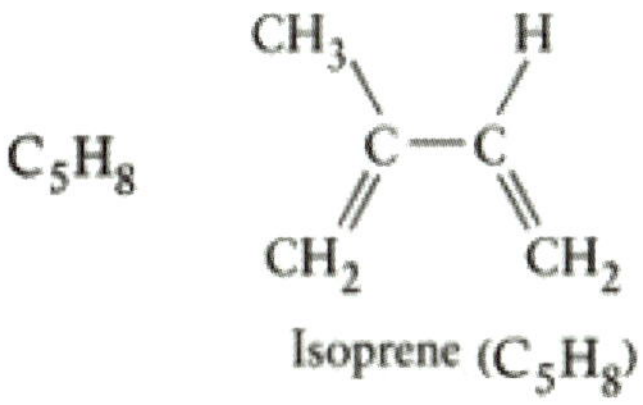

에센셜 오일

	식물성 오일 (vegetable oil)	에센셜 오일 (essential oil)
화학 성분	지방산(COOH)	터펜(C5H8) 화합물터펜 + 산소화 화합물
종류	알몬드, 아보카도, 로즈힙, 코코넛, 호호바, 윗점, 세사미, 카렌듈라, 달이꽃 등	라벤더, 로즈마리, 페퍼민트, 레몬, 오렌지, 자몽, 쥬니퍼, 유향, 미르, 장미, 자스민 등 150여 종
추출 방법	껍질로부터 냉압착식	과일류(레몬, 오렌지)는 바깥 껍질에서 압착법, 나머지는 수증기 증류법
함유 성분	필수 지방산, 리놀레익산, 비타민 D, 비타민E, 레시틴	100-400 종류의 각기 다른 화학 성분
기능	피부 도포시 에센셜 오일의 캐리어 고정, 베이스	항염증, 항박테리아, 항바이러스, 항진균, 해독, 항산화, 항암, 세포 재생
작용점	피부 세포 , 피부 혈관	피부 세포, 피부 혈관, 세포막, 신경전달체

로즈마리라고 다 똑같지 않다

식물의 케모타입(Chemotype)이란, 식물이 자라는 기후, 온도, 고도, 습도, 열사량, 염분도 등에 따라 같은 종임에도 그 성분에 따라 전혀 다른 성격을 나타내는 것을 일컫는다.

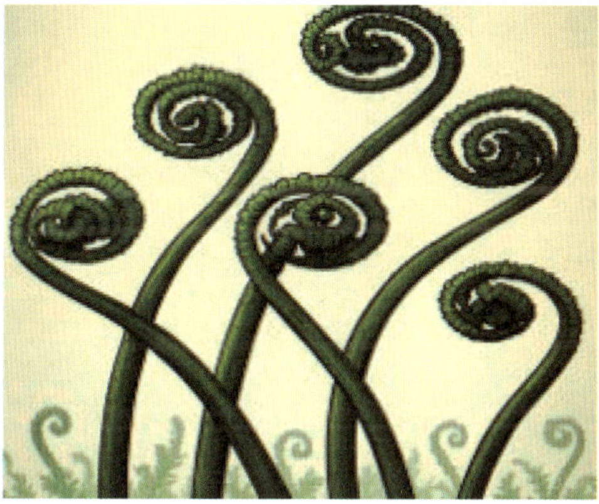

예를 들면 로즈마리의 경우, 로즈마리 시네올은 1.8 시네올 성분이 주성분이다. 이것은 호흡기에 사용한다.

로즈마리 캠퍼는 캠퍼 성분이 주성분으로 근육통에 사용된다.

로즈마리 버버논은 알콜기, 에스테르기가 주성분이다. 피부, 미용에 주로 쓰인다.

아래에 열거한 오일들을 구입할 때는 반드시 그 케모타입을 확인하고 그 용도에 맞는 오일을 선택해야 한다.

예)

- 타임- CT티몰(레드 타임), CT리나룰, CT게라니올, CT쮸자놀
- 로즈마리- CT시네올, CT캠퍼, CT버버논
- 바질- CT유제놀, CT메틸샤비콜, CT펜촐, CT리나눌

Part 4

아로마 오일 질병 치료 역사

면역력(IMMUNITY):
병에 대한 용서(Forgiveness of Disease)

- 아유베다 -

히포크라테스
전인적 치료의 효시

히포크라테스는 '의학의 아버지'라고 불리우는 것을 모르는 사람이 없을 만큼 유명한 성인이다. 의대생들이 의과 대학에 진학해서 처음 오른손을 들고 하는 선서가 히포크라테스 선서이다.

히포크라테스는 아버지에게 의학을 배웠다. 코스 섬 출신인 그는 그 후에 중동과 그리스를 견학하면서 견문을 넓혔고 많은 철학자와 의학자들과 의견을 교환하였다. 그 후 고향으로 돌아와서 환자를 진료하면서 책을 집필하기도 하였다.

인체의 생리나 병리에 관한 그의 사고는 체액론(體液論)에 근거하였다. 인체가 불, 물, 공기, 흙의 4원소로 구성되어 있고, 인간의 생활은 그에 상응하는 점액, 적액, 흑담즙, 황담즙의 4가지에 의하여 영위된다고 생각하였다. 4가지 액의 조화가 잘 이루어져야 하며, 그 조화가 무너질 때 병이 생길 수 있다고 하였다.

히포크라테스는 정신이 신체에 영향을 미치는 Psychosomatic disorder의 원리를 강조하였다. 전인적 치료(Holism)에 대해 처음으로 언급하였는데 인체를 치료하기 위해서는 전인적 치료에 대한 지식을 갖는 것이 필요하다고 하였다.

BC 450년경 살았던 그는 저서 『섭생의 원리』에서 이렇게 기술하였다.

'개인이 건강을 유지하는 것은 전적으로 그 섭생에 달려 있다. 건강하든지, 아프든지, 혹은 건강을 다시 회복했다든지 하는 등의 신체적 변화가 그 전 생애의 섭생에 달려있다.'

또한 면역력에 대해서도 강조하였다.

히포크라테스는 아로마 물질이 중요한 항박테리아 특성을 가지고 있다는 것을 알았고, 역병이 돌았을 때 사람을 보호하고 병이 퍼지는 것을 막기 위해 아로마 식물을 사용할 것을 권유하였다.

또한 아로마 목욕이 여성 질환의 치료에 유용하고, 다른 경우에도 사용되어진다고 그의 저서에 쓰고 있다.

식물에 대한 연구의 발달이 의학의 발전에 큰 도움이 될 수 있다고 말하였다.

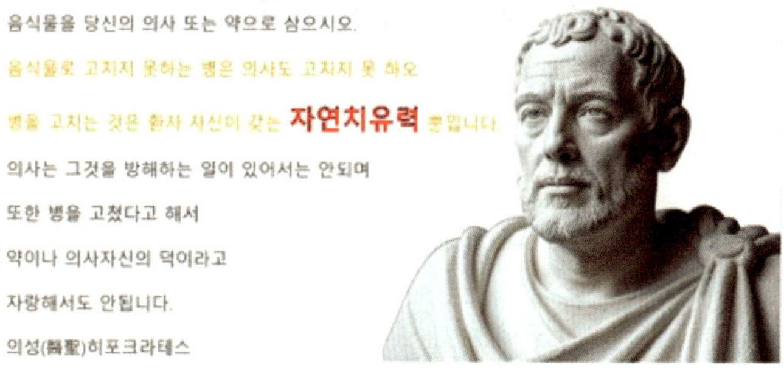
음식물을 당신의 의사 또는 약으로 삼으시오.
음식물로 고치지 못하는 병은 의사도 고치지 못 하오
병을 고치는 것은 환자 자신이 갖는 자연치유력 뿐입니다.
의사는 그것을 방해하는 일이 있어서는 안되며
또한 병을 고쳤다고 해서
약이나 의사자신의 덕이라고
자랑해서도 안됩니다.
의성(醫聖)히포크라테스

고대 이집트 여인들의 에센셜 오일 사랑

고대 역사에서 알 수 있듯이 클레오파트라는 로마의 쥴리어스 시저, 마크 안토니의 자식을 각각 낳을 정도로 밀접한 관계를 유지하며 이집트 왕국을 지키려고 노력하였다.

이집트의 네페르티티, 네페르타리와 더불어 향 매니아로 알려져 있고, 나일강변에 향수 공장 2개를 지을 정도로 향을 만끽하였다.

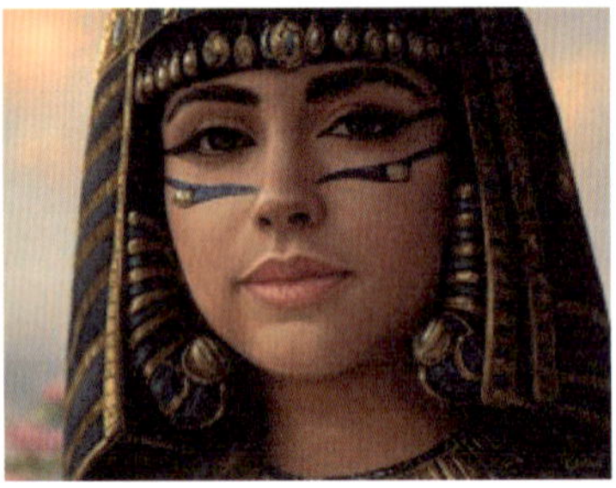

로마와의 전쟁 시에 시저를 유혹하여 전쟁을 종식시켰는데, 몸의 각 부위에 장미, 자스민 등 각기 다른 취향을 일으키는 향을 뿌려 남성을 유혹하였다고 한다.

또한 안토니우스도 유혹하였는데, 안토니우스가 그녀의 얼굴보다는 향에 취해 이끌렸다는 말도 전해지고 있다.

마크 안토니가 클레오파트라에게 준 선물은 그야말로 어마어마한 것이었다. 그가 클레오파트라에게 선물한 팔레스타인 숲에서 일 년에 200달란트(1 달란트는 3,600셰켈, 은화)를 얻었는데, 즉 이 숲의 발삼에서 일 년에 720,000셰켈(이스라엘 화폐 단위로 은화)의 수익을 얻었다는 것이다. 이 금액은 그 당시 곡물 103,000톤, 소 48,000마리, 말 4,800마리, 전차 1,200대를 살 수 있는 금액이었다.

그 당시 아무리 많은 돈도 사람의 건강을 위해 아무것도 할 수 없지만, 이 에센셜 오일은 인간을 치료할 수 있는 강력한 힘을 가진 귀중한 것으로, 에센셜 오일의 가치를 대단하게 생각했던 것이다.

지금의 코로나 시대를 생각해 보면, 아무리 많은 돈과 시간을 들여도 신이 내려주신 소중한 선물인 에센셜 오일 치료의 힘을 능가할 수 있는 치료제는 만들어낼 수 없는 것이다. 자연의 일부인 바이러스, 박테리아, 진균은 자연의 산물인 에센셜 오일만이 완전하게 그들을 상대할 수 있다.

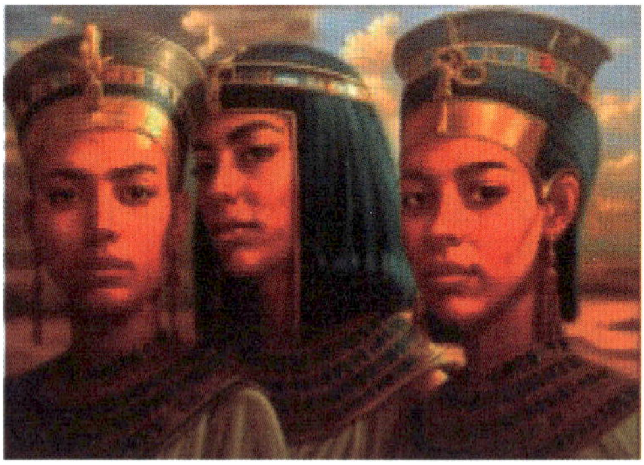

네페르타리, 클레오파트라, 네페르티티

네페르티티, 네페르타리(람세스 2세의 부인)도 향을 매우 즐겨하였다는 기록이 전해지고 있다. 클레오파트라를 포함하여 고대 이집트의 3대 향 매니아로 알려져 있다.

고대 이집트의 귀족 부인들은 외출 시나 연회 시 머리에 쓴 가발에 콘 모양의 지방체를 얹고 다녔다. 이것을 코스메틱콘(Cosmetic cone or fragrance cone)이라고 한다.

이것은 소나 양의 지방에 식물의 잎, 줄기, 가지 등을 일정 기간 동안 놓아둔 뒤, 식물의 에센스와 향이 스며든 지방체를 콘 모양으로 잘라낸 것이다. 햇볕을 쏘이게 되면 그 지방이 가발 위로 조금씩 흘러내리면서 향이 나게 되는 것이다.

고대 이집트인의 4가지 오일 생성 방법

1. 냉침법(Enfleurage)

오일이나 동물 지방(주로 염소)에 꽃이나 아로마 물질을 담가 아로마 물질의 향이 지방에 스며들 때까지 반복한다. 향이 스며든 지방 물질은 화장용 원추(Cosmetic cone)로 본을 떠서 축제 시 쓰는 머리 가발에 사용되었다.

3일 정도 지속되며, 지방이 부드러워지면서 녹기 시작하면 가발뿐만아니라 옷이나 신체에 향기가 나는 수지가 퍼지게 된다.

2. 온침법(Maceration)

꽃, 허브, 향신료, 레진을 잘게 썰어 뜨거운 오일에 담근다.

일정 시간이 지나 이 오일을 걸러내어 석화 석고로 만든 용기에 붓고 왁스로 봉한다. 이 추출물은 피부 마사지에 사용되었다(Manniche, 1999).

3. 압착법(Expression)

꽃이나 허브를 가방에 넣어 압착하여 아로마 오일을 추출해낸다.

이 압착법은 현재 감귤류(레몬, 오렌지, 자몽, 버가못, 만다린 등)를 추출할 때 쓰이고 있다. 와인이 이 과정 중에 첨가되고 항아리에 보관하였다.

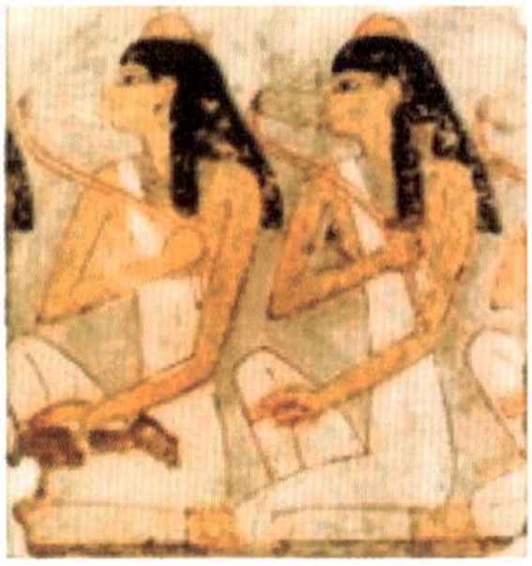

백합 향(Susinum)을 위한 오일을
만들기 위해 백합 꽃을 짜내는 여성들

4. 증류법(Distillation)

삼목나무에 천을 감싸고 불로 가열시키면, 그 천에 삼목의 에센셜 오일이 스며들게 되는데 이 오일을 짜내 사용하였다.

이 삼목 오일과 몰약 오일은 고대 이집트인들이 시체를 방부 처리하는 데 사용하였다.

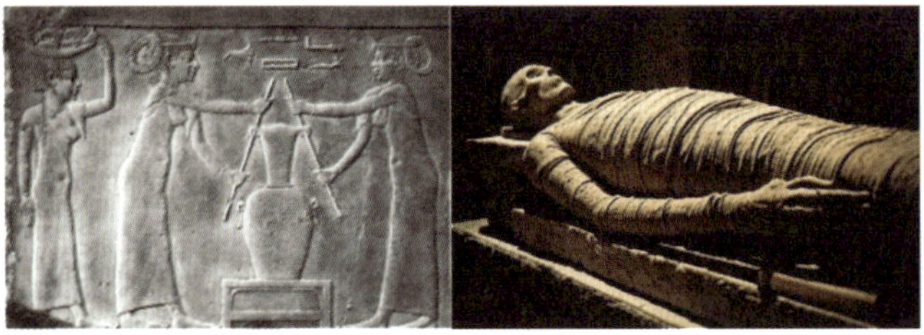

고대 이집트의 대표적 향과 치료용 레시피

고대 이집트인들이 사용한 대표적인 향을 카이피(Kyphi)라고 한다. 태양의 신인 라(Ra)에게 숭배하기 위해 하루에 세 번 성전에서 불태웠다. 즉 아침, 오후, 해지기 전에 신이 돌아오기를 바라며 태워졌으며, 이 성분은 16가지 성분이 혼합된 것이다.

즉 레진, 쥬니퍼, 시나몬, 허니, 와인, 유향, 몰약, 태운 레진, 왕골, 달콤한 녹, 달콤한 붓꽃, 아스플란더스 등을 배합한 것이다(Loret, 1887; Manniche, 1989; Forbes, 1955).

이것은 에드푸(Edfu)에 있는 호러스 사원의 실험실 벽에 묘사되어 있다.

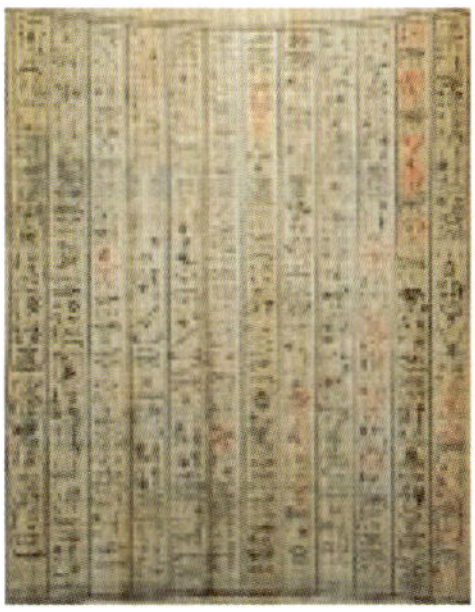

KyphiRecipe

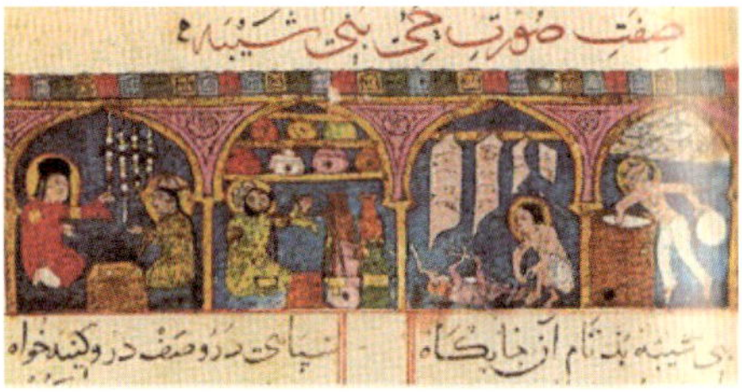

Tiriacat the Cairo Market

또한 이 카이피 외에 유향, 몰약, 갈바넘의 야생 식물 추출물을 기름진 식물성 혹은 동물 지방에 넣어 만든 오일을 피라미드를 짓는 노동자에게 나누어 주었다고 한다. 또한 부유한 프로레타리아들이 목욕 후 신체에 마사지하는 데 사용하였다고 한다(Manniche, 1999).

한때 피라미드를 건축하는 노동자들이 이 마사지 아로마 오일의 보급이 거부당하자 파업까지 하였다(Manniche, 1999)는 기록도 있다.

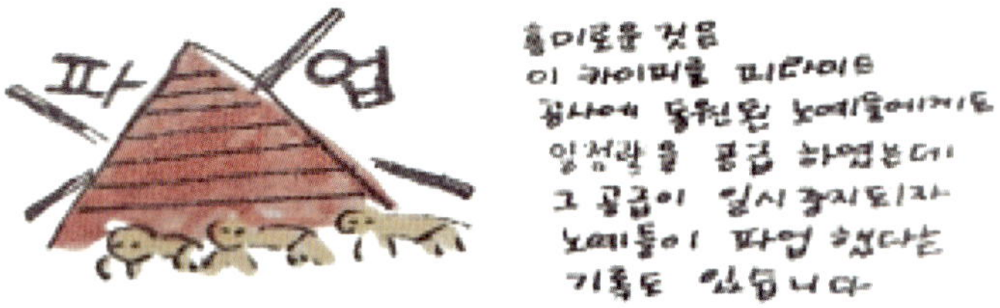

고대 이집트의 카이로 시장에서는 티리악(Tyriac)이라는 에센셜 오일이 주성분인 치료용 레시피 약품이 판매되었다고 한다. 이러한 의료적인 처방 기록과 레시피가 파피루스에 기록되어 전해져 오고 있다.

인도의 생활 의학 아유베다(Ayurveda)

아유베다는 세계에서 가장 오래된 치료 체계로 기록되고 있다. 여기서 아유(Ayur)는 life를, 베다(veda)는 knowledge를 의미한다. 5,000년 이상 수십 만 환자를 치료해 온 수천 명의 의사들에 의해 사용되어 온 예방과 치료의 증명된 시스템이다.

아유베다의 목적은 질병과 싸우지 않고 균형과 조화를 이루어 건강을 유지하는 데 있다. 아유베다는 육체적 균형, 감정의 안정, 정신적 건강, 환경에 대한 이해, 영혼의 중요성을 인식하고 있다.

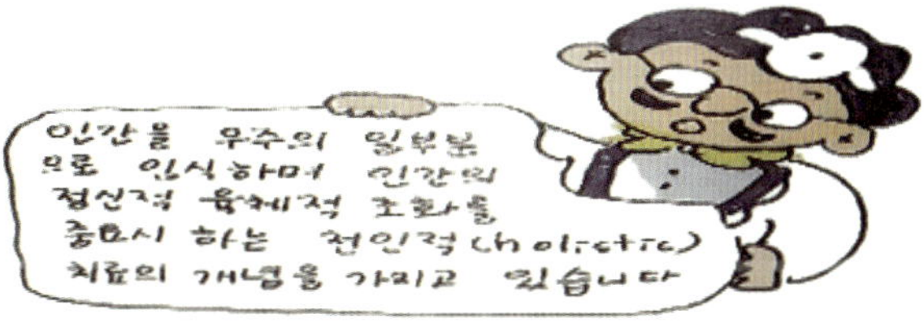

아유베다는 10가지 다른 대사 형태를 인식하는 유일한 의학 체계이다. 열, 냉기, 빛, 허브, 음식, 미네랄, 운동과 같은 자연적 힘을 이용하

고, 명상을 통한 마음과 감정을 다스린다. 모두에게 접근할 수 있고 유용하게 쓸 수 있는 지구 의학의 근본일 수 있다.

아유베다는 치료에 있어 여러 단계가 있지만 가장 단순한 단계에서 식사와 생활 습관의 변화만으로도 자신이 스스로를 치료할 수 있다고 말한다. 그러나 이것은 그들의 대사 형태와 자신의 타고난 강점과 약점을 이해하고 나서야 가능할 수 있다.

아유베다는 리시스(Rishis)라 알려진 고대 인도 성인에 의해 창시되었다. 시간이 흐르면서 새로운 치료법과 허브가 발견되었고, 무역을 통한 다른 문화의 지식을 접목하여 아유베다의 기초가 세워지게 되었다.

리시스는 수술, 식물 의학, 미네랄과 금속의 의료적 효능, 운동, 생리, 인간 해부, 정신과학 분야에 있어 커다란 발전을 이루어낸 위대한 과학자이자 의사였다. 수술 중에 제왕절개 같은 어려운 수술도 포함되어 있다.

이 기록들은 Rigveda(4500년 전), Atharva veda(3200년 전) 그리고 다른 기록집에 수록되어 있다.

아유베다 지식은 티벳, 중국, 페르시아, 이집트, 그리스, 로마, 인도네시아 등으로 전파되어 그 나라의 의학에 많은 영향을 미쳤다.

인도는 영국의 식민지 하에서 많은 억압을 받았는데, 1833년 동인도회사는 모든 아유베다 대학을 폐쇄하였다.

100여 년 동안 아유베다는 가난한 사람들의 의학으로 알려져 왔으며, 인도의 독립과 함께 서양 의학과 어깨를 겨룰 만큼 동등하게 재조명 되었다. 최근 인도 국민의 70%가 아유베다적 방법으로 치료받고 있다고 한다.

1978년 UN의 WHO에 의해 주최된 의학 회의에서 아유베다가 미개발 국가를 위한 최상의 의료 체계 중 하나라고 결론지었다.

아유베다의 이론은 건강이 인간 자신의 조화로부터 온다고 믿는다. 건강해지기 위해 자신의 존재 이유, 사고, 느낌, 육체적 활동 사이에 조화가 이루어져야 한다고 믿고 있다.

아유베다에서 병의 출현은 좋은 징조로 받아들여지는데, 왜냐하면 이것은 자신의 숨겨진 단면을 드러내어 치료되기를 바라기 때문이다.

건강은 자신의 모든 국면 안에서의 조화로, 내부적 조화는 역시 가족, 친구, 동료, 사회 그리고 자연과의 조화로서 성숙될 수 있다.

아유베다 의사는 환자에게 종종 이렇게 질문한다.

"당신의 인생을 사는 목적은 무엇입니까?"

"당신은 어떤 모습으로 살고 싶습니까?"

"당신의 주위와의 관계는 어떻습니까?"

아유베다 철학은 강한 면역 체계를 가진 사람만이 건강할 수 있다고 믿는다.

자연으로부터의 이 선물은 우리를 창조하고, 지탱해주며, 풍요롭게 하며, 바깥 세계의 침입으로부터 우리를 보호해 준다.

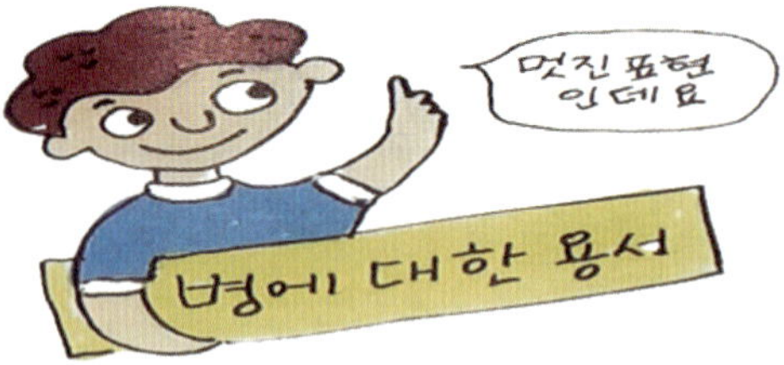

면역의 고대 베딕의 의미는 질병의 용서(Forgiveness of disease)이다.

질병은 우리 몸에서의 변화를 요구하는 메시지이다. 치료는 사람과 사건에 관한 우리의 부정적 사고를 긍정적으로 전환시키고, 역경을 도전으로 생각하는 데서 시작된다.

우리는 질병을 완전한 기회로 바꿀 수 있다. 이것은 인간이 자연에 빚이 있다는 것을 기억할 때에만 가능하다.

결론적으로 건강은 타인과의 원만한 관계, 자연의 어머니에게 빚을 지고 있다는 인식, 인생의 목적의 깨달음, 인생에 있어 타당한 목적의 추구로부터 얻어질 수 있다는 것이다.

서양 허브 의학의 선구자 디오스코리데스

디오스코리데스(Dioscorides)는AD 100년경 『De Materia Medica』라는 책을 썼다. 서양 의학의 기초가 세워졌고, 그 당시 사용된 700여 종의 식물을 열거하였다.

여기에 바질, 버베나, 카다몸, 로즈, 로즈마리, 갈릭 등이 포함되어 있다(Holmes, 1993).

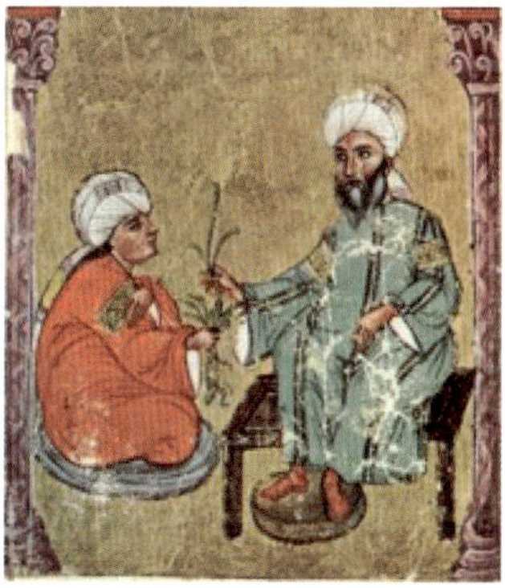

이 책에는 식물의 모양과 형태를 묘사하고, 비적응증을 자세히 기록하였다.

식물 중 타라곤(Tarragon, 개사철쑥)이 암, 피부 괴사, 유산 유도, 독사독에 유용하다고 언급하고 있다. 후에 미 원주민에 의해 힘든 분만이나 생리를 유도하는 데 쓰여졌다.

아라비아의 히포크라테스 아비세나

단테는 아비세나(Avicenna, 980~1037)를 히포크라테스나 갈렌과 같은 수준으로 평가했다.

아비세나는 나중에 서양에서 불려진 이름으로, 아랍명은 Abd Allah ibn Sina이다. 아리스토텔레스가 그리스인에게는 대단한 존재이듯이, 아랍 세계에서는 유명한 존재였다.

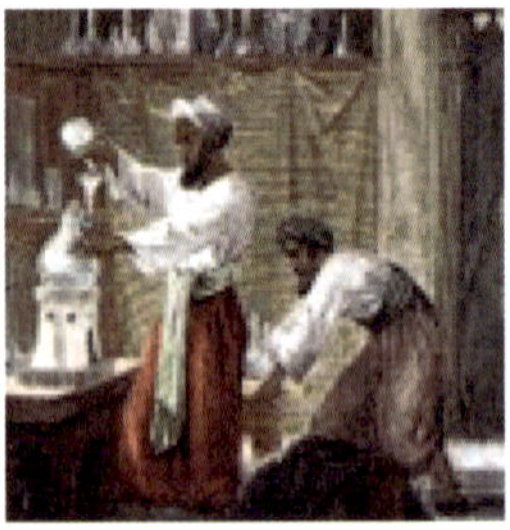

아비세나는 신동으로 10세에 모든 코란을 암송하였고, 의학, 시, 수학, 물리학, 철학에서 뛰어난 재능을 보였다. 20세에 궁중 의사로 임명되었고, 일생 동안 16세기까지 정통 의학 교과서로 남아있는 『Canon of Medicine』을 포함한 20여 편의 의학 서적을 집필하였다(Laeless,

1994).

『Canon of Medicine』에는 760여 종의 식물이 등재되었고, 식물로부터 얻을 수 있는 약들도 기록되어 있다. 그는 임상적 약품 견본과 치료의 기본 원칙을 정립하였고, 이것은 지금까지도 이어져 오고 있다 (Tschanz, 1997).

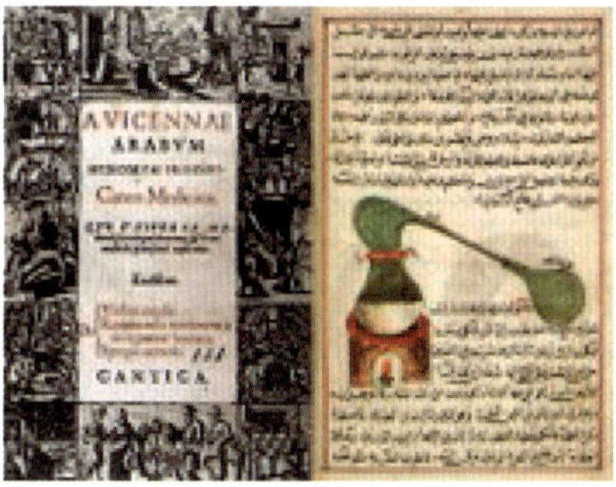

Canon of Medicine　　Alembic

아비세나는 알렘빅(Alembic)이라는, 에센셜 오일을 증류하는 데 사용되는 새로운 종류의 용기도 발명하였다.

아비세나의 초상화는 파리 의과대학의 대강당에 아직도 걸려 있다.

페르시아에서는 BC 2500년경의 것으로 추정되는 진흙으로 만든 증류 기구가 발견되었다.

중세 유럽의 힐데가르트폰 빙엔

중세 유럽의 수도원에서는 이탈리아에서 가져온 타임, 멜리사 같은 아로마 식물을 재배하였다.

12세기 독일 베네딕트 수녀원의 수녀원장인 힐데가르트폰 빙엔(Hildegard of Bingen)은 에센셜 오일을 치료 목적으로 사용하기 위해 라벤더를 키운 것으로 알려져 있다.

12세기에 그녀는 질병의 원인과 치료 방법에 관한 의학적 지식으로 교회로부터 인정받았다.

바질, 클로브, 딜, 펜넬, 마조람, 미르, 너트멕, 오레가노, 로즈마리, 타임은 힐데가르트 메디신의 주요 식물 목록에 포함되어 있다.

또한 그녀는 의료용 식물에 관한 4권의 책을 저술하였다.

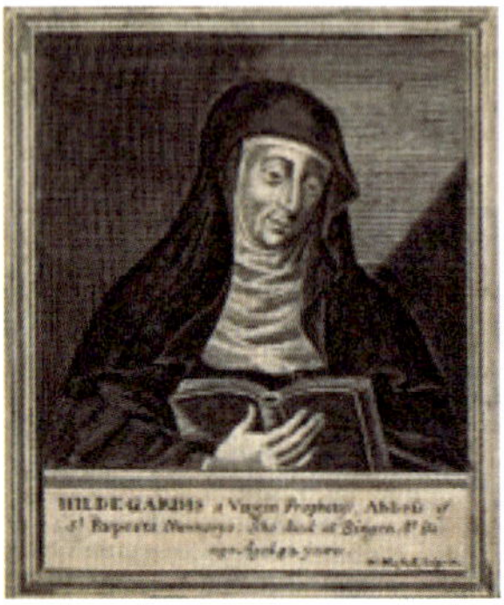

현대 약리학의 아버지 파라셀수스

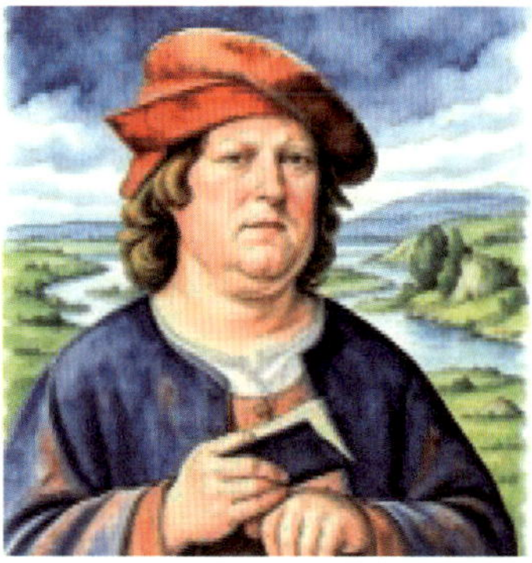

파라셀수스(Paracelsus, 1493~1541)는 신동으로, 갈렌의 연구에 의문을 품었다. 허브 처방의 과도함이 환자의 지식 부족을 이용하는 돌팔이 의사들의 행위이며 단지 돈을 뜯어내기 위함이라고 생각하였다.

식물로부터 유효 성분을 분리시켜 사용하는 것이 약의 효능을 높이고 인간성을 존중하는 것이라고 생각하였다.

즉 이것을 연금술(Alchemy)이라 하였다(Griggs, 1991). 그리하여 허브와 함께 수은, 철, 유황, 안티몬을 사용하였다.

또한 파라셀수스는 서명 원칙(Signature Doctrine)을 믿고 있었다. 즉 식물은 자라는 장소나 모양에 의해 도울 수 있는 신체 장기를 나타낸다는 것이다. 예를 들어 lungwort는 폐에, liverwort는 간에 도움이 된다는 것이다.

현대 제약회사들은 허브 연구에 있어 성분을 분리하고 합성하는 방법을 사용한다. 이러한 관점에서 파라셀수스는 최초의 의학적 약리학자로 인정되며 제약업계의 수호신으로 존중받고 있다.

하지만 아로마 테라피에서는 식물에서 추출한 에센셜 오일을 분리하지 않고 그대로 온전히 사용한다.

식물의 한 부분이 다른 부위의 부정적 영향을 상쇄시킬 수 있는 능력을 감소 효과(Quenching effect)라고 한다.

예를 들어 레몬그라스의 주요 성분인 시트랄(알데하이드 계열)은 분리되었을 때보다 온전한 에센셜 오일 상태에서 더 낮은 농도로 사용될 때 민감 반응이 적게 나타난다. 온전한 에센셜 오일 내에서는 리모넨(Limonene) 성분이 시트랄의 강한 자극성을 완화시키기 때문에 독성이 감소되는 것이다.

만약 에센셜 오일의 유효 성분만을 추출하여 사용하면 독성이 강해질 뿐만 아니라, 온전한 오일에 함유된 100-400가지 화학 성분들이 만들어내는 상승효과(Synergy effect)와 감소효과(Quenching effect)의 절묘한 균형을 누릴 수 없게 된다.

이것이 자연이 우리 인간에게 주는 중요한 교훈이기도 하다.

예언자로 알려진 노스트라다무스 의사로서의 행적

노스트라다무스(1502~1566)는 유명한 점성술사이자 예언가로 알려져 있지만 의사이기도 했다.

1546년 프랑스 남부에 흑사병이 창궐하였을 때, 그는 자신만의 에센셜 오일 레시피로 많은 환자를 치료하였다.

장미 오일, 창포(Calamus), 정향 오일(Clove), 측백나무 톱밥, 알로에를 배합하여 환약 형태로 만들어 환자들에게 복용시켰다. 또한 사망한 환자 가족에게 위로금을 전달하기도 했다.

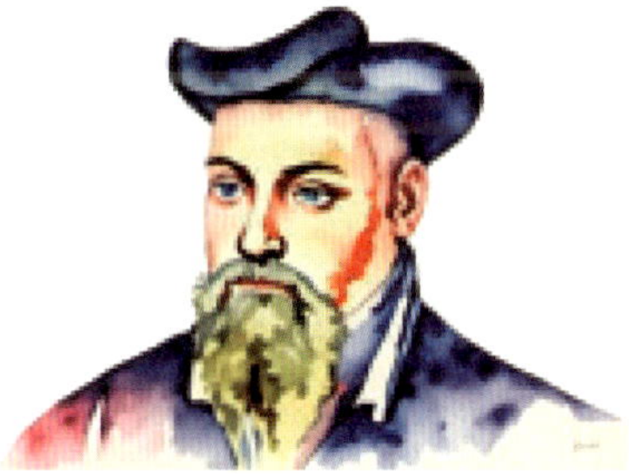

이러한 레시피를 이용해 치료를 하였을 뿐만 아니라, 다음과 같은 방법으로 위생 관리에 신경을 써 병의 확산을 막기 위해 노력하였다.

- 거리에 널브러진 시체를 모두 수습해 매장하기
- 한 번 사용한 붕대는 재활용하지 않고 더러워진 붕대는 모두 태

우기

- 쥐는 발견되는 대로 모두 잡아서 불태우고, 도랑에는 술이나 뜨거운 물을 뿌려 쥐가 다니지 못하게 하기
- 사망한 환자가 사용했던 침구나 옷은 모두 불태우기
- 물은 반드시 끓여서 마시고 끓인 물로 목욕하기
- 신선한 공기를 마시기

그는 1520년 흑사병이 유행하던 아비뇽 대학이 휴교하자 8년 동안 프랑스 전역을 방랑하면서 견문을 넓혔고, 특히 약재에 대한 지식을 습득하여 약종상으로 일하기도 했다.

1529년, 당시 명문인 몽펠리에 의과대학에 입학했지만, 얼마 지나지 않아 교수들과의 갈등이 불거졌고, 과거 약종상으로 일한 경력이 발각되어 퇴학당했다.

하지만 약종상으로서 쌓은 경험과 지식으로 1546년 흑사병이 돌았을 때는 에센셜 오일 레시피를 이용해 많은 페스트 감염 환자를 치료할 수 있었다.

이는 의사로서의 훌륭한 업적이었다.

에센셜 오일을 경구 투여 시 탁월한 치료 효과를 보여준다는 역사적 사례라고 할 수 있다.

뇌 질환, 암 질환 치료제 5,000년 역사의 몰약과 유향

몰약과 유향은 예수 탄생 시 동방 박사가 가져온 세 가지 선물(몰약, 유향, 황금) 중 특별한 에센셜 오일이다. 또한 실크로드를 통해 거래된 동서 간 중요한 무역 품목 중의 하나였다.

고대 이집트 파라오의 무덤을 도굴한 도굴꾼들이 무덤 속의 황금은 내버려두고 이 오일이 들어있는 단지를 우선적으로 가져갔다고 한다. 도굴꾼들의 행위를 보면 오일의 가치를 짐작할 수 있다.

몰약과 유향은 수지(Resin)에서 수증기 증류법을 통해 추출해내는 오일로, 상처 회복, 명상 및 면역력 증진에 으뜸가는 오일이다.

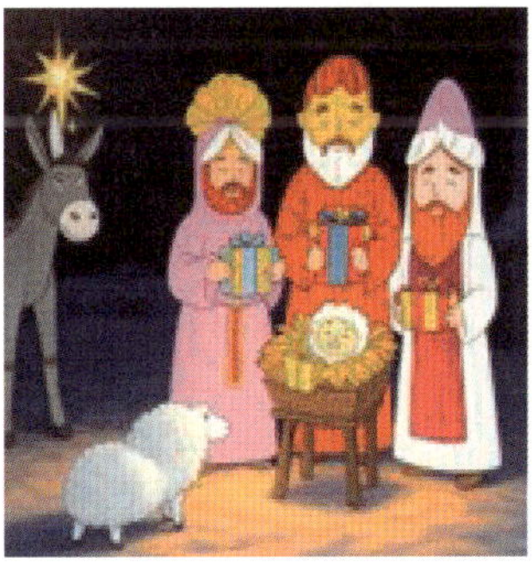

현재 아로마 의학에서 빈번히 사용하고 있는 몰약과 유향의 쓰임새는 다음과 같다.

➡ 혈뇌장벽(Blood Brain Barrier)을 통과할 수 있는 세스퀴터펜 성분($C_{15}H_{24}$)을 가지고 있어 뇌질환(자폐 스펙트럼, ADHD, 간질, 파킨슨병, 뇌졸중, 뇌종양 등)에 사용된다.

➡ 높은 항산화 능력과 암세포 파괴 능력을 가진 몰약, 높은 주파수를 가진 유향은 항암제로 사용된다.

몰약은 암세포를 파괴하고, 유향은 높은 주파수로 암세포만 추적하여 파괴한다. 현대 의학에서 말하는 항암제, 표적 치료제, 면역 치료제의 세 가지 기능을 동시에 수행한다.

이는 높은 치료율과 동시에 재발률이 거의 없는, 세상 유일무이한 치료제이기도 하다.

이렇게 현대 의학에서 근본적 치료에 접근조차 하지 못하고 있는 뇌질환, 암 질환에 대해 자연과 조물주는 훌륭하고 소중한 치료제를 이미 마련해 두셨다. 인간의 무관심과 욕심, 그리고 아집으로 이 소중한 선물을 보지 못하고 있을 뿐이다.

도둑 오일(Thieves' Oil)

의학 아카데미의 저명한 멤버인, 마르세이유의 Boinet 교수는 마르세이유 비네거의 레시피에 대한 논문을 발표하였다.

1720년에서 1721년 사이, 마르세이유에 역병이 유행했다. 4명의 도둑들이 역병에 대한 두려움도 없이 역병 환자들을 대상으로 강탈을 일삼았다.

도둑들이 체포되었을 때, 그들이 역병 환자들과 접촉했으나 아무도 감염되지 않은 것을 이상히 여겨 그 원인을 찾았다. 도둑들이 에센셜 오일을 만들어 사용한 것이다. 마르세이유 비네거는 이렇게 4명의 도둑들에 의해 개발된 것으로 추정된다.

그들의 목숨을 살려준다는 조건으로 레시피를 실토하게 하였고, 시 의원에 의해 도시 벽에 그 레시피가 전시되었다. 고대 마르세이유 박물관에는 이 포스터의 복사본이 소장되어 있다.

이 레시피의 구성은 다음과 같다.

강한 백포도주 1.5리터, 웜우드, 메도우스위트, 야생 마조람, 세이지, 클로브, 안젤리카, 로즈마리, 쓴 박하, 캠퍼.

이 재료들을 15일 동안 용기에 섞어 두었다가 걸러내어 짜낸 후 병에 보관하였다. 도둑들은 이 에센스 용액을 역병 환자를 강탈하기 전 손, 귀, 관자놀이에 문질렀다. 마르세이유 비네거로 역병을 물리쳤던 것이다.

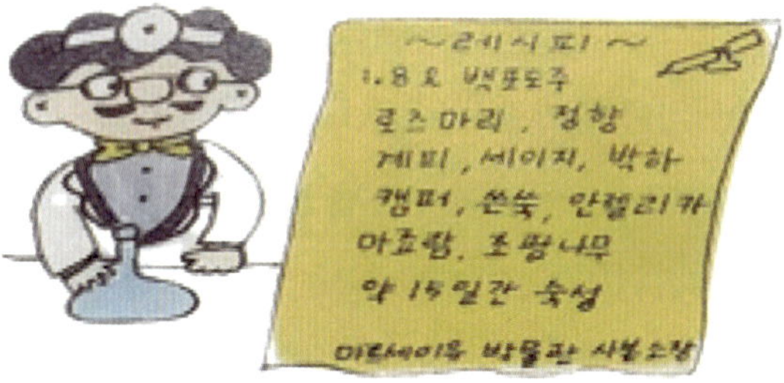
~레시피~
1.8L 백포도주
로즈마리, 정향
계피, 세이지, 박하
캠퍼, 쓴쑥, 안젤리카
마조람, 조팝나무
약 15일간 숙성

마르세이유 비네거의 냄새는 역병을 옮기는 주요 매개체인 곤충과 벼룩을 쫓아내는 효과도 있었다.

18세기 초 마르세이유에서 역병이 유행했을 때, 지역 병원에서는 역병 환자, 어린아이들, 폐에 이상이 없는 환자들에게 에센스를 1,000:6의 비율로 희석한 용액으로 하루에 두 번 가글하게 하였고, 아로마 오일의 냄새를 맡게 하였다.

5개월간의 치료 기간 동안 35명의 남자 직원 중 매장을 담당하던 매우 피로한 2명만이 급작스러운 폐합병증으로 사망하였다.

마르세이유 비네거는이 역병을 치료하기보다는 예방 목적이 강한 레시피였다.

성경에 언급된 에센셜 오일들

인류 최고의 베스트셀러인 성경에는 33종류의 에센셜 오일이 그 사용법과 함께 언급되어 있다.

동방 박사가 아기 예수 탄생 시 선물로 가져간 유향(Frankincense)과 몰약(Myrrh)이 에센셜 오일이었다는 사실은 에센셜 오일의 가치와 중요성을 보여주는 한 예이다.

BC 3500년경부터 바빌로니아인, 중국인, 동인도인, 이집트인, 수메르인들은 수증기 증류법을 사용하여 에센셜 오일을 추출해 사용해 왔다.

이집트인과 수메르인에 의해 추출된 가장 최초의 오일은 시더우드(Cedarwood, 삼목)였다. 더불어 유향과 몰약도 널리 사용되었다.

성경에 언급된 에센셜 오일들은 다음과 같다.

1)샌달우드, 2)아니스, 3)밤, 4)베이, 5)브델리움, 6)칼라무스, 7)카시아, 8)시더우드, 9)시나몬, 10)코리앤더, 11)쿠민, 12)사이프레스, 13)딜, 14)퍼, 15)프랑킨센스, 16)갈바넘, 17)헤나, 18)히숍, 19)쥬니퍼, 20)페퍼민트, 21)머스타드, 22)미르, 23)머틀, 24)오닉아, 25)파인, 26)이

사야 로즈, 27)샤론 로즈, 28)루, 29)사프란, 30)아카시아, 31)스파이크나드, 32)테레빈스, 33)웜우드

이와 같이 33종류의 에센셜 오일이 성경에 언급되어 있는 것은 거룩한 성경의 말씀과 함께 에센셜 오일의 정신적, 신체적 치료적 가치와 중요성을 대변한다고 할 수 있다.

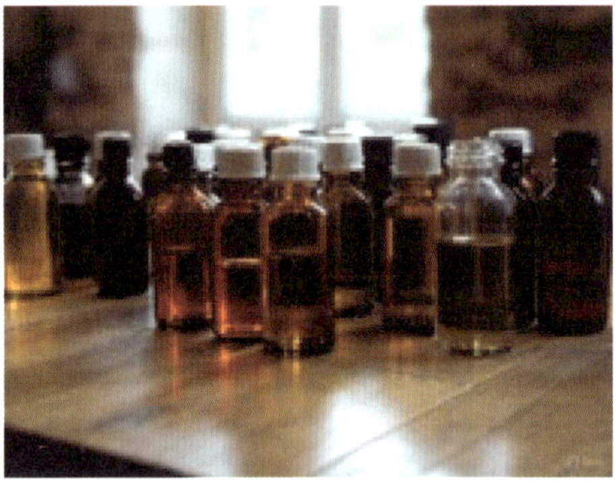

아로마 오일로 전염병을 극복한 역사

지구와 인류의 탄생 때부터 박테리아, 바이러스, 곰팡이, 조류 등은 식물, 동물, 곤충, 어류, 인간과 밀접한 관계를 형성해왔다.

인류는 문명의 발달과 함께 페스트를 일으키는 박테리아, 바이러스, 진균, 곤충 등을 퇴치하기 위해 여러 화학합성 제제를 사용해왔다. 그 결과, 지구는 심각한 환경 오염에 처했고, 병균들은 살아남기 위해 엄청난 변이를 거듭했다.

'죽이려는 자가 있으니 살고자 하는 자는 더 필사적일 수밖에 없다'는 진리가 여기서도 적용된다.

그 결과 유전자 변이 등으로 특수 무장한 균주들에 대응하기에는 인간의 물질 문명이 초라할 뿐인 현실에 직면해야 했다.

그러나 현대 의학이 화학합성 치료제를 개발하기 전에도 자연치료제는 존재했다. 아로마 식물을 사용하여 역병에 대응한 역사적 사례들은 다음과 같다.

■ BC 450년, 의학의 아버지 히포크라테스

- 아로마가 중요한 항박테리아 특성을 가지고 있다는 사실을 발견

- 역병 유행 시 아로마 식물 사용을 권장하여 사람들을 보호하고 병의 확산을 방지

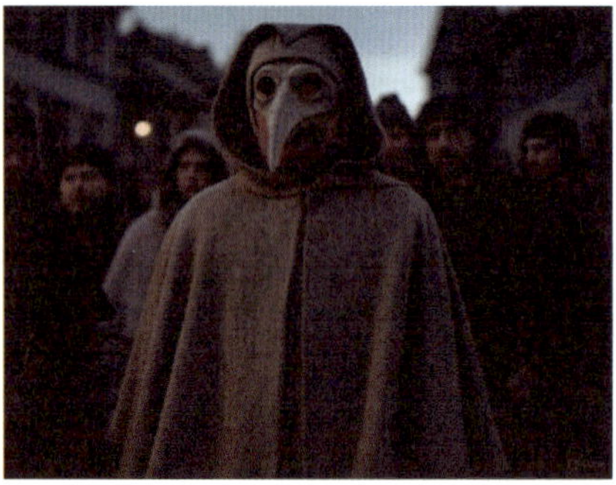

13세기 역병시 의사의 복장

■ 13세기

- 의사들이 아로마 함유한 새 모양의 마스크 착용

- 아로마 레진을 담은 횃불을 소지하고 다님

■ 14세기 흑사병 대유행

- 유향, 파인, 로즈마리 등을 길거리에서 소각

- 아로마 향 허브와 향신료, 레진이 가미된 화환을 목에 착용

- 런던에서는 에센셜 오일을 주입한 장갑 제조 허가를 받은 업체들이 역병 속에서도 생존

■ 16세기 프랑스 페스트(1546~1547)

- 의사이자 예언자 노스트라다무스가 장미 에센셜 오일로 페스트 치료 시도(일부에서는 사기꾼으로 매도되었다는 주장도 있음)

■ 17세기 네덜란드인의 몰루카제도 정복

- 클로브 나무 벌목 후 유행성 전염병 발생으로 많은 사망자 발생

■ 18세기 마르세이유 역병

- 병원에서 환자들에게 에센셜 오일을 1,000:6 비율로 희석
- 하루 두 번 가글링 실시 및 아로마 오일 흡입 치료 적용

추가 다리 절단을 막은 에센셜 오일 치료 예

1887년 영국에서 76세 남성을 딸인 간호사가 에센셜 오일을 사용하여 치료한 사례이다.

76세 남성의 절단한 무릎 상처가 잘 낫지 않자, 외과 의사는 무릎 2-3cm 위를 추가로 절단할 것을 권고하였다. 그러나 환자의 딸은 수술을 거부하고, 호박씨 오일에 티트리 에센셜 오일을 10% 농도로 혼합한 용액을 만들어 매일 소킹 드레싱(Soaking dressing)을 시행하였다.

5개월 후, 그 상처는 완전히 치유되어 추가 수술이 필요 없는 상태가 되었다.

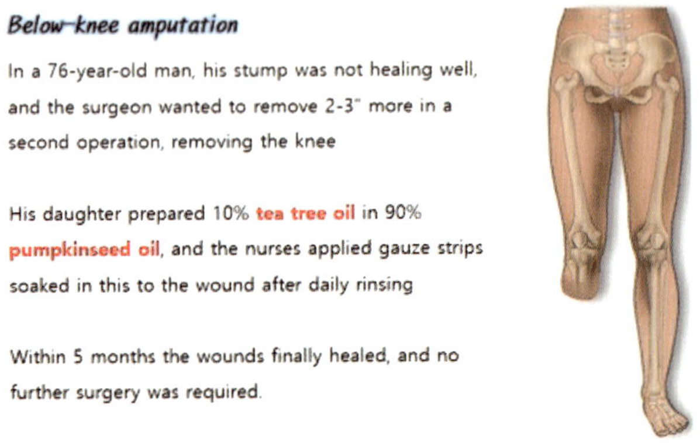

Below-knee amputation
In a 76-year-old man, his stump was not healing well, and the surgeon wanted to remove 2-3" more in a second operation, removing the knee
His daughter prepared 10% tea tree oil in 90% pumpkinseed oil, and the nurses applied gauze strips soaked in this to the wound after daily rinsing
Within 5 months the wounds finally healed, and no further surgery was required.

Part 5

오일을 알아야 효능을 살린다
_임상에서 사용되는 에센셜 오일들

인간은 마음을 다 하였을 때 사물을 정확히 볼 수 있다.
진정 소중한 것은 눈에 보이지 않는다.

- 생텍쥐페리 『어린 왕자』 중에서 -

항산화의 엄지척
- 클로브(Clove) 오일

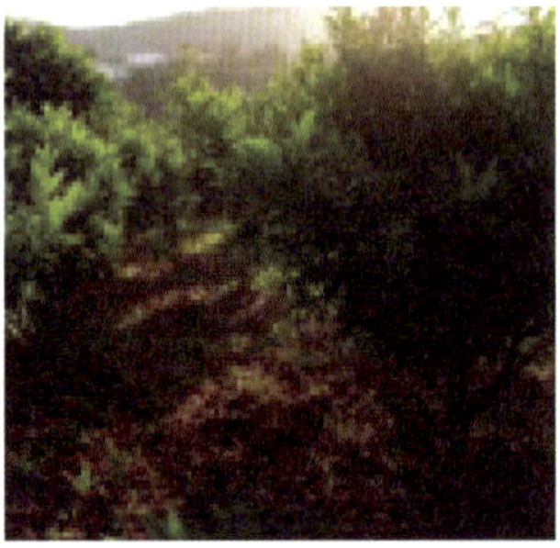

클로브는 유칼립투스, 티트리 등과 같이 도금양과(Myrtaceae)에 속하는 교목으로, 강하고 꼭 찌르는 약초 향을 내는 특징이 있다.

Clove bud와 Clove leaf의 두 오일이 있는데, 아로마 의학에서는 Clove leaf의 강한 독성(페놀기) 때문에 주로 Clove bud를 사용하고 있다. 따라서 반드시 bud와 leaf를 구분하여 사용하여야 한다.

원통형의 상록수로 약 10m까지 자라는 삼림 속의 확 트인 장소에서 가장 잘 자란다. 못 같이 뾰족한 모양의 꽃봉오리는 적갈색이고 잎은 작은 회색이다.

몰루카제도와 인도네시아가 원산지로 마다가스카르, 자바, 잔지바르 등지에서 재배되고 있으며, 클로브의 대부분은 스리랑카에서 재배되고 있다. 라틴어의 'Clavus' 즉 '못'이라는 의미로 꽃봉오리가 못처럼 생긴 데서 유래하였다.

그리스, 로마, 중국에서는 그 살균 작용, 소독제, 치과 치료 특징 때문에 소중하게 여겼다. 특히 중국인들은 클로브를 씹어서 치통을 완화시키고 숨결을 향기롭게 하는 데 사용하였다.

페스트 같은 전염성 질환의 예방에 오랫동안 사용되어 왔다. 그 예로 네덜란드인이 몰루카제도의 클로브 나무를 벌목한 후 많은 유행성 전염병이 생겨 많은 목숨을 잃었던 것에서 알 수 있다.

➡ 정신적 효과

- 기억력을 강화시키고 우울한 마음을 밝게 고쳐시킨다.

➡ 신체적 효과

- 호흡기 질환: 천식, 기관지염, 폐결핵
- 소화기: 구토, 설사, 장 경련, 소화불량, 장내 기생충, 구취 완화
- 당뇨, 항암, 자가면역에 사용
- 혈전 감소 효과로 코로나 백신 부작용에 사용
- 2007년 미국 보스턴의 터프츠 대학에서 측정한 에센셜 오일 및 항산화 식품에서 가장 강한 항산화 지수(1,078,000 cf. 블루베리 2,400)를 나타내고 있으며, 최근에는 항암제로 사용되기도 한다.

➡ 피부 효과

- 감염 상태, 궤양, 피부 염증

에센셜 오일의 레전드 - 몰약과 유향

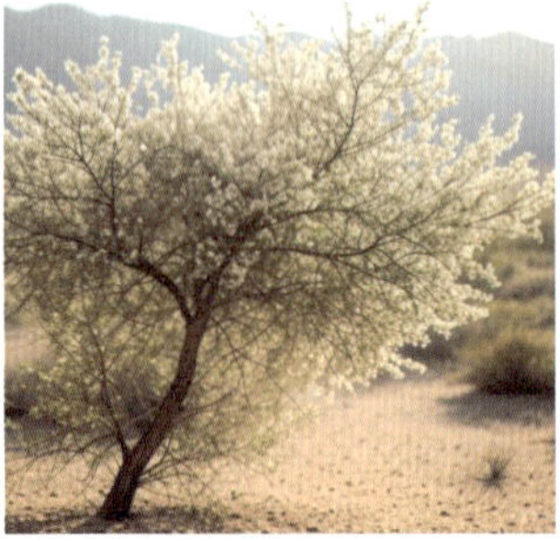

몰약(Myrrh)

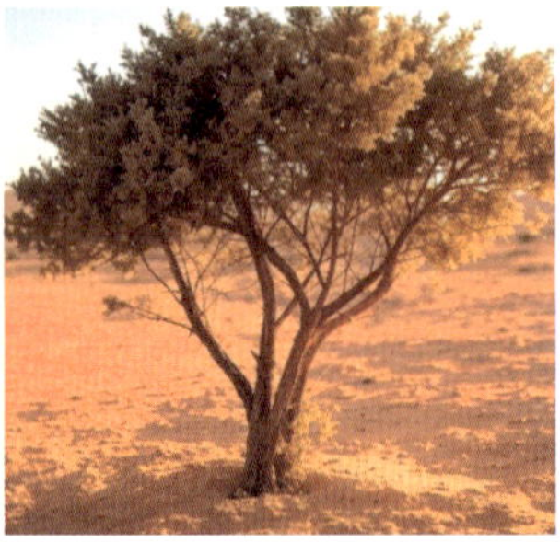

유향 (Frankincense)

몰약(Myrrh)과 유향(Frankincense)은 BC 5000년 전부터 종교적, 의료적으로 애용되어 왔다. 이 오일들의 화학 성분 및 의학적 기능이 밝혀진 현대에는 여러 면역 질환 및 대사 질환에 널리 사용되고 있다.

이 두 식물은 감람과(Burseraceae)에 속하고, 나무껍질을 자르면 수지가 나오는데 이것을 수증기 증류법으로 증류하여 에센셜 오일을 얻는다.

몰약의 경우, 이 나무의 잎을 좋아하는 염소들이 뜯어 먹은 후 염소 수염에 고무진이 묻어 마른 것을 떼어 모아 사용하기도 한다.

몰약은 유향과 더불어 동방 박사가 아기 예수의 탄생 시 바쳤던 선물(황금과 함께)로 알려져 있다(마태복음 2장 11절).

몰약은 고대부터 광범위하게 사용된 식물로서, 고대 이집트인들은 미이라를 만드는데 방부제로 사용하였고, 화장품 특히 얼굴 팩 재료로 사용되었다. 몰약에 고수와 꿀을 섞은 고약을 만들어 포진 등의 치료에 사용하였으며, '푼'이라 불리는 몰약은 매일 정오에 태워져 태양 숭배 의식에 사용되기도 했다.

구약 성서의 에스더기에는 몰약이 여성의 세정제로 사용되었으며, 요셉이 이스라엘 대상에게 팔려갔을 때 대상들의 낙타에는 몰 나무와 몰약 정유를 싣고 이집트로 가져갔다는 기록이 있다.

그리스 병사들은 전쟁터에 몰약을 넣어 가지고 갔는데, 전쟁 중 상처 및 출혈을 멈추는 데 사용하였다 한다.

또한 막달라마리아가 십자가에 매달린 예수에게 포도주에 탄 몰약을 주었다고 한다(마가 복음 15장 23절).

유향을 영어로는 Frankincense라 하는데, 여기서 Frank는 '진짜 향'을 의미한다. 때로는 Olibanum이라 부르기도 하는데 레바논산의 향유를 의미한다.

이집트에서는 제단에서 태워 여러 신들에게 바쳐졌고, 명상에 도움을 주는 데 사용하였으며, 지금도 몇몇 종교에서 전통적으로 실시하고 있다. 한때는 환자를 이 향으로 훈증 소독하여 악령을 내쫓는 방법으로 사용하기도 하였다.

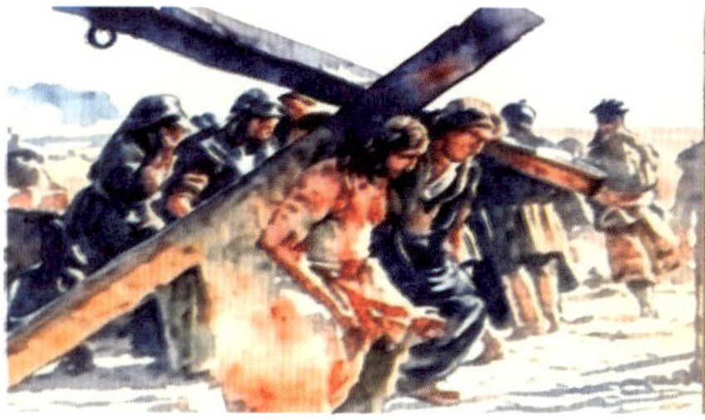 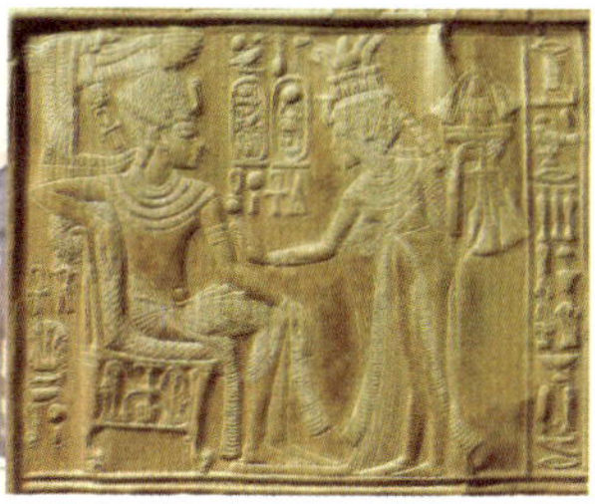

예수 탄생 시기에는 몰약이 황금과 같은 가치를 지닌 것으로 여겨졌다. 히브리인들과 이집트인들은 막대한 재산을 소비하면서까지 페니키아로부터 이 향을 수입하였다.

예수 전 시대 동안 유대인들은 몰약과 유향을 넣은 포도주를 몸에 적셨는데, 이것은 고문 당한 통증을 없애기 위한 마취 효과가 있었기 때문이다.

이집트인들은 유향을 회춘용 팩 화장품으로 사용하였고, 시나몬을 함께 사용하여 손과 발의 통증을 없애기도 하였다.

로마의 네로 황제는 그의 아내 포피아 사비나(Poppaea Sabina)의 장례식에 일 년치 생산량의 유향을 불태울 것을 명령하였고, 모든 배의 항해는 아라비아에서 로마로 유향을 수송하는 데에만 허가되었다고 한다. 중국인들도 유향이 임파선염, 결핵과 한센병을 치료하는 데 효과가 있다는 사실을 발견하였다.

우리 아로마 의학 연구소에서는 류마티스, 아토피, 베체트병, 크론병 등의 자가면역 질환, 자폐, 간질, 파킨슨 등의 뇌질환, 대장암, 자궁암, 간암 등과 전이암, 재발암에 몰약과 유향을 동시에 사용하여 좋은 임상 결과를 내고 있다.

유일하게 피부에 직접 바를 수 있는 만능 오일 - 라벤더(Lavender)

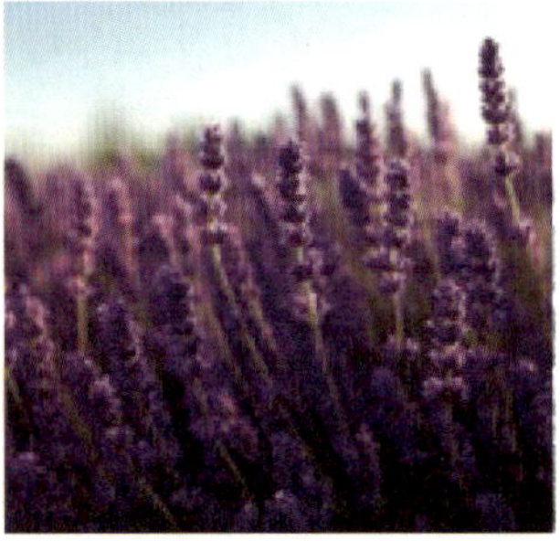

에센셜 오일 하면 제일 먼저 떠오르는 게 라벤더(Lavender)라고 할 만큼, 라벤더 오일은 일반인에게도 아주 익숙한 오일이다.

재배하는 고도 차에 따라 600미터 이상(2000 feet)의 고도에서 자라는 것을 True Lavender, 400-600미터에서 자라는 것을 Lavandin이라 부른다. 그 외 케톤기가 많이 함유된 Lavender Spike가 있지만, 아로마테라피 영역에서는 사용되지 않으며, 아로마 의학 영역에서는 True Lavender만 사용하고 있다.

라벤더(Lavandula angustifolia, L. officinalis, L. vera)는 꿀풀과(Lamiaceae)에 속하고, 꽃이 핀 선단부와 잎을 수증기 증류법으로 추출한다. 200kg을 증류하면 1kg의 에센셜 오일이 얻어진다.

수목형이 가미된 가볍고 깨끗한 향기를 내며, 지중해 지방에서 야생하고, 영국, 프랑스, 유고슬라비아에서 광범위하게 재배되고 있다.

우리나라에서는 강원도 고성에서 재배되고 있다.

라벤더는 아로마테라피 영역에서 가장 널리 사용되는 에센셜 오일로, 식물성 오일에 희석하지 않고 직접 피부에 바를 수 있는 유일한 오일이다.

수백 년 동안 옷장 서랍에 라벤더 주머니를 넣어 좀벌레와 기타 곤충들의 접근을 막는 데 사용하였다.

고대 로마인들은 라벤더의 강력한 소독 작용을 이용하여 목욕 시, 상처 치료 시에 사용하였다. 실제로 영어 Lavender의 어원이 라틴어 Lavare(씻는다)에서 유래되었다.

20세기 초, 프랑스의 화학자 르네 모리스 가트포세(René-Maurice Gattefossé)가 실험실에서 폭발 사고로 심한 화상을 입었을 때 라벤더를 사용하여 놀라운 치료 효과를 발견하였다. 이것이 가트포세가(아로마테라피라는 표현을 처음 사용) 아로마 오일의 연구에 일생을 바치게 된 계기가 되었다.

➡ 정신적 효과

- 노여움 제거, 피로 회복, 심리 안정, 조울증

■ 신체적 효과

- 고혈압, 불면증, 근육 경련, 염좌, 관절 손상, 감기, 기관지염, 생리 장애, 오심, 헛배부름, 담즙 분비 촉진

■ 피부 효과

- 세포 성장 촉진, 화상, 여드름, 습진, 농양, 종기, 반흔, 원형 탈모증
- 살충제, 곤충 기피제

*라벤더는 산행, 여행 시 지니고 다니면 상처, 오심, 피곤 시 두루 사용할 수 있는 매우 유용한 오일이다.

요정 멘타의 눈물
- 페퍼민트(Peppermint)

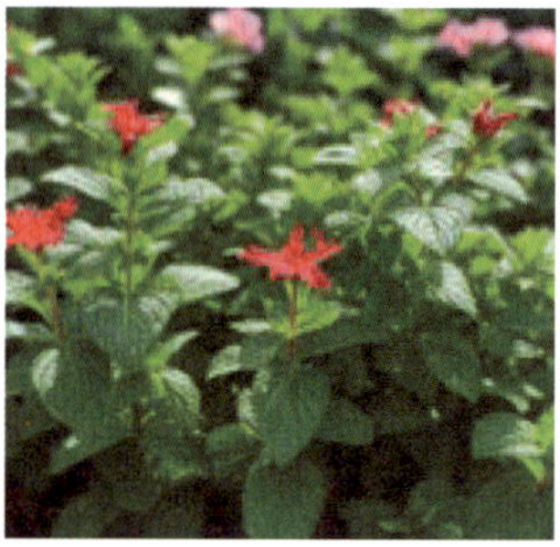

페퍼민트(Peppermint, 즉 박하)는 라벤더, 로즈마리와 마찬가지로 꿀풀과(Lamiaceae)에 속하는 약초이다. 강하게 스며드는 날카로운 박하향을 내며, 많은 종류가 있다.

원산지는 유럽으로 일본과 미국에서도 자란다. 미국이 현재 페퍼민트 오일의 주요 생산지이지만, 습한 기운에 잘 자라는 특성 때문에 영국산이 최상급으로 평가받고 있다.

다른 약초와 마찬가지로 페퍼민트는 고대 이집트인, 그리스인, 로마인들 사이에 널리 알려져 있다. 로마인들은 축제 때 페퍼민트로 만든 관을 쓰고 참석하였으며, 와인의 향료로도 이용하였다.

그리스 신화에서 어둠의 신 하데스가 요정 멘타를 열심히 쫓아다니자, 질투심 많은 하데스의 아내 페르세포네는 가련한 멘타를 못살게 굴다가 결국 땅에 밟아 뭉개 버렸다. 하데스는 멘타를 가슴 아프게 그리워하며 그녀를 한 그루의 향기로운 약초로 변신시켰는데, 그것이 페퍼민트이다.

페퍼민트는 강렬하고 압도적인 향기를 가진 오일이므로 사용량에 주의해야 하고, 수유 시 모유의 흐름을 방해할 수 있으므로 수유부에게는 사용을 피해야 한다.

➡ 정신적 효과

- 분노, 히스테리, 신경성 발작 시 진정
- 정신적 피로와 우울감 완화에 탁월

➡ 신체적 효과

- 더울 때는 냉각, 추울 때는 따뜻하게 하는 이중 작용(Cooling & Warming effect)
- 감기, 천식, 기관지염, 폐렴
- 구토, 설사, 구취, 멀미, 변비
- 두통, 편두통, 치통
- 신경통, 류마티스, 근육통
- 생리통, 유선염

➡ 피부 효과

- 피부염, 백선, 건선, 가려움증, 염증, 햇볕에 탄 피부

■ 기타

- 곤충 및 벌레 기피제로 효과적

바다의 이슬
- 로즈마리(Rosemary)

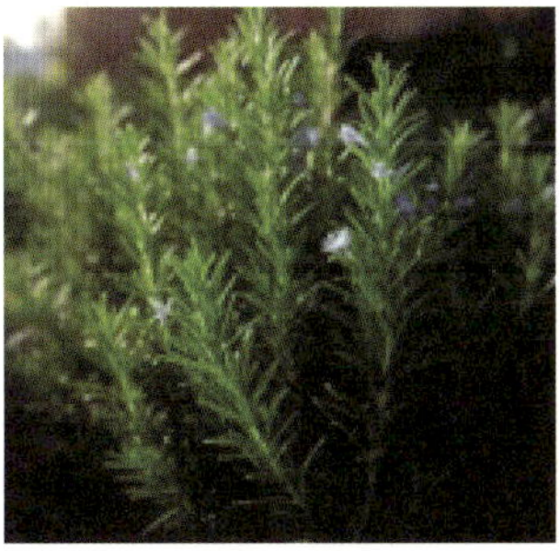

로즈마리(Rosemary)는 우리나라 식물원 등지에서 가장 흔하게 접할 수 있는 식물 중 하나이다. 전북 지리산 등지에서 정책적으로 키우고 있는 식물이기도 하다.

꿀풀과(Lamiaceae)에 속하는 관목으로, 그 향은 강하고 깨끗하다.

로즈마리라는 단어는 라틴어 'Rosmarinus' 또는 '바다의 이슬'이라는 의미의 단어에서 유래되었는데, 이는 로즈마리가 물을 좋아하는 성질이 있기 때문이다.

로즈마리의 청색 혹은 라일락색 꽃에 홀려 많은 벌들이 모여든다.

원산지는 아시아이며 지중해 지방에서 흔히 재배되고 있고, 에센셜 오일은 프랑스, 유고슬라비아, 튀니지에서 생산되고 있다.

로즈마리의 흔적은 이집트의 분묘 안에서도 발견되었으며, 고대 그리스인과 로마인들은 이 식물을 부활의 상징으로 여겼다.

또한 이들은 로즈마리를 산 자에게 평안을 주는 성스러운 식물로 생각하였다. 그래서 신들의 석상을 이 식물로 장식하고 악령을 쫓는 데 이 향을 사용하였다고 한다.

무어인들은 페스트를 쫓는다고 믿어 과수원에 울타리 대신 로즈마리 관목을 심었다. 헝가리의 왕비 이사벨라는 나이가 들면서 로즈마리 오일로 얼굴을 씻어 젊음을 유지하였다고 한다.

15세기 유럽에 역병이 돌 때, 백성들은 집집마다 로즈마리를 태워 그 향을 쐬어 역병을 예방하고 치료하였다.

로즈마리는 고기를 보존하는 데도 사용될 만큼 보존력이 강한 오일이다.

로즈마리 오일은 그 화학적 구성에 따라 3종류의 케모타입(Chemotype)으로 나뉘며, 그에 따른 용도가 다르다.

- 로즈마리 캠퍼 타입: 근육통 등에 사용
- 로즈마리 시네올 타입: 호흡기 계통에 사용
- 로즈마리 베르베논 타입: 피부 미용에 사용

■ 정신적 효과

- 뇌세포에 활기를 주어 두뇌를 맑게 하여 기억력을 증진시킴

- 마음이 허하고 피곤할 때 활력을 줌

■ 신체적 효과

- 언어, 청력, 시력 등의 감각 장애 회복에 도움(알츠하이머 병에 사용)
- 두통, 편두통, 현기증
- 통풍, 류마티즘
- 감기, 천식, 만성 기관지염
- 간염, 간경화, 담석
- 대장염, 소화 불량, 위통

■ 피부 효과

- 강한 수렴 작용: 피부 버짐, 피부 울체, 부종, 종창
- 비듬 억제, 모발 성장 촉진

*주의 사항

이 오일은 자극이 아주 강한 오일로, 간질, 고혈압, 임신 시 사용을 피해야 하며, 장기간 사용 시 고혈압이 올 수 있다.

항생제의 대포
- 오레가노(Oregano)

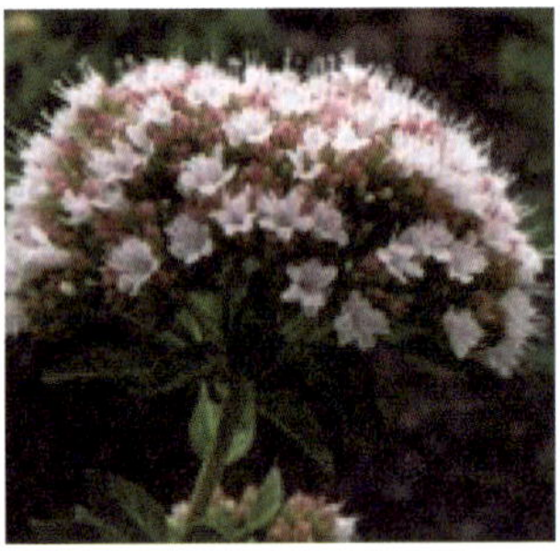

오레가노는 꿀풀과(Lamiaceae)에 속하는 약초로, 나무 냄새를 띠며 진한 허브향을 낸다.

오레가노는 '오리가눔 불가레(Origanum vulgare)'라는 이름으로도 알려져 있다. 지중해 지방이 원산지이며, 지금은 유럽 전역, 미국, 아시아에서도 생육하고 있다.

줄기에는 털이 상당히 나 있어 목질화하고 달걀형의 잎이 나며, 보라색 내지 분홍색의 꽃을 피운다. 키는 90cm를 넘지 않는다. 마조람과 비슷한 특징을 갖고 있지만, 티몰, 카바콜 등의 페놀류를 함유하기 때문에 독성이 강하다.

오레가노는 이집트인들이 목욕 오일로 즐겨 썼지만, 그리스인들은 의식적인 용도로 사용하였다. 즉 이 식물을 묘지에 심어 죽은 사람들의 영혼이 편히 쉴 수 있도록 하였다.

또한 요리나 결핵의 치료에 사용하였다.

아리스토텔레스는 거북이가 뱀을 삼킨 뒤 이 오레가노를 먹는다고 말했다. 페르시아의 점성술사들은 악성(惡星)으로부터 몸을 보호하기 위해 오레가노향 고약을 만들어 사용하였다.

13세기경 수도원에서 재배하였는데, 흉부의 병에 대한 그 효능 때문이었을 것이라 생각된다.

➡ 정신적 효과

- 신경에 대한 자극제이자 강장제
- 장 발네 박사는 울화병, 정신병에 도움이 된다고 하였다.

➡ 신체적 효과

- 소화기계: 위, 간, 비장 진정, 신경성 위장 장애, 장의 긴장 완화, 위산 과다 호전, 장내 가스 배출하여 식욕 촉진
- 호흡계: 감기, 기관지염, 천식, 백일해
- 신경계: 감각을 상쾌하게, 난청, 이통, 귀울림의완화, 편두통, 안면 근경련
- 생리시의 경련, 류마티스, 근육통
- 감염 계통: 항박테리아 작용이 강하여 감염학자 사이에서는 그 효

과를 대포(canon)에 비유한다. 반면 일반 타임, 시나몬, 유칼립투스 등의 오일은 소총에 비유한다.

- 러시아의 Cazarinova(2001)는 수술방에 오레가노를 사용하는 소독제를 개발하여 러시아 특허를 받았다.

헬레네의 눈물
- 타임(Thyme)

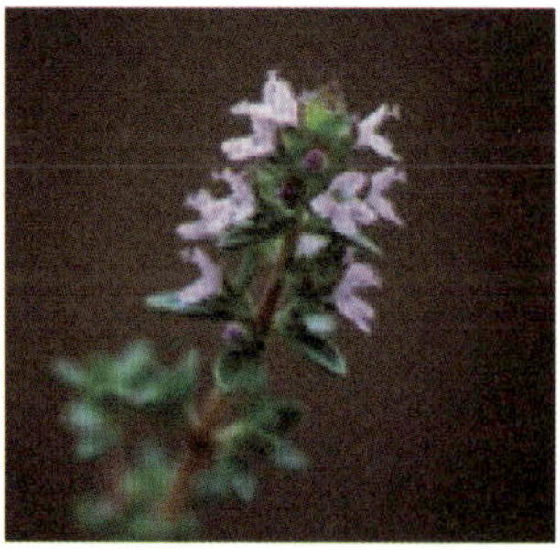

타임은 고대로부터 약으로 사용되어온 긴 역사가 있다.

케모타입(Chemotype)에 따라 강한 소독향에서 달콤한 향으로 나뉜다. 영어명 '타임(Thyme)'이라는 말은 그리스어로 '향기롭게 한다'는 의미의 'θύμος'(thymos)에서 유래하였다.

이 식물은 훈향으로 이용되며 그리스 신전의 제단에서 사용되었다.

신화에 의하면 타임은 트로이의 헬레네가 흘린 눈물에서 탄생하였다고 한다.

이 식물의 강한 보존 특성 때문에 고대 이집트인들은 시체의 방부제로 사용하였으며, 로마 시대에는 기사도가 한창일 때 마상창 시합에 나가는 기사에게 타임을 주었다.

중세기에 들어 판사들은 타임의 작은 줄기를 법정에 가지고 들어가

감염을 예방했다고 한다.

150여 종의 케모 타입이 있는데, 그 함유된 성분에 따라 페놀이 많이 함유된 경우(티몰 타입) 감염 및 면역 증진에 도움이 되며, 알코올이 함유된 경우(리날룰, 게라니올, 투야놀 타입) 부드러운 향을 내게 된다.

▶ 정신적 효과

- 뇌세포를 활성화시키고 신경을 강하게 하여 기억력과 집중력을 향상시킨다.
- 우울증을 감소시키며 정신분열증의 치료에 사용된다.

▶ 신체적 효과

- 폐를 강화하는 힘이 있어 감기, 기침, 천식, 기관지염, 인후염의 치료에 효과가 있다.
- 혈액 순환을 원활하게 하여 저혈압을 정상으로 해준다.
- 류마티스, 통풍, 관절염, 좌골신경통에 매우 효과적이다.
- 소화기에 작용하여 위장의 각종 감염, 장의 활동 촉진, 소화 불량, 장내 기생충의 구제에 쓰인다.
- 생리 장애를 호전시킨다.

▶ 피부 효과

- 비듬과 탈모에 효과가 있다.
- 창상, 피부염, 부스럼, 종기에 도움이 된다.

식물의 의사
- 캐모마일(Chamomile)

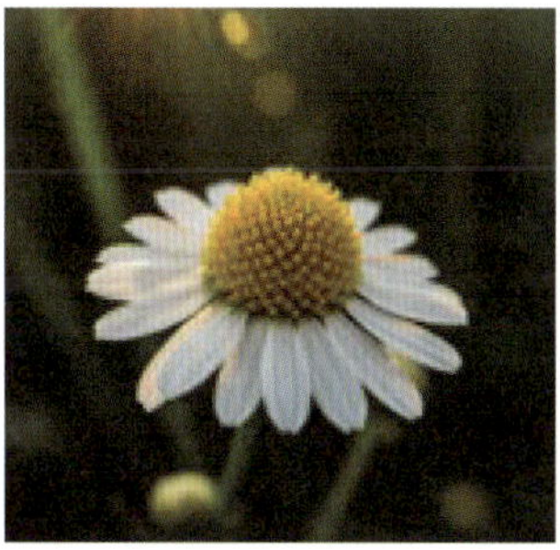

캐모마일의 학명은 Chamomile Roman(Anthemis nobilis), Chamomile German(Matricaria Recutita)이다. 말린 꽃을 수증기 증류법으로 추출하며 사과향과 비슷한 향을 낸다.

영국이 원산지인 식물로 독일, 프랑스, 모로코에서 재배해왔다.

30cm 정도의 낮은 풀로서 잎은 중앙 부위가 황색이고 깃털 모양이며 흰 꽃이 핀다.

캐모마일 저먼은 로만보다 양이 적으며, 이 식물에서 추출한 에센셜 오일은 짙은 청색(Deep blue color)을 띤다. 이는 카마줄렌(Chamazulene)이라는 강력한 항염증 성분으로, 세스퀴터펜에서 유래되는 합성물 때문이다. 이 성분은 식물 내에서는 존재하지 않지만, 증류 과정 중 마트리신(Matricine)이 분해되면서 생성된다.

캐모마일이라는 이름은 '땅의 사과'라는 의미의 그리스어에서 유래되었다. 이집트에서는 이 약초로 열병을 치료한 이래 태양신에게 제물로 바쳤으며, 열을 내리는 효과로 인해 '달의 약초'라고도 불렸다.

이 식물 주위의 다른 관목의 병도 치료해 주기 때문에 역사적으로 '식물의 의사'로 알려져 있다.

➡ 정신적 효과

- 긴장, 불안, 공포, 노여움을
완화시키는 진정제 역할을 한다.

➡ 신체적 효과

- 진정 작용으로 신경성 근육통, 허리 통증에 효과적이다.
- 위염, 설사, 소화성궤양, 구토, 장내 가스, 장 염증에 도움이 된다.
- 간 기능 장애, 황달, 성기능 부조화 개선에 효과적이다.
- 생리 불순, 생리 전 증후군(PMS), 갱년기 장애 완화에 유용하다.
- 백혈구 생산을 촉진하여 감염증 예방에 효과적이며, 빈혈 치료에도 도움을 준다.
- 캐모마일 저먼은 자가면역 질환, 전이암, 재발암 치료에 탁월한 효과가 있으나, 오일 가격이 비싸다.

➡ 피부 효과

- 손상된 모세혈관을 진정시키고 피부 탄력을 향상시킨다.

- 알레르기성 피부염, 화상, 수포, 상처, 궤양, 염증 완화에 효과적이며 피부 조직을 강화한다.

십자군의 선물
- 레몬(Lemon)

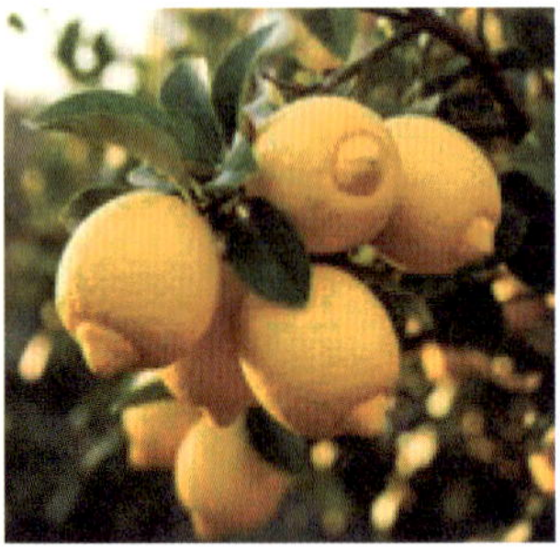

레몬은 운향과(Rutaceae)에 속하는 과일 나무로 따뜻하고 단맛이 깊이 스며드는 향을 낸다. 가시가 있는 상록성의 키 작은 나무로서 인도가 원산지이며, 남유럽, 미국의 플로리다, 캘리포니아 주에서 많이 재배된다.

녹색의 덜 익은 열매의 바깥 껍질에서 더 진한 오일을 얻을 수 있으며, 수공 압착법으로 양질의 오일을 얻을 수 있다.

레몬이라는 단어는 감귤류의 과일을 가리키는 아랍어의 'Laimun'과 페르시아어의 'Limun'에서 유래되었다.

중세기 초 십자군 전쟁 때 십자군이 가지고 들어온 많은 보물 중에 보잘것 없는 이 레몬도 들어 있었다. 이 오일은 전염병을 옮기는 곤충에 물렸을 때 소독제로 오랫동안 사용되어왔고, 말라리아 치료제로도 유용하게 사용되었다.

고대 이집트인들은 고기나 생선에 의한 식중독과 장티푸스 같은 열병에 대한 해독제로 사용하였다.

최근의 연구(Gary Young)에 따르면 레몬 에센셜 오일이 암의 크기를 줄이는 유효 성분(리모넨, Limonene)을 가지고 있다고 했다.

➡ 정신적 효과

회복과 진정 작용으로 머리를 맑게 해줌

➡ 신체적 효과

- 순환계에 강장제, 강심제 작용, 고혈압 개선
- 백혈구를 자극하여 면역계활성화, 항암 효과
- 지혈 효과, 감기, 독감의 발열 강하
- 소화 기능 향상, 변비 해소
- 두통, 편두통, 관절염 완화
- 벌레 물린 데, 쏘인 데에 효과적

➡ 피부 효과

- 피부의 각질 제거, 파손된 모세혈관 정상화, 혈색 개선
- 티눈, 사마귀, 반흔 조직 연화

새독 선장의 과일
- 자몽(Grapefruit)

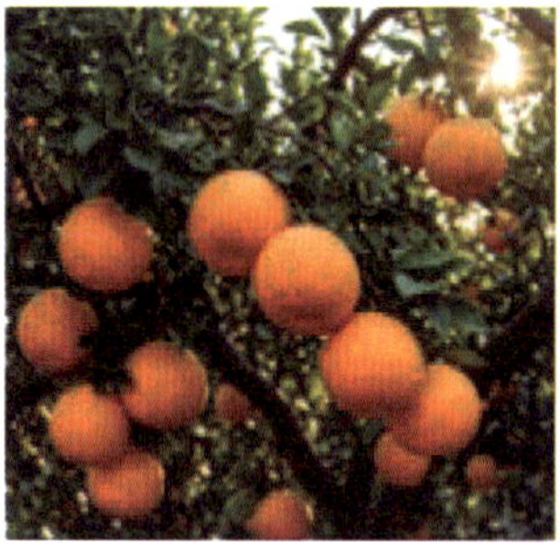

자몽은 흰 꽃이 피며 잎에 광택이 있고, 끝이 두꺼운 포도송이처럼 나무에 황색 열매를 맺는다.

오일 분비선은 껍질 안에 깊이 들어 있으며, 레몬이나 오렌지에 비해 오일 추출량이 적다.

원산지는 아시아로, 지중해 지방에서 장식용 수목으로 많이 재배되며, 오렌지의 잡종에서 파생되었다고 한다.

영국의 새독(Shaddock) 선장이 이 과일을 서인도제도에서 가져와 소개한 데 연유하여, 'Shaddock Fruit'이라는 이름으로 알려져 있다.

■ 정신적 효과

- 중추신경계의 균형 작용으로 스트레스 및 조울증을 안정시킨다.

- 사람에게 행복감을 주며 가벼운 최면 효과가 있다.

■ 신체적 효과

- 림프계를 자극하고 조직 세포에 영양을 공급하여 체액의 흐름을 조절한다.
- 이뇨 특성으로 셀룰라이트 개선에 도움이 되며 다이어트 효과가 있다.
- 담즙 분비를 촉진하여 지방의 소화, 분해를 돕고, 식욕 자극제로 소화 강장 효과가 있다.
- 용해 특성으로 담석을 녹이며 간 기능 강화에도 도움을 준다.

뇌동맥류의 구세주
- 헬리크리섬(Helicrysum, Immortelle)

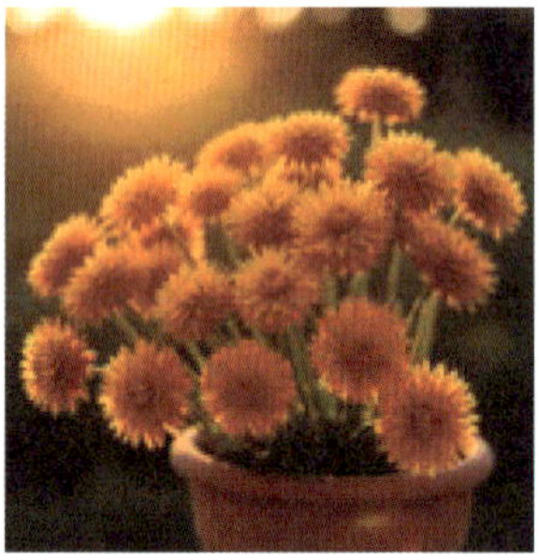

헬리크리섬은 약간 스파이시한 느낌이 드는, 강한 나무 향이 난다. 야생 식물로 Italian Everlasting이란 이름으로 알려져 있으며, Immortelle(임모텔)로도 불린다.

짙은 황색의 꽃이 피고 후추 같은 향기가 나는 은록색의 잎이 있으며, 줄기는 60cm 정도까지 자란다.

주로 프랑스, 이탈리아, 유고슬라비아에서 생산되며, 이 식물을 수확하여 24시간 이내에 증류하면 고품질의 오일을 얻을 수 있다.

달마티아 지방에서는 1908년부터 이 오일을 생산하였다.

정신적 효과

- 쇼크, 공포, 우울증 완화에 도움을 준다.

신체적 효과

- 세포 성장 촉진 및 조직 재생을 통해 전반적인 건강 상태를 개선
- 면역계 활성화로 알레르기 및 감염증 완화, 혈압 정상화에 효과적
- 감기, 독감, 기관지염, 천식 증상 완화
- 췌장 및 담낭 기능 향상
- 류머티즘, 만성 통증, 두통, 편두통 완화
- 뇌동맥류(Cerebral aneurysm) 치료 시 사이프레스 오일과 병용하면 효과적

피부 효과

- 라벤더와 유사한 세포 재생 능력을 지녔으나 심리적 효과는 상대적으로 적다.
- 흉터, 여드름, 피부염, 농양 치료에 탁월하다.

호주의 국민 오일
- 티트리(Tea tree)

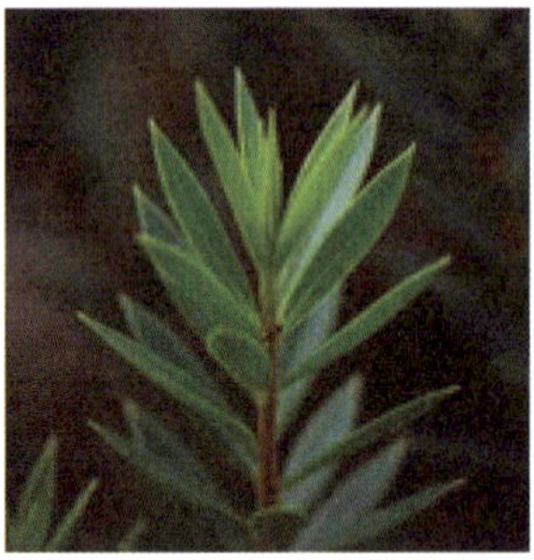

티트리는 사이프레스와 닮은 나무로 신선하고 청결한 느낌을 주는 강한 향을 낸다. 호주의 뉴 사우스 웨일스(New South Wales)가 원산지이다. 약 6m까지 자라며 늪지대에서 서식하지만, 현재는 재배 단지에서 생육하고 있다.

생명력이 매우 강해 벌채 후에도 왕성하게 성장하여 2년 후면 다시 벌채할 수 있을 정도로 빠르게 자란다.

티트리 에센셜 오일은 호주에서만 생산된다. 호주 정부는 이 오일의 연구와 개발을 국가적으로 지원하고 있다.

호주 원주민들은 티트리 나무의 잎을 이용해 감염된 상처를 치료하였다.

1927년 유럽에 소개된 후, 이 식물의 강력한 살균 및 소독 특성이 빠르게 알려졌으며, 면역계 자극 효과도 인정받았다. 호주, 미국, 프랑스 등지에서는 티트리의 항감염 및 항진균 작용, 특히 피부 질환 치료 효과에 대한 광범위한 연구가 진행되었다.

제2차 세계대전 중에는 열대 지역 군인들과 군수 공장 근로자들의 구급약 세트에 피부 창상 치료제로 포함되기도 했다.

➡ 정신적 효과

- 정신적 충격 후 회복을 돕고 활력을 되찾게 한다.

➡ 신체적 효과

- 면역계 자극을 통한 백혈구 활성화로 전염성 질환 예방 및 치료
- 감기, 독감, 헤르페스, AIDS 환자의 면역력 강화
- 칸디다질염 및 방광염 치료
- 유방암 방사선 치료 시 신체 보호
- 장내 기생충 구제

➡ 피부 효과

- 창상 치료 및 여드름 감소
- 수포, 대상포진 상처 치유
- 화상, 백선, 사마귀, 피부염, 단순포진, 무좀, 일광화상, 궤양 등에 효과적

코알라의 주식 - 유칼립투스(Eucalyptus)

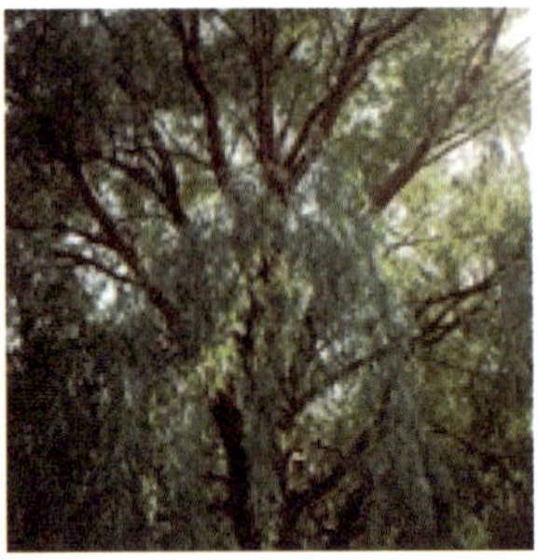

유칼립투스는 티트리와 더불어 호주에서 주로 자라는 도금양과(Myrtaceae)에 속하는 고무나무이다. 키가 100m까지 성장하며, 페르시아의 신월 모양의 큰 잎이 달려 있다.

750종(Species) 이상의 다양한 종이 있으며, 토지의 배수를 개선하고 건강한 풍토를 조성한다. 그 함유 성분에 따라 치료 용도가 다르다.

'Eucalyptus'에서 'Eu'는 'Well', 'Calypto'는 'Cover'를 뜻하며, 이는 수술을 덮은 형태를 의미한다. 호주 원주민들은 이를 'Kino'라고 부르며, 심한 창상 시 이 나무 잎으로 상처를 감쌌다.

코알라의 주식으로 알려져 있는데, 코알라는싱싱한 잎 대신 시간이 지나 약간 마른 잎을 먹는다. 이는 잎 속에 유칼립톨(Eucalyptol,

1.8-cineole)이라는 옥사이드(Oxide) 성분이 들어 있어 호흡기에 작용해 진정 효과를 주기 때문이다. 코알라가 하루 종일 졸고 있는 것은 바로 이 성분 때문이다.

■ 정신적 효과

- 머리를 맑게 하고 정신 집중을 도우며 신경계를 강화시킨다.

■ 신체적 효과

- 항바이러스, 항박테리아, 항진균 작용
- 유행성 감기, 기침, 인후두염, 부비동염, 천식
- 폐결핵, 디프테리아, 말라리아, 수두
- 담석 용해, 신우신염, 당뇨, 류마티스
- 근육통, 신경통, 해독 작용

*주의 사항

- 매우 강한 향이므로 용량에 주의
- 고혈압, 간질 환자에게는 금기

여성 호르몬의 대명사 - 클라리세이지(Clary sage)

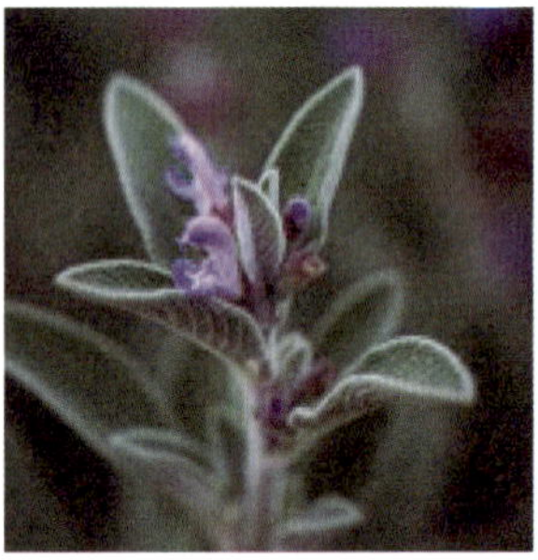

클라리세이지는 꿀풀과(Lamiaceae)에 속하는 약초로, 리날룰(Linalool)이라는 알코올 성분을 90% 함유한 에센셜 오일을 만들어낸다.

학명 'Sclarea'는 그리스어 'Skeria'(단단함)에서 유래하였으며, 이는 백색 또는 청색의 꽃잎 끝이 단단한 특징을 가리킨다.

이 식물의 원산지는 유럽으로, 미국에서도 재배되며 에센셜 오일은 주로 프랑스와 모로코에서 생산된다.

'클라리세이지'라는 이름은 라틴어 'Clarus'(깨끗함)에서 유래한 것으로, 이 약초가 눈의 점액질 분비를 정화하는 데 사용되었던 역사적 사실과 연관이 있다.

중세 시대에는 이 약초를 '그리스도의 눈(Oculus Christi)'이라고 불렀다.

■ 정신적 효과

- 조급함, 공포감 완화 및 심리적 안정감 제공

- 신경 회복과 긴장 완화에 효과적

■ 신체적 효과

- 여성 건강: 자궁 강장제, 생리 불순 개선, 생리통 감소, 분만 촉진, 산후 우울증 완화

- 신장 기능 강화, 소화기 장애 개선

- 두통/편두통 완화

- 면역 체계 강화 및 혈전 용해 작용

- 과도한 발한(다한증) 억제

- 항암 효과(백혈병 예방 연구 중)

- 백신 부작용 해독제로 활용

■ 피부 효과

- 세포 재생 촉진

- 모발 성장 활성화

혈관 건강의 파수꾼 - 사이프레스(Cypress)

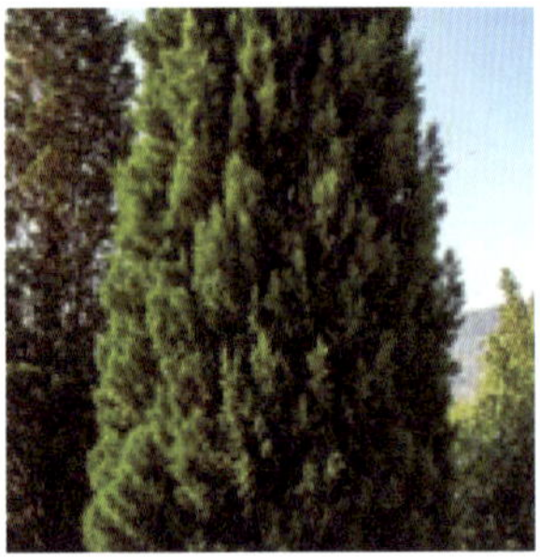

사이프레스(상록수)는 주니퍼, 시더우드와 함께 측백나무과(Cupressaceae)에 속하는 나무이다. 수목향으로 상쾌하고 약간 향긋한 냄새가 나며, 지중해 지방에 널리 퍼져 있다. 키가 큰 원추형의 나무로 그리스의 정원과 묘지에서 많이 볼 수 있다.

사이프레스 에센셜 오일은 주로 프랑스와 독일에서 생산된다.

사이프레스 나무의 이름은 이를 숭배하던 섬의 이름에서 유래되었다. 전설에 따르면 아폴로가 쿠파리소스(Cyparissus)라는 젊은 그리스인을 사이프레스 나무로 변신시켰다고 한다.

그리스인과 로마인들은 이 나무를 묘지에 심었는데, 저승의 신 플루토(Pluto)가 사이프레스가 자라는 곳 근처의 궁전에서 살았다고 전해진다.

십자가가 이 나무로 만들어졌다는 전설이 있으며, 죽음과의 연관성으로 알려져 있다. 그리스인들은 이 나무의 부패하지 않는 특성을 이용해 여러 신상(神像)을 조각하는 데 사용하였다.

과거에는 이 오일을 어린이의 백일해 치료제로 사용하기도 했다.

정신적 효과

- 진정 작용으로 분노를 가라앉히고 정신을 맑게 한다.

신체적 효과

- 혈관 수축 작용: 과다 출혈, 발한, 코피, 생리 과다, 요실금, 셀룰라이트, 정맥류, 뇌동맥류
- 생식기 계통: 생리 불순, 안면 홍조, 호르몬 불균형, 갱년기 장애, 난소 기능 저하
- 호흡기 계통: 감기, 기관지염, 백일해 등 기침 증상 완화
- 류마티즘 완화
- 정맥류 치료에 특히 탁월한 효과를 보이지만, 마사지 시 강한 오일이므로 사용량을 조절해야 한다.

피부 효과

- 지성 피부 관리
- 반흔(흉터) 형성 개선: 베인 상처, 찔린 상처에 효과적

탁월한 이뇨제
- 주니퍼(Juniper)

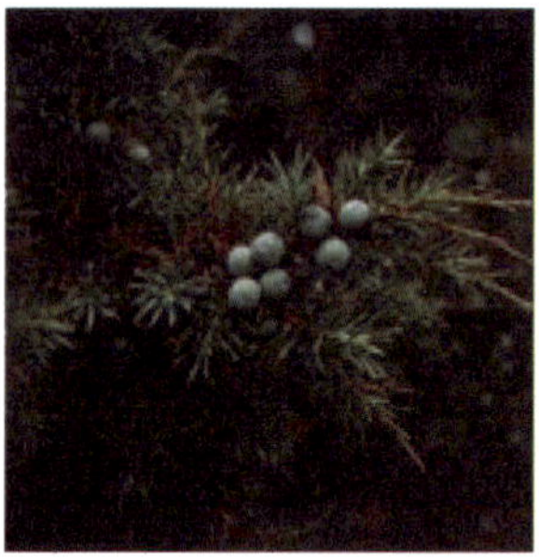

주니퍼는 깨끗하고 상쾌한 향기를 가진 시더우드, 사이프레스와 같은 측백나무과(Cupressaceae)에 속하는 나무이다.

상록 침엽수로 약 2m까지 성장하며, 스칸디나비아 야생종의 경우 10m까지 자란다. 이 식물은 전 세계에 분포하며 극지방과 같은 가혹한 기후에서도 잘 적응한다.

주니퍼 에센셜 오일은 프랑스, 이탈리아, 헝가리, 유고슬라비아, 캐나다 등지에서 생산된다.

켈트어 'juniperus'는 '신 맛' 또는 '물다'라는 의미를 지닌다.

주니퍼는 콜레라와 장티푸스를 포함한 다양한 전염병 치료에 중요한 역할을 했다. 티베트에서는 페스트 예방에 사용되었으며, 그리스,

로마, 아랍 의학에서도 그 소독 효과를 높이 평가했다. 프랑스 병원에서는 오랫동안 주니퍼와 로즈마리 나뭇가지를 태워 병실의 공기를 소독했다.

구약성서 열왕기상(19:4-5)에는 예언자 엘리야가 지쳐 주니퍼 나무 아래에서 휴식을 취했다는 기록이 있다.

주니퍼 베리(Juniper berry) 오일과 주니퍼 트위그(Juniper twigs) 오일이 있으나, 아로마테라피에서는 주로 주니퍼 베리 오일을 사용한다.

➡ 정신적 효과

- 신경을 맑게 하고 정신을 자극한다.

➡ 신체적 효과

- 이뇨 작용: 방광염, 배뇨 곤란, 신장 결석에 효과적
- 해독 효과: 과음, 과식 후 독소 배출, 셀룰라이트, 치질, 비만, 부종 완화
- 요산 배출 촉진: 류마티스, 관절염, 통풍, 좌골신경통 개선
- 여성 건강: 생리 주기 정규화, 안전한 출산 지원

➡ 피부 효과

- 지성 피부, 두피 지루증, 여드름, 모공 막힘, 습진, 건선에 효과적

혈뇌관문의 최우선 통과자 - 시더우드(Cedarwood)

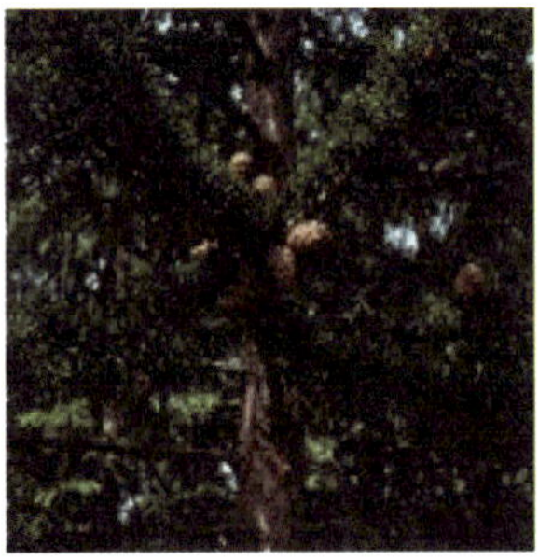

시더우드는 주니퍼, 사이프레스와 더불어 측백나무과(Cupressaceae)에 속하며, 자폐증, 간질 등의 뇌질환 치료에 우선적으로 선호되는 오일이다. 사원에서 가장 오래된 훈향(薰香)으로 사용되어 왔으며, 종교적 신비감을 더하는 데 활용되었다.

고대 이집트인들은 몰약(Myrrh)과 함께 미이라 제작에 광범위하게 사용하였다.

동양에서는 백단향(Sandalwood)이 고가일 때 이 시더우드를 성병 치료에 대체재로 사용했으며, 북미에서는 기관지염, 결핵 및 다양한 피부병 치료에 활용했다.

■ 정신적 효과

- 진정 및 완화 작용으로 긴장, 불안 상태 완화
- 명상에 탁월한 효과

■ 신체적 효과

- 만성 질환에 특히 효과적
- 주요 효능: 거담 작용(기관지염, 기침, 카타르 증상 완화)
- 방광염, 신장 기능 강화
- 혈뇌관문(BBB) 최적 통과 성분: 함유된 세스퀴터펜($C_{15}H_{24}$)이 90% 이상으로, 뇌질환(자폐증, 간질, 파킨슨병, 뇌졸중) 치료에 우선 사용

■ 피부 효과

- 지성 피부: 여드름 치료에 최적
- 수렴, 살균 작용: 상처 딱지, 농양 제거, 만성 피부병(건선 등) 개선
- 두피 관리: 탈모, 비듬, 지루성 피부염 완화

림프계 자극 오일
- 제라늄(Geranium)

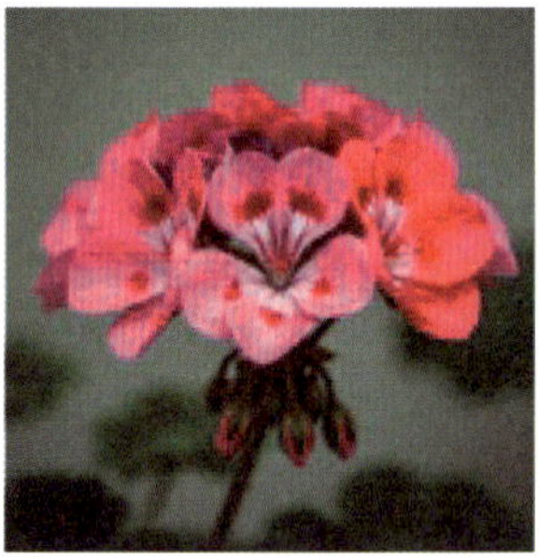

제라늄은 민트향을 내는 장미 향기를 낸다. 가장자리가 까실까실하고 잎의 앞부분이 뾰쪽하며 핑크색 꽃이 핀다. 생 울타리를 둘러싸고 있는 이 식물은 60cm까지 자란다.

프랑스, 스페인, 모로코, 이탈리아, 이집트에서 서식한다.

예전부터 대단한 치유력을 가진 식물로 평가되어 창상, 종양, 골절 시 자주 사용되었다.

몇 세기 동안 이 식물의 치유력을 믿었고 집 주변에 심어 악령의 접근을 막았을 정도였다

■ 정신적 효과

- 신경계의 강장제로 정신적인 안정감을 준다.

-부신 피질(Adrenal cortex)에 작용하여 스트레스 호르몬인 코티솔(Cortisol)의 수치를 낮추어 스트레스를 감소시킨다.

■ 신체적 효과

- 림프계를 자극하여 면역력을 증가시키며, 체내의 체액 저류를 막고 노폐물을 잘 처리해준다.
- 인두, 구강의 각종 감염증에 쓰인다.
- 호르몬계의 활동 정상화 작용으로 월경전증후군, 월경 장애, 갱년기 장애에 도움이 된다.
-이뇨 특성으로 노폐물 배출, 간과 신장에 강장 작용을 하여 몸의 독소를 배출 하는데 효과적이다.

■ 피부 효과

- 피부를 탄력 있게 유지시켜 주는 피부샘의 유지 성분의 균형을 유지하므로 모든 피부 타입에 효과적이다.
- 습진, 화상, 포진, 백선, 대상포진, 동상에 좋은 효과가 있다.
- 기능저하, 혈액 순환이 잘 안되는 피부, 지성 피부의 정화제 역할을 한다.
- 혈액의 흐름을 개선 시켜 혈색 좋은 피부를 만들어준다.

짚시의 오일
- 패츌리(Patchouli)

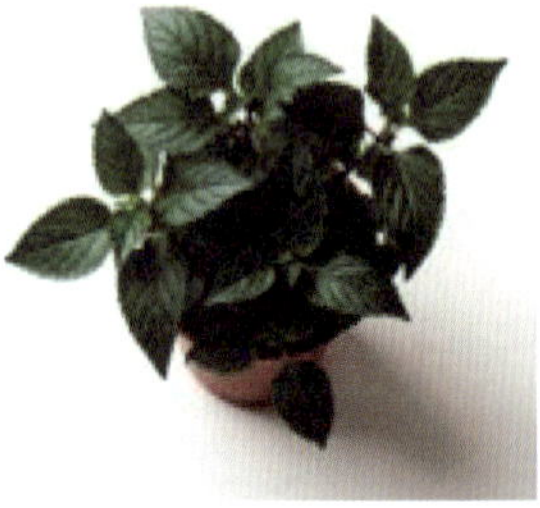

패츌리는 꿀풀과(Lamiaceae)에 속하는 식물로, 강한 흙냄새가 나는 이국적인 향을 내며 고향을 그리게 하는 짚시풍의 오일이다.

폭 13cm, 길이 10cm의 관목으로 잎에 털이 있고, 자주빛을 띤 흰 꽃이 핀다. 이 식물은 토양을 비옥하게 하는 특성이 있어 비옥한 토양에서만 잘 자란다.

오일은 어린 잎에서 추출하며, 잎을 말려 발효한 후 증류 과정을 거친다. 패츌리는 좋은 와인처럼 시간이 갈수록 품질이 향상되어 향기도 더욱 강해진다.

에센셜 오일은 주로 인도, 말레이시아, 파라과이 등지에서 생산된다.

'패츌리'라는 이름은 인도에서 유래되었으며, 오랜 역사 동안 인도, 중국, 말레이시아, 일본 등지에서 의료용으로 사용되어 왔다.

벌레와 뱀에 물린 상처의 해독제로도 유명하다.

➡ 정신적 효과

- 무기력감 완화
- 이해력 향상 및 객관적 사고 촉진

➡ 신체적 효과

- 강력한 수렴 작용 및 반흔(흉터) 형성 촉진
- 다이어트 후 늘어진 피부 개선
- 식욕 억제로 체중 감량 지원
- 이뇨 작용: 체내 수분 저류 및 셀룰라이트 개선
- 과도한 땀 배출 억제 및 탈취 효과
- 벌레, 뱀에 물린 부위의 통증 완화

➡ 피부 효과

- 피부 세포 재생: 흉터 형성 도움
- 염증성 피부, 거친 피부, 궤양, 상처 치료
- 여드름, 습진, 두피 감염 개선

*주의 사항

- 소량 사용 시: 진정 효과
- 다량 사용 시: 자극 효과 유발

뇌 질환의 구세주
- 정적의 오일, 베티버(Vetiver)

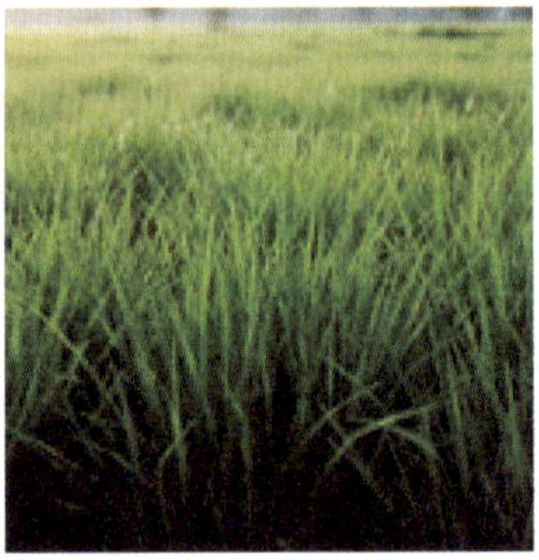

베티버는 패출리와 유사하게, 스모키하며 흙을 연상시키는 깊이 있는 향을 낸다. 주로 인도, 자바, 타히티, 아이티와 같은 열대 지역에서 자라는 야생초이다.

베티버 오일은 물과 분리하기 어려워 추출량이 적다. 이로 인해 가격이 높다. 뿌리가 오래될수록 오일의 품질이 우수하고, 오일은 숙성될수록 질이 향상된다.

베티버 오일은 탁월한 진정 작용으로 인해 '정적의 오일'로 알려져 있다.

자바에서는 몇 세기 동안 베티버 뿌리를 깔개나 모자 제작에 사용해 왔다.

➡ 정신적 효과

- 탁월한 진정 효과로 스트레스와 긴장 완화에 효과적

➡ 신체적 효과

1) 뇌 건강

-함유된 세스퀴터펜($C_{15}H_{24}$) 성분인 베티베론(vetiverone)이 혈뇌관문(BBB)을 통과

- 높은 항산화 능력으로 자폐증, ADHD, 발달 장애, 뇌졸중, 간질, 뇌종양, 파킨슨병 등 뇌 질환 치료에 시더우드와 함께 1차 선택 치료제

2) 전신 건강

- 적혈구 강화로 활력 증진

- 피로 회복에 효과적

- 혈류량 증가로 근육통, 류마티스, 관절염 완화

➡ 피부 효과

- 여드름 치료에 사용

고대 암 치료제
- 타라곤(Tarragon)

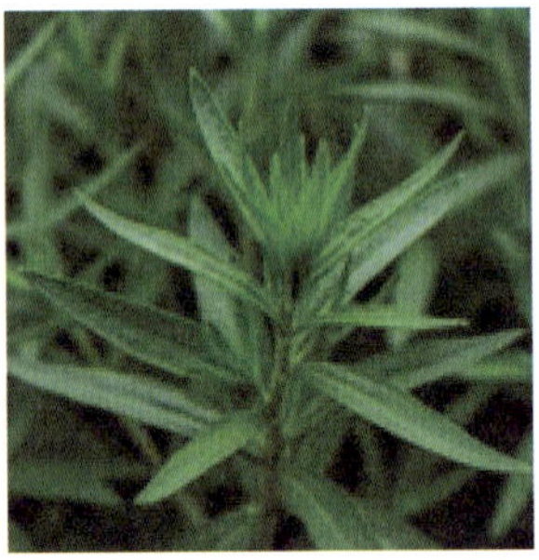

타라곤은 매콤하고 아니스를 연상시키는 스파이시한 향을 낸다. 강이나 냇가 부근에서 가장 잘 자란다. 폭이 좁은 올리브 그린색의 잎은 넓고 무성하며, 흰색과 회색의 작은 꽃이 핀다.

중동 지방이 원산지이지만 한동안 러시아에서 오일이 생산되었다. 후에 프랑스산 변종에서 오일을 추출하고 있다. 프랑스산 오일이 품질이 좋다.

식물명은 아랍어의 '타루쿠무'에서 유래됐으며, 종명의 Dracunculus는 라틴어로 작은 용을 의미한다. 그것은 뿌리가 용을 연상시키듯이 둘둘 말려있기 때문이다.

신화에 의하면 타라곤은 그리스의 수렵과 출산의 여신인 아르테미스와 관련되어 '아르테미시아'라고 하였다.

프랑스 명으로 '에스트라곤'으로 불리는데, 스페인을 정복한 무어인이 가져와 16세기까지는 영국에서도 잘 알려진 식물이다.

뱀이나 개에 물렸을 때 효과가 있으며, 괴혈병 치료에 사용하였다.

AD 100년 디오스코리데스가 언급하였듯이 암 치료에 사용되어 왔다. 프랑스에서는 향수 성분의 하나로 요리 시 널리 사용되는 허브이기도 하다.

■ 정신적 효과

- 마음을 자극하여 가슴에 뭉친 것을 풀어준다.

■ 신체적 효과

- 만성적인 각종 증상을 호전시키고 전반적으로 몸을 정화시킨다.
- 위장 상태가 매우 나쁠 때 효과가 있는 것으로 유명하다.
- 담즙 분비를 촉진시켜 지방의 소화를 돕는다.
- 이뇨 작용으로 신장을 정화시킨다.
- 류마티즘과 신경통의 통증을 완화시켜 준다.
- 생리 불순을 정상화 시키고생리통을 진정시켜 불임증에도 효과가 있다.
- 고대로부터 암 치료에 쓰인다.

코카콜라의 주성분
- 계피(Cinnamon)

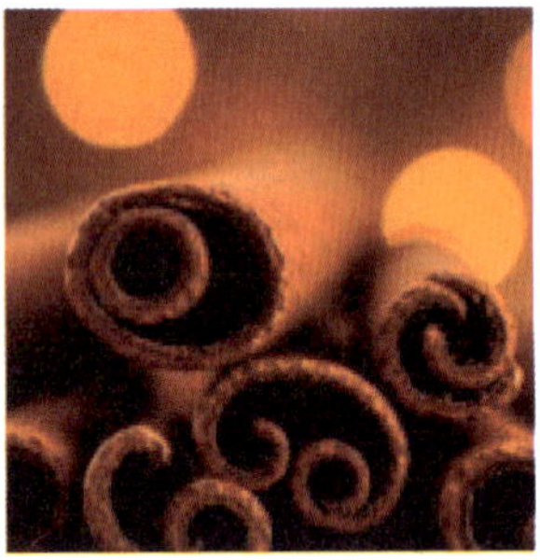

계피는 강력하고 달콤하며 사향 냄새가 나는 약초 향을 낸다.

아로마 의학에서는 잎(Leaf)에서 추출한 오일은 페놀기(Eugenol, acetugenol)가 많이 함유되어 있어 강하기 때문에, 비교적 부드러운 Cnnamon bark에서 추출한 오일을 사용한다.

원산지는 인도네시아로, 18세기에 네덜란드인이 스리랑카에서 재배하였다. 붉은 녹색의 나무로 1년 내내 꽃이 만개한다. 동인도, 자바, 마다가스카르에서 볼 수 있다.

피닉스의 신화에 보면 시나몬은 몰약과 감송 향을 함께 태운 마법의 불에서 다시 태어났다고 한다. 약 4000년 전에는 인도, 중국, 이집트 상호 간의 주요한 교역품이었다.

오래전부터 향신료로 사용되었으며, 특히 사원의 훈향용으로 소중히 취급받았다. 이집트인은 이 오일이 발에 좋으며 담즙 과다에 탁월한 약제라고 생각해왔다.

중국에서는 장에 가스가 많이 찼을 때나 간의 온도를 정상화시키고 싶을 때 사용하였다. 그리스에서는 그 건위 특성과 소화 특성 때문에 가치를 높게 평가받았다. 로마인들은 유명한 향신료인 사시남에 시나몬을 첨가하여 사용하였다.

19세기 말 영국이 스리랑카를 점유했을 때, 시나몬 산업은 동인도회사의 독점 사업이 되었다. 코카콜라의 주요 성분이기도 하다.

➡ 정신적 효과

심약하고 마음이 약해졌을 때, 우울한 상태에서 탁월한 효과를 나타낸다.

➡ 신체적 효과

- 호흡기에 작용하여 강장 효과를 내고 체온을 상승시켜 감기와 독감을 완화시킨다.
- 각종 바이러스 감염과 전염성 질환의 치료에 탁월하다.
- 소화기에 작용하여 소화 경련, 소화불량, 오심, 복통, 설사, 산통을 호전시킨다.
- 월경통을 완화시키고 생리를 정상화시키는데 도움을 준다.
- 혈전 제거 작용을 한다.

■ 피부 효과

느슨해진 피부 조직에 수렴 효과가 있으며, 사마귀 제거에도 효과

공자의 주식
- 생강(Ginger)

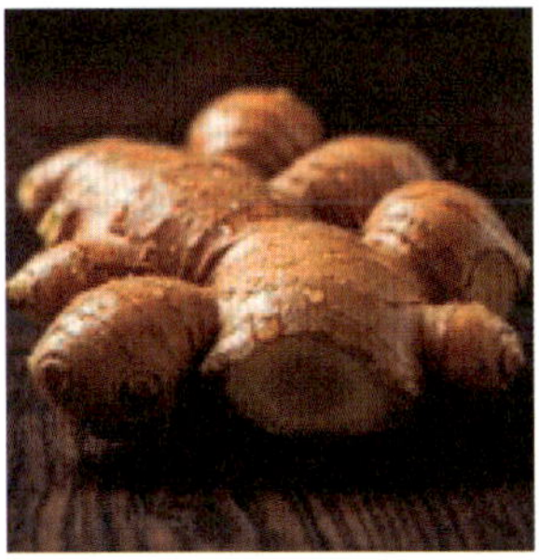

생강은 중국, 인도, 자바가 원산지이고 지금은 아프리카, 서인도제도 같은 열대 지방에서 대부분 산업용으로 재배하고 있다. 자메이카산이 제일 좋은 향을 내며, 그 향은 레몬과 후추를 연상시킨다.

영국명의 진저(Ginger)는 라틴어의 Zingiber에서 유래되었는데, 이 Zingiber는 인도의 진가라는 지방명에서 유래된 것이다.

진저는 오랜 세월을 거쳐 소중하게 취급되었으며, 고대 그리스와 아랍 시대의 약제에 두루 사용되었다.

건조시킨 뿌리와 줄기는 고급 향신료, 방향제, 말라리아 약제로 사용될 만큼 굉장한 인기가 있었다.

중국인은 진저를 가래 해소, 심장 강화에 사용하였으며, 공자는 식사 시 생강 없이는 식사를 하지 않을 정도로 즐겨했다 한다.

그리스인은 위를 따뜻하게 해주는 특성을 선호해 해독제로 사용하였다.

➡ 정신적 효과

- 신경을 부드럽게 해주고 감각을 예민하게 하며 기억력을 증진시켜준다.
- 원기를 회복시키고 정신적으로 피곤할 때 효과적이다.

➡ 신체적 효과

- 감기, 독감, 편도선염에 도움이 된다.
- 위액 분비를 촉진시켜 식욕 감퇴, 소화 곤란, 설사, 괴혈병, 구토, 숙취, 배멀미 등에 효과가 있다.
- 진통 특성으로 관절염, 류마티스, 쥐 났을 때, 삐었을 때, 특히 하복부의 근육 통증과 조여드는 느낌의 고통을 경감시킨다.
- 동상에 효과적이며, 혈류 내의 콜레스테롤 수치를 낮추어 준다.
- 시력과 청력 회복에 도움이 된다.
- 혈전 제거에 효과적이다.

➡ 피부 효과

- 좌상, 짓무름, 농양 치료에 효과적이다.

근육통의 첫 번째 선택제 - 레몬그라스(Lemongrass)

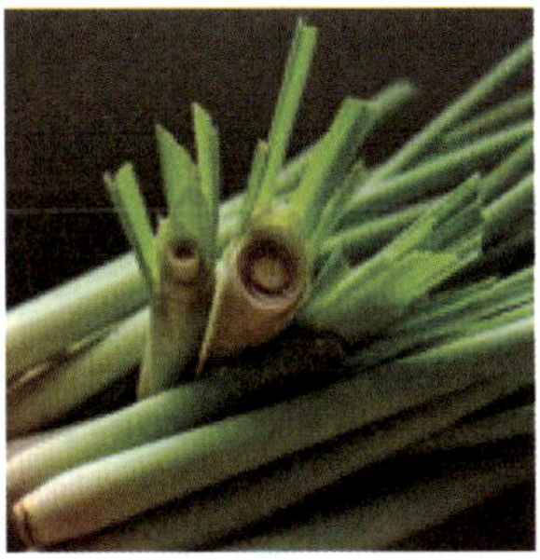

달콤하며 레몬향 비슷한 강한 향기를 내는 벼과식물로서, 인도가 원산지이다. 브라질, 스리랑카, 서인도제도와 같은 열대 지역과 중국에서 재배되고 있다. 풀의 크기는 1m 정도까지 자란다.

레몬그라스는 인도에서 수백 년 동안 인기 있는 식물이다. '추마나 풀루'라는 이름으로 알려져 있으며, 이 식물의 붉은 줄기를 뜻한다.

인도 버베나 또는 인도 메리사 오일로도 알려져 있으며, 열을 낮추고 감염증 치료, 종양의 진행을 정지시키는 데 유용하다고 알려져 왔다.

동인도산은 Cymbopogon flexuosus, 서인도산은 Cymbopogon citratus이다.

이 오일을 공기와 빛에 노출시키면 오일 중의 감귤류 구연산 성분이 감소되어 그 가치가 떨어진다.

■ 정신적 효과

- 마음을 자극하여 생기를 회복시켜 정신적으로 피곤할 때 효과적

■ 신체적 효과

- 부교감 신경계를 자극하여 내분비계와 소화 근육을 촉진시켜 질병의 회복에 도움을 준다.
- 강한 소독 작용으로 감염성 질환의 예방에 도움이 되며, 감기, 후두염, 독감 같은 호흡기 감염증에 특히 효과적이다.
- 근육통에 탁월한 효과가 있는데, 통증을 완화시키고 근육의 유연성을 개선시키는데, 이는 젖산을 제거하여 순환을 촉진하는 효과 때문이다.
- 특히 근육, 인대가 삐었을 때 라벤더, 페퍼민트, 로즈마리와 블렌딩하여 바르면 3~4일 내에 회복된다.
- 벌레를 막아주고 애완동물의 해충이나 벼룩을 쫓는 데 좋다.
- 또한 방취 작용으로 애완동물의 좋은 냄새를 유지해준다.
- 수유부의 모유 분비를 촉진시켜 준다.

■ 피부 효과

- 혈액을 정화시키며 여드름을 제거해주고 피지 분비의 균형을 개선시킨다.
- 무좀 및 기타 진균 감염에 효과적이다.

당뇨 치료의 첫 번째 선택제 - 딜(Dill)

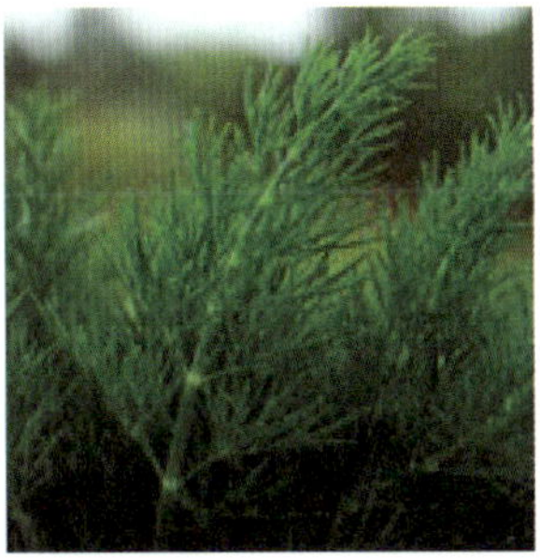

딜은 열매에서 수증기 증류법을 통해 얻어지는 여러 가지 풀향을 섞은 듯한 허브향이 나는 오일이다. 원산지가 인도인 풀로 짙은 녹색의 날개 모양을 한 잎을 가지고 있다. 오늘날에는 유럽, 흑해 지방, 지중해 지방에서 볼 수 있다.

인도산과 유럽산 에센셜 오일은 화학적 구성에 차이가 있다.

딜이 최초로 문헌에 등장한 것은 약 5천 년 전 이집트이다. 로마인은 이것을 '아네톤'이라 불렀는데, 여기에서 속명이 유래하였다.

이 식물은 그리스와 로마인들에게 널리 쓰였는데, 고대의 의사들은 딸꾹질에 효과가 있다고 생각하였다.

'딜'이라는 말은 '진정시키다, 가라앉히다'라는 의미를 가지며, 구충제로도 쓰이고 불면증을 고치기 위해 습포제로도 쓰였다.

이 식물은 중세 시대에 매우 널리 보급되었는데, 마법을 막는 능력이 있다 하여 사랑의 묘약으로 많이 쓰였다.

정신적 효과

- 쇼크나 위험한 상황에 처하였을 때 명랑하게 기운을 상승시키는 작용을 한다.

신체적 효과

- 성인의 소화 장애, 변비, 위 속의 이상 발효, 딸꾹질에 효과적이다.
- 펜넬처럼 모유 분비를 촉진시켜 출산을 돕는 것으로 널리 알려져 있다.
- 췌장을 자극하며 인슐린과 당을 조절하여 당뇨 치료에 도움을 준다.

피부 효과

- 상처 치유를 촉진시켜 준다.

다이어트의 으뜸
- 펜넬(Fennel)

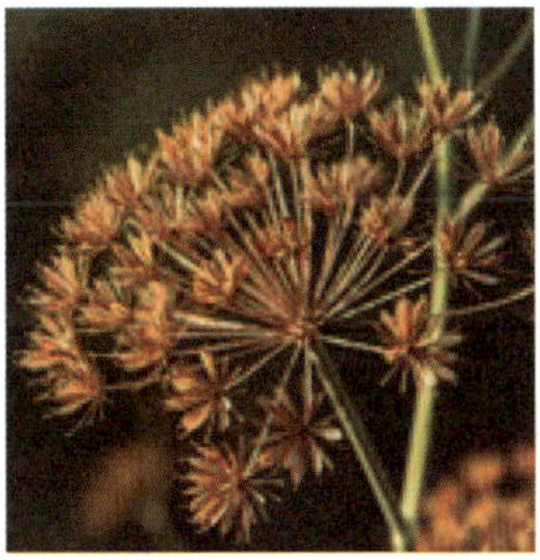

약간의 약초 향이 나는 초목 향을 내는 오일이다.

판넬의 속명인 Foeniculum은 '마른 풀'을 의미하는 라틴어 Foenum에서 유래한 것이다. 관목의 무성한 잎은 털이 난 녹색이며, 과실은 긴 타원형으로 약 1.5cm까지 자란다.

지중해 지방에서 재배되며, 이 지역에서 에센셜 오일이 생산되고 있다.

펜넬은 고대 중국인에게 널리 알려진 식물로서, 중국인은 이것을 뱀에 물렸을 때 치료제로 사용하였다.

고대 이집트인과 로마인들은 이 식물의 항독과 건위 특성을 알고 있어서, 이 식물을 아침의 상징으로 여겼다.

이 약초는 녹내장에 효과가 있다고 믿어졌으며, 살을 빼는 데 도움을 준다고 해서 인기가 있었다.

■ 정신적 효과

- 어려움에 처했을 때 힘과 용기를 준다.

■ 신체적 효과

- 탁월한 신체 정화제로 독소를 제거해준다.
- 뱀에 물린 데 해독제로 쓰인다.
- 다이어트에 사용되며, 신장 결석을 녹여주고 셀룰라이트를 없애는 데 효과가 있다.
- 진정제와 거담제로 작용하여 감기와 기관지염에 유효하다.
- 에스트로겐 호르몬과 유사한 작용을 하므로, 심한 생리통, 갱년기 장애, 성적 장애에 도움이 된다.
- 수유부의 모유 분비를 증가시키는 것으로 잘 알려져 있다.

■ 피부 효과

- 피부의 정화 및 강장 작용이 있고, 주름 방지에 효과적이다.

브라질의 향기로운 보물
- 코파이바(Copaiba) 오일

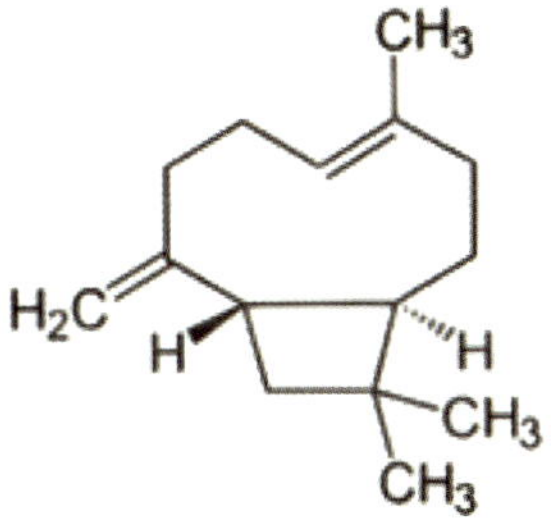

코파이바 오일의 주요 원산지는 브라질(특히 아마존 지역)이지만 남미와 서아프리카 전역에 널리 분포되어 있다.

코파이바(Copaiba)라는 이름은 아마존 토착 언어 'cupa-yba'에서 유래하며 '저수지/선박'을 의미한다.

코파이바 오일은 뇌의 혈뇌관문을 통과할 수 있는 구조인 세스퀴터펜 성분 중 베타 카리오 필렌(β-caryophyllene)이 50% 이상 함유되어 있다.

최근의 많은 연구에서 대마초 추출물에서 발견되는 주요 터펜(Terpene) 중 하나로서의 존재와 카나비노이드(CB2) 수용체의 선택적 완전 작용체이며 엔도카나비노이드 시스템을 활성화한다는 사실이 밝혀졌다. 이러한 특정 카나비노이드(CB2) 수용체는 통증과 염증의 조절에 관여하며 신경 보호에도 관여한다.

베타 카리오필렌의 경우 피토카나비노이드(phytocannabinoid) 성분은 CB2 수용체만을 선택한다. 이것은 대마초 제품에서 일반적으로 볼 수 있는 정신 조절/심인성 효과가 없다는 것으로, 안심하고 사용할 수 있다는 의미이다.

이 세스퀴터펜($C_{15}H_{28}$) 성분이 함유된 오일은 염증, 가려움, 신경통, 관절염, 근육 경련, 면역 조절, 우울증, 알츠하이머, 다발성 경화증, 뇌졸중, 간질, 파킨슨병 등에 사용된다.

세스퀴터펜 성분을 함유한 캐모마일 블루, 미르, 베티버 등이 고가여서 이 오일을 비교적 대중적으로 사용할 수 있다.

현재에도 세계 각국에서 에센셜 오일에 대한 많은 연구가 진행되고 있으며 탁월한 의학적 특성에 대한 많은 논문이 발표되고 있지만, 이를 임상에 적용할 수 있는 정부의 관심과 지원, 의사들의 관심과 노력이 아쉽다.

아킬레스의 약초
-야로우(Yarrow-Achillea Millefolium)

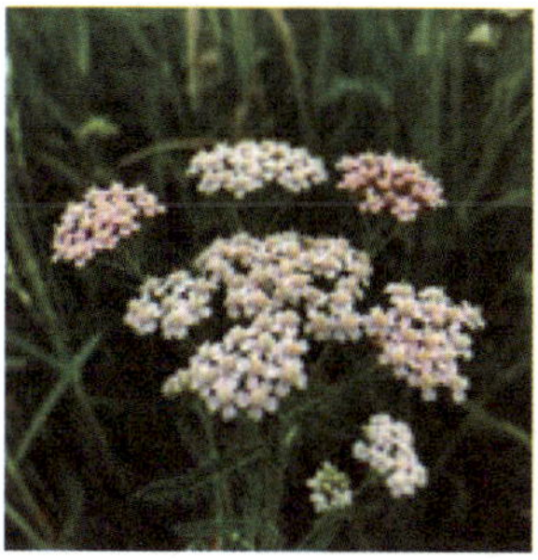

야로우(서양 톱풀)는 국화과(Compositae)에 속하는 약초로 산뜻하고 달콤하며 매콤한 향이 난다. 주로 북미, 유럽, 서아시아의 시골길과 산울타리에서 쉽게 볼 수 있는 풀이다.

길이는 60cm 정도이며 잎은 고사리와 같은 깃털 모양이고, 핑크색이나 흰색 꽃이 핀다. 꽃은 튼튼하고 마디가 진 줄기에 덩어리처럼 모여 핀다.

잎 모양을 보고 '밀포일(Milfoil)'이라고도 부르는데, 이는 '천 겹의 잎'이라는 뜻이다. 스코틀랜드에서는 점을 칠 때나 부적으로 사용하는 식물이며, 악령을 쫓아내는 힘이 있다 하여 교회에서도 사용하였다.

젊은 아가씨들은 야로우의 마법의 힘을 믿어 진실한 사랑의 꿈을 꾸기 위해 베개 밑에 깔고 자곤 하였다. 신화에 의하면 트로이 전쟁 시 아킬레스는 자신의 아킬레스건이 부상당했을 때 이 야로우를 사용하여 치료하였고, 부하 병사들의 부상에 대비하여 이 식물을 준비하였다.

앵글로색슨족 역시 전쟁 중에 입은 상처를 이 야로우로 치료하였다. '만병통치약'으로 불리었으며, 얼마 동안 당뇨, 독감, 폐암 등 여러 증상에 사용되었다.

➡ 정신적 효과

- 기운이 없을 때 효과적이다.

➡ 신체적 효과

- 골수에 직접 작용하여 혈액 재생을 자극하고 촉진한다.
- 정맥 질환, 치질에 효과적이다.
- 위통, 위팽만 완화에 도움을 준다.
- 빈뇨, 요실금 개선에 효과적이다.
- 여성 호르몬 조절: 생리 불순, 심한 생리통, 갱년기 장애, 난소염, 자궁 근종에 도움을 준다.

➡ 피부 효과

- 염증성 창상, 베인 상처, 궤양 치료에 효과적이다.
- 두피 성장을 자극하여 탈모 예방에 도움을 준다.

청순의 상징
-네롤리(Neroli-Citrus aurantium amara)

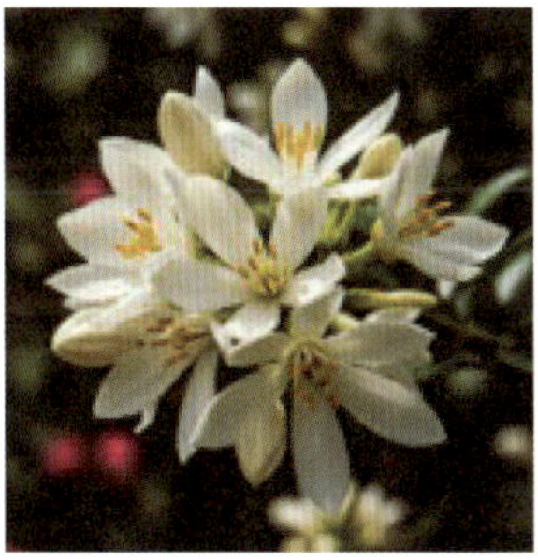

오렌지 나무에서 추출되는 에센셜 오일은 오렌지 나무의 부위에 따라 세 가지 오일이 나온다.

오렌지 과일의 껍질에서 압착법으로 추출된 것이 오렌지 오일, 오렌지 나무의 잎과 잔가지에서 수증기 증류법으로 추출된 것이 쁘띠그레인 오일, 오렌지 꽃에서 냉침법과 수증기 증류법으로 추출한 것이 네롤리 오일이다.

오렌지 나무는 중국이 원산지이지만 에센셜 오일은 프랑스, 포르투갈, 모로코에서 생산된다.

최고 품질의 오일은 쓴 오렌지(Citrus aurantium)의 흰 꽃잎에서 생산되며, 스위트 오렌지(Citrus sinensis)는 포르투갈 네롤리라는 이름으로 알려져 있다.

네롤리 오일이라 불리는 것 중 일부는 레몬이나 만다린의 꽃잎에서 추출되는 것도 있다.

교감신경계를 진정시켜 불면증, 특히 우울증으로 인한 수면 장애에 매우 효과적이며, 신경통, 두통, 어지러움에 도움이 되고 하품을 억제하는 효과도 있다.

유효한 최음제로서 성적 장애에 도움을 주며, 정서 불안을 호전시켜준다.

매우 훌륭한 강장제로서 심박항진을 진정시키며, 장미와 마찬가지로 모세혈관을 수축시켜 혈류를 자극하여 피부 재생을 돕고 탄력성을 개선시켜준다.

방사선 치료 시 티트리 오일과 함께 피부에 사용하면 어느 정도 피부를 보호해준다.

카라반의 세금
- 블랙 페퍼(Black Pepper, Piper nigrum)

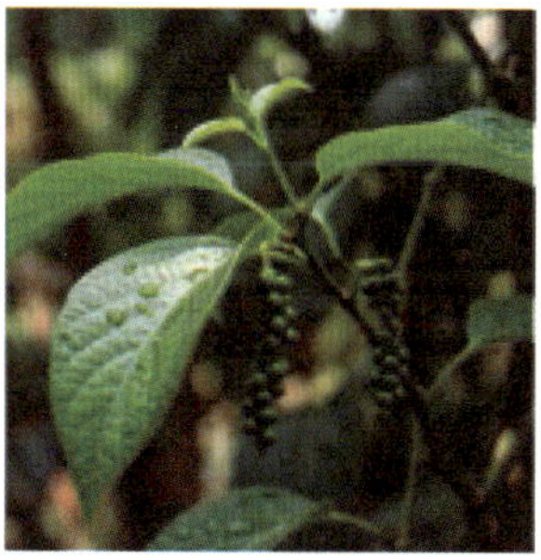

포도 나무와 비슷한 덩굴 나무로 흰 꽃과 빨간 열매가 맺힌다.

이 에센셜 오일은 흰 후추보다는 검정 후추에서 더 잘 추출되는데, 검정 후추가 향기도 강하고 많은 양의 오일이 추출된다.

주로 인도, 말레이시아, 싱가포르에서 생산된다. 어원은 산스크리트어인 'Pippali'에서 유래하여 라틴어인 'Piper'로 변화하였다.

오랜 동안 높이 평가받았던 향신료로서 4천 년 넘게 인도에서 사용되었으며, 콜레라, 이질, 간질환, 비뇨기과 질환에 쓰여져 왔다.

고대 로마에서는 화폐 대신 후추로 세금을 낼 만큼 가치를 인정받았다. 그리스인들은 열병을 치료하는 데 사용하였고, 터키인은 자국을 통과하여 후추를 운반하는 카라반에게 고액의 세금을 거두었다고 한다.

중세 시대 무역에서 후추는 인도와 유럽 간의 주요 품목으로, 이로 인해 프랑스, 네덜란드, 포르투갈 사이의 해전이 발발하기도 하였다.

포르투갈인이 19세기까지 이 무역을 독점하고 있었으며, 임질과 요도염 치료에 널리 사용되어 왔다.

■ 정신적 효과

- 자극 작용이 매우 강하여 신경과 정신을 강화시킨다.
- 좌절감에 빠졌을 때 마음의 활력과 따뜻함을 가져다준다.

■ 신체적 효과

- 골격근을 향상시키며 국소적으로 혈관을 확장시키는 힘이 있어 류마티스, 관절염, 근육통 등에 효과적이다.
- 혈액 순환을 자극하여 새 혈액 세포의 형성을 돕고 이로 인해 빈혈에 도움을 준다.
- 독소를 배출시키며 소변의 배출을 촉진시킨다.
- 구토, 오심, 소화에 도움이 된다.
- 생선과 버섯 중독의 해독제로 사용된다.

■ 피부 효과

- 타박상에 효과적이다.

당근 종자 오일
(Carrot seed oil, Daucus carota)

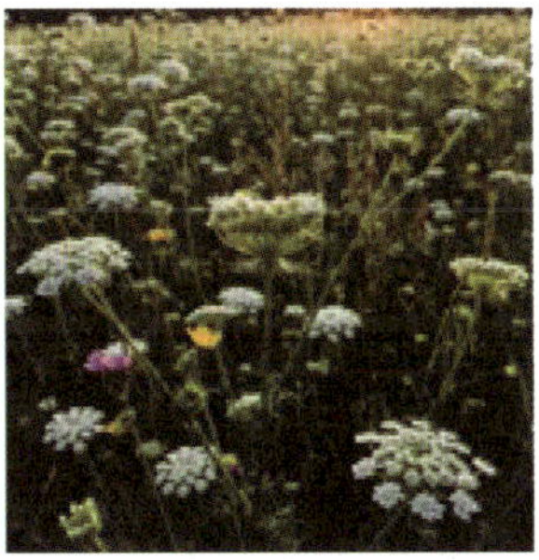

옅은 단맛이 있는 건조한 느낌의 향을 낸다.

이 오일은 주로 야생 당근의 종자에서 추출되지만, 야채용 당근도 원료로 사용되는 경우가 있다. 당근 전체에서 오일이 추출되며, 주로 유럽에서 생산되지만 이집트와 인도산도 일부 있다.

영국명 '캐롯(Carrot)'은 그리스어 '카로토스(Karotos)'에서 유래하였다. 당근은 구풍(驅風)과 간 기능을 강화하는 특성이 인정되어 16세기 이후 널리 재배되었다.

피부병 치료 효과가 있다는 평가를 받아 왔으며, 오늘날에는 암 환자(특히 위암, 인후암, 피부암) 치료에 사용되고 있다. 당근에는 카로틴(비타민 A의 전구물질)이 풍부하여 피부, 모발, 치아, 잇몸을 보호해 주며, 시력 향상에도 도움이 된다.

정신적 효과

- 마음을 정화시키며 스트레스, 피로, 권태감을 해소시켜 준다.

신체적 효과

- 간의 해독 작용으로 신체 정화에 탁월하며, 황달 등 간 장애에 효과적이다.
- 신장 결석 배출을 촉진하고 간염 증상을 완화시켜 준다.
- 장 전체를 정화시켜 설사와 위궤양 통증을 완화시켜 준다.
- 적혈구를 강화하여 빈혈, 쇠약, 피로 회복에 도움을 준다.
- 천식, 기관지염, 동상, 통풍 증상 완화에 효과적이다.
- 생식기계 호르몬 작용을 촉진하여 불임 치료와 임신을 돕는다.

피부 효과

- 노화 방지 효과가 있으며 주름 예방에 도움을 준다.
- 궤양, 백반, 부스럼, 습진, 건선, 손발 굳은살, 티눈 치료에 효과적이다.

사랑과 청순의 상징 - 장미(Rose, Rosa damascena)

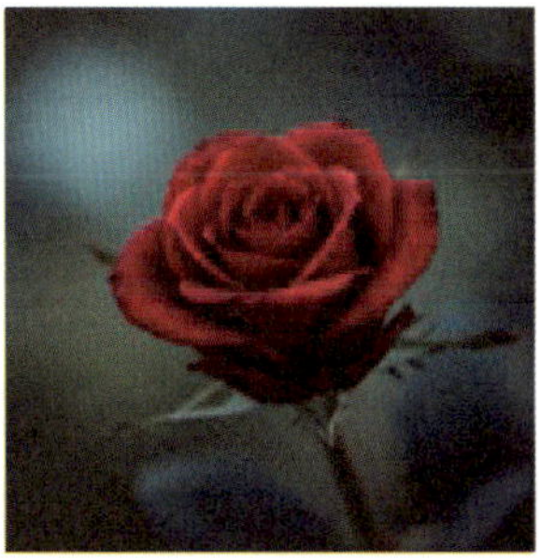

로즈 오토(Rose otto) 또는 다마스커스 오일로 알려진 장미 오일은 주로 불가리아산이다. 산악 지대에서 재배되며, 아침 이슬이 맺힌 직후에 따서 즉시 증류해야 좋은 품질의 오일을 많이 얻을 수 있다.

장미는 10세기경 아랍 의사 아비세나가 발명한 증류법을 이용해 추출한 최초의 식물로 알려져 있다. 동방 세계에서 가장 인기 있는 식물이었으며, 페르시아 전사들은 빨간 장미로 방패를 장식하였다.

터키인들은 17세기경 불가리아에 장미를 유입하였다.

오랫동안 장미는 사랑과 청순의 상징이었으며, 결혼식에서 장미 꽃잎을 뿌려 행복을 빌어주었다. 전설에 따르면 성 도미니크(1170~1221)가 환시 상태에서 성모 마리아를 만났을 때, 최초의 로자리를 받았는데 각 묵주에서 장미향이 났다고 한다.

불교도와 이슬람 교도들도 장미 모양의 로자리를 사용하고 있다.

Rosa gallica(붉은 장미)는 '약용 장미'로 알려져 있으며, 중세 시대에 각종 폐질환과 천식 치료에 사용되었다.

장미 향의 핵심 성분은 베타-다마세논(Damascenone)이라는 케톤류로, 극미량(0.14%)만 함유되어도 향을 좌우한다.

장미꽃 2,000kg을 증류해야 1kg의 오일이 생산될 정도로, 자스민과 함께 가장 고가의 에센셜 오일이다.

정신적 효과

- 우울, 질투, 비탄 등의 감정을 완화시키며 마음을 밝게 한다.
- 신경 긴장과 스트레스 해소에 효과적이다.

신체적 효과

- 자궁 강장제로 월경 전 긴장 완화, 질 분비 촉진, 생리 주기 정규화에 도움을 준다.
- 남성의 정액 생성을 증가시켜 불임 치료에 유효하다.
- 혈액 순환 개선, 심장 충혈 완화, 모세혈관 강화로 심장 건강에 기여한다.
- 구토, 변비, 오심, 숙취 증상 완화에 효과적이다.
- 간 기능 향상으로 황달 치료에 도움을 준다.

■ 피부 효과

- 모든 피부 타입에 유익하나, 특히 노화, 건성, 경화, 민감성 피부에 탁월하다.

- 모세혈관 수축 작용으로 실핏줄 치료에 효과적이다.

꽃 오일의 왕
- 자스민(Jasmine, Jasminum Officinale)

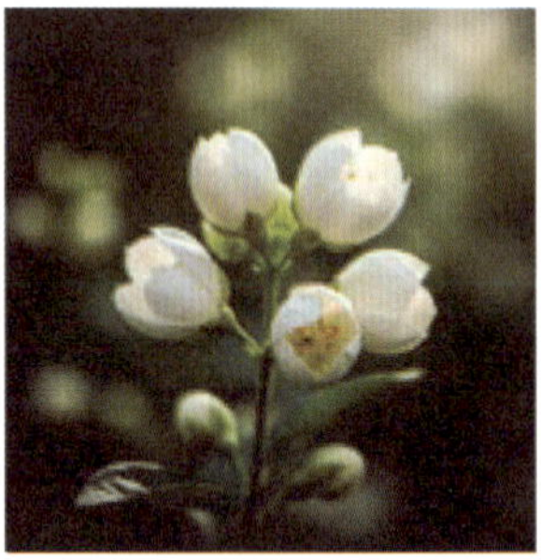

자스민은 약 6m까지 성장하는 식물로 이란과 북인도가 원산지이다.

지금은 이집트, 알제리, 이탈리아, 프랑스, 모로코 등지에서 재배되지만 그중 프랑스산 오일을 최상으로 친다.

자스민의 갸날픈 꽃을 따기 위해서 향기가 가장 많이 풍기는 야간에 꽃을 채취한다. 반면 장미는 아침에 이슬이 맺힌 직후 꽃을 채취한다. 이 채취 과정은 더스틴 호프만이 나오는 영화 '향수(살인의 추억)'에서 잘 묘사되고 있다.

자스민의 오일 추출 과정은 복잡하고 고도의 기술을 요하기 때문에 가격이 비싸다. 또 오일의 생산에 많은 양의 꽃(장미와 마찬가지로 2,000kg의 꽃에서 1kg의 오일이 추출됨)이 필요하므로 고가일 수밖에 없다. 그래서 가짜가 많다.

King of Flower Oils로 불리는 자스민은 사랑의 묘약으로 오랫동안 사용되어 왔다. 그 강한 효과 때문에 최음제로 평판이 났으며, 임질, 전립선 장애 등에 대한 치유 능력이 발견되기도 하였다.

자스민은 인도에서 고약제와 의식용으로 널리 사용되었고 방문객은 이 꽃으로 만든 팔찌나 목걸이를 몸에 치장하였다.

중국에서는 자스민차로 지금까지 애용되고 있다.

인도네시아에서는 요리의 장식물로 널리 이용되고 있다.

➡ 정신적 효과

- 중증의 우울증에 가치가 있다.
- 신경을 진정시키는 동시에 에너지를 불러일으켜 적극적인 자신감을 갖게 해준다.

➡ 신체적 효과

- 출산 시에 가장 도움이 되는 오일이다.
- 자궁의 수축을 강화시켜 분만을 촉진시키고 동시에 분만의 고통을 줄여준다.
- 호르몬의 균형을 잡아주어 산후 우울증에도 유효하다.
- 모유의 흐름을 원활하게 해준다.
- 자궁의 경련과 생리통을 완화시키며 질 및 자궁의 감염증에도 유효하다.
- 남성의 경우 정자의 수를 증가시켜 불임증을 개선시켜준다.

- 강력한 성감 작용으로 임포텐츠와 조루증, 그리고 여성의 냉감증 같은 성적 장애에 매우 효과적이다.
- 호흡기 계통에 작용하여 기관지의 경련을 완화시키며 인두 기침의 진정, 쉰 목소리 개선에 효과적이다.

■ 피부 효과

- 모든 타입의 피부에 유익하나 특히 건조 피부, 민감한 피부에 효과적이다.
- 라벤더, 만다린 오일과 블렌딩하여 사용 시 피부의 탄력을 증가시키고 임신선과 반흔을 엷게 해준다.

심장의 강력한 지원군
- 멜리사(Melissa, Melissa officinalis)

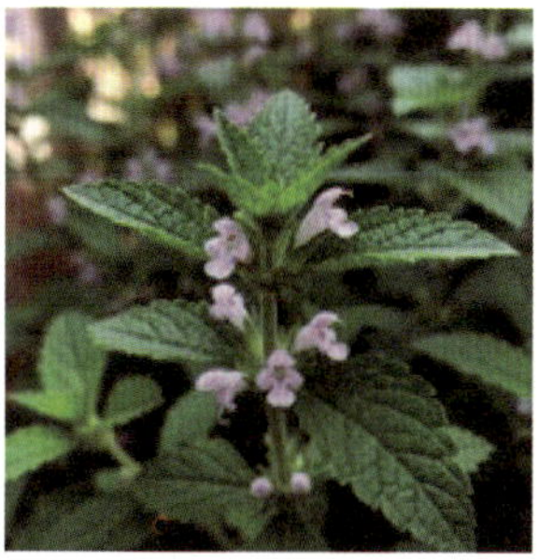

멜리사는 지중해 지방 식물로서, 오일의 대부분은 프랑스에서 생산된다. 멜리사는 그리스어로 '꿀벌'을 의미한다.

약 60cm까지 성장하고, 털이 있는 주름진 작은 잎은 톱니 모양으로서 노란색 꽃이 핀다.

고대 그리스 신화에 따르면, 크로노스에게 그의 아내인 레아가 어린 아들 제우스를 숨기고 꿀벌들이 아기에게 꿀을 먹여 키웠다는 이야기가 있다. 아마도 멜리사꿀이 맛이 있어 신들이 좋아했던 꽃의 꿀이었던 것 같다.

유명한 스위스 의사인 파라셀수스는이 오일을 불로장수 약이라 불렀다. 이것은 멜리사의 심장 진정 작용 때문인 것으로 보인다. 또한 회춘 특성으로 이름이 높아 만병통치약이라는 평판을 얻게 되었다.

멜리사는 레몬 밤(Lemon Balm)으로 알려져 있는데, 'Balm'이라는 말은 Balsam의 줄임말로 히브리어 'Bal-Smin', 즉 '오일의 왕'을 의미한다.

멜리사는 고대 로마인에 의해 영국에 소개되었으며, 중동 지방에서는 강심제로 널리 사용되었다.

14세기 경 프랑스의 카르멜 수도원의 수녀들은 이 식물을 토닉 워터에 첨가하여 사용하였으며(Carmelite aromatic water로 불림), 엘리자베스 여왕 시대에는 향수(Perfume)를 만드는 데 사용하였다.

멜리사 오일은 고가이기 때문에 가짜가 많으며, 프랑스에서는 '시트로넬'이라 불리기도 한다.

◘ 정신적 효과

- 신경과민, 쇼크, 공포, 히스테리 등의 장애 원인을 제거하며 진정시켜준다.
- 감정을 북돋아주며 동시에 진정시켜준다.

◘ 신체적 효과

- 진정 작용으로 순환기에 작용하여 고혈압을 낮추고 심장 박동을 느리게 해준다.
- 위장과 소화를 안정시켜 오심, 구토, 소화불량, 헛배부름, 설사 등에 효과적이다.
- 생리 주기를 정상화시키며 생리통을 완화시켜 준다.

- 각종 알러지에 대해 효과적이며, 천식의 숨 가쁜 증상을 완화시켜준다.

➡ 피부 효과

- 상처에 지혈 효과가 있으며, 진균 감염증, 습진에 효과적이다.
- 지성 모발을 깨끗이 해주며, 탈모 방지 효과도 있다.

가난한 자의 자스민
- 일랑일랑(Ylang Ylang, Cananga Odorata)

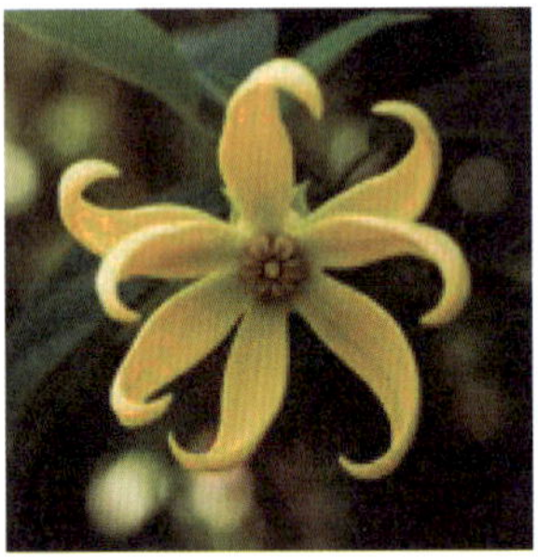

일랑일랑은 변련지과 식물이다. 'Cananga'로 알려져 있는데 반 야생나무여서 부서지기 쉽다.

남양군도, 특히 필리핀, 타히티, 모리셔스, 세이셸제도 등지에서 자라며 이곳의 오일을 최상으로 여긴다.

작은 열매 수목의 꽃은 노란색, 핑크색, 연자주색의 세 종류가 있는데, 노란꽃에서 증류한 에센셜 오일의 품질이 제일 좋다.

처음으로 추출한 오일이 최고급품이다. 재추출한 것은 의료적 특징상으로는 비슷하지만 향은 처음에 미치지 못한다. 첫 번째 정제물(약 40%)을 Extra라고 하며, 세 번 더 정제하여 품질 1, 2, 3을 추출한다. Complete는 분별되지 않은 증류이다.

일랑일랑은 말레이시아어인 'Alang-Alang'에서 유래한 것으로, 나무에 매달린 꽃의 모양을 가리키는 말로서 '꽃 중의 꽃'을 의미한다.

일랑일랑 나무는 동방의 왕관임이 확실하며, 또 향수 나무로도 잘 알려져 있다.

인도네시아에서는 신혼 부부가 지낼 신방 침대에 일랑일랑 꽃을 뿌려놓는 습관이 있는데, 이는 이 식물의 최음 특성을 가치 있게 여기는 습관이라 할 수 있다. '가난한 자의 자스민'으로 불릴 정도로 최음 효과가 뛰어나다.

1900년까지 필리핀이 이 오일의 세계 무역을 독점하여 왔다.

➡ 정신적 효과

- 아드레날린의 흐름을 정상화시켜 신경계를 부드럽게 한다. 이로 인해 노여움, 불안, 공포, 쇼크의 감정을 완화시켜주며 기쁨의 감정을 동시에 가져다준다.

➡ 신체적 효과

- 호르몬 분비의 밸런스를 유지시켜주는 작용
- 자궁에 좋은 강장제로 출산 후 따뜻함과 안정감을 갖게 해준다.
- 유방을 탄탄하게 해준다.
- 항우울, 최음 작용으로 임포텐스나 냉감증의 성적 장애를 호전시켜준다.
- 진정 특성으로 고혈압에도 효과적이다.

■ 피부에 대한 효과

- 피지 분비의 균형 작용으로 지성 피부와 건성 피부에 다 유효하다.

- 두피 강장 작용과 자극 작용으로 모발의 성장을 촉진시킨다.

코티손(스테로이드 호르몬) 기능 - 소나무(Pine, Pinus Sylvestris)

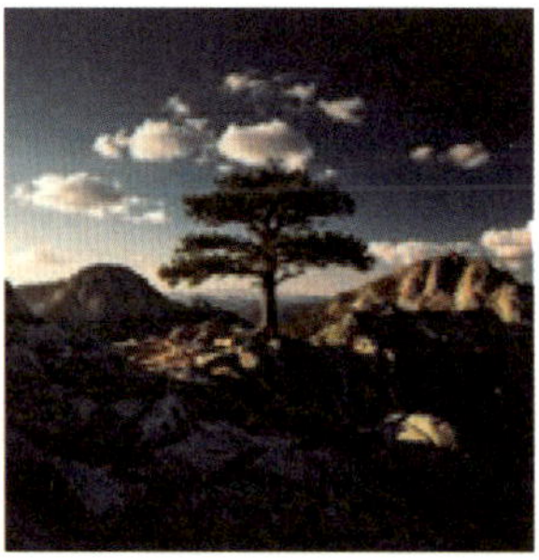

큰 침엽수인 소나무는 주로 북유럽, 북동 러시아, 스칸디나비아에서 볼 수 있다. 80여 종이 있으며 에센셜 오일은 노르웨이와 스코틀랜드 소나무에서 주로 추출된다.

주로 소나무의 침엽과 솔방울에서 수증기 증류법에 의해 오일을 추출한다. Pinus sylvestris에서 추출한 오일이 아주 좋은 치료 특성을 가진다.

소나무는 이집트, 그리스, 아랍의 고대 문명과도 관련이 있는데, 그들은 소나무의 강력한 치료 특성을 알고 있었다.

종교 의식과도 관련이 있으며 기관지염, 결핵, 폐렴 등의 감염증에 유용하게 사용되었다.

■ 정신적 효과

- 쇠약하고 마음이 약해질 때, 정신적으로 피곤해질 때 마음을 상쾌하게 해준다.

■ 신체적 효과

- 호흡계에 강력하게 작용하여 기관지염, 후두염, 독감, 결핵, 폐렴에 유용하다.
- 신장을 정화시키는 힘이 있어 방광염, 전립선 장애에 효과적이다.
- 담낭의 염증을 없애주고 담석의 예방에 도움이 된다.
- 부신을 자극하여 몸 전체에 활력이 생기게 하는 코티손(스테로이드 호르몬) 기능을 한다.
- 근육통, 경직, 류마티스, 통풍, 좌골신경통 등의 통증을 완화시킨다.
- 소화기 장애, 여성의 냉대하증, 자궁 염증에 효과적이다.
- 남성의 성적 장애, 성 불감증에 효과적이다.
- 벼룩은 이 소나무 향을 극히 싫어한다.

■ 피부 효과

- 울체된 피부에 효과적이며 습진, 마른 버짐에도 효과적이다.

임포텐스의 첫 번째 선택제
- 샌달우드(Sandalwood, Santalum album)

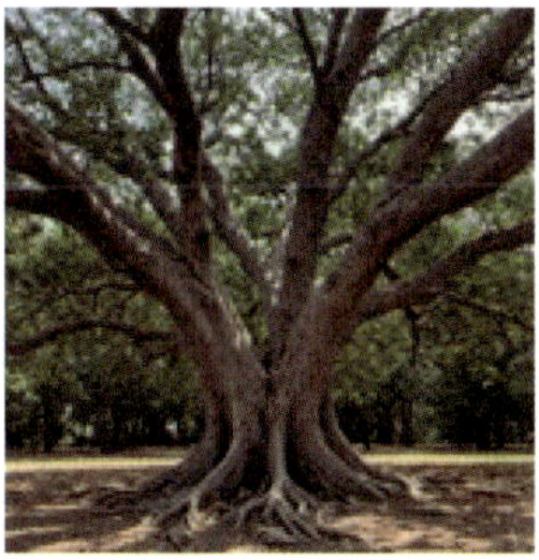

샌달우드는 수목향으로 미묘하며 오랫동안 머무는 향을 낸다.

이 나무는 자기의 뿌리를 다른 나무의 뿌리에 박고 영양분을 섭취하는 반기생성 상록수로, 목재는 황색인데 대패밥의 형태로 판매된다.

30년이 되기 전에는 결코 성숙되지 않아 60년이 지나야 성숙한 뒤 벌목한다. 인도의 마이소르에서 나오는 오일을 최상의 품질로 평가한다.

샌달우드는 고대로부터 아주 인기 있는 식물로서, 이 목재를 싣고 인도로부터 이집트, 그리스, 로마로 이어지는 캐러반의 행렬들을 쉽게 볼 수 있었다고 전해진다.

인도의 많은 사원이나 가구류는 이 목재의 개미를 방지해주는 특성으로 많이 건조되었다.

샌달우드의 향은 명상에 도움을 주어 인도, 중국 등지에서는 고대로부터 오늘날까지 종교 의식에서 널리 사용되고 있다. 또한 장례식에도 사용되는데, 향에 죽은 자의 영혼을 자유롭게 하는 힘이 있다고 전해지고 있다.

이집트인들은 시체의 방부제로 사용하였고, 임질의 치료제로 유명하다. 그러나 샌달우드는 현재 멸종 위기에 처해 있으며, 오일 채취용으로만 벌목되고 있다.

➡ 정신적 효과

- 진정 효과로 긴장과 불안을 덜어준다.
- 평화를 가져오며 현실을 받아들이도록 도움을 주므로, 죽음을 눈앞에 둔 사람에게 위로를 주는데 사용된다.

➡ 신체적 효과

- 방광염 등 비뇨기과 질환에 매우 유효하다.
- 면역계를 자극하여 감염증에 도움이 된다.
- 흉부 감염, 기관지염, 인후통, 헛기침에 도움이 된다.
- 최음 특성이 뛰어나 임포텐스나 냉감증의 성적 장애를 호전시킨다.

➡ 피부 효과

- 몸의 전반적인 균형을 잡아주는 오일로, 특히 건조성 습진, 노화된 피부, 탈수된 피부에 효과적이다.
- 여드름, 헌데, 감염증에 효과적이다.

인도 카레 요리의 필수품
- 쿠민(Cumin, Cuminum cyminum)

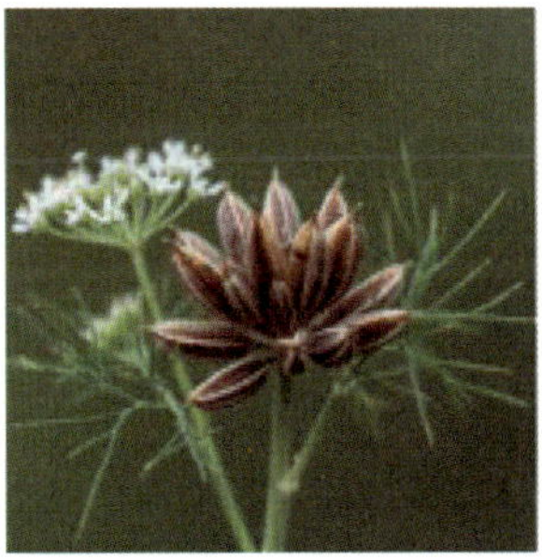

맵고 매우 자극적인 향을 내는 쿠민은 지중해, 이집트, 아시아가 원산지이다. 쿠민은 구약 성서 시대부터 탁월한 소화 촉진 특성 때문에 매우 소중하게 여겨지던 식물이다.

많은 고기 요리에 사용되었으며, 이집트에서는 유향, 주니퍼와 함께 두통에 사용하였다.

인도 사람들은 쿠민을 충실함의 상징으로 여겼고, 황달약으로 쓸 정도로 소중히 여겼다. 그리스와 로마에서는 망자의 묘에 여러 공양물과 함께 쿠민을 올려놓았다.

중세의 영국에서는 통화 수단의 일종으로 사용하였고, 봉건 영주의 국민들은 주군에게 봉공 대신 쿠민을 바치기도 하였다. 인도의 카레 요리에 필수적이며, 멕시코에서는 향신료로 사용되고 있다.

➡ 정신적 효과

- 신경 계통의 강장제 역할을 하며, 자극성으로 피로감과 무기력감을 한꺼번에 해소해준다.

➡ 신체적 효과

- 가온성이 있는 오일로 체내의 독소를 감소시켜준다.
- 소화를 자극, 촉진하는 특성으로 헛배부름, 위의 팽창, 소화불량, 위산 과다, 설사에 효과적이다.
- 근육통과 변형성 관절염에 효과적이다.
- 남성의 생식 능력을 높여 성욕을 증가시켜준다.
- 여성의 생리 주기를 정상화시키고 모유의 분비를 촉진시켜준다.

천사의 풀
- 안젤리카(Angelica, Angelica archangelica)

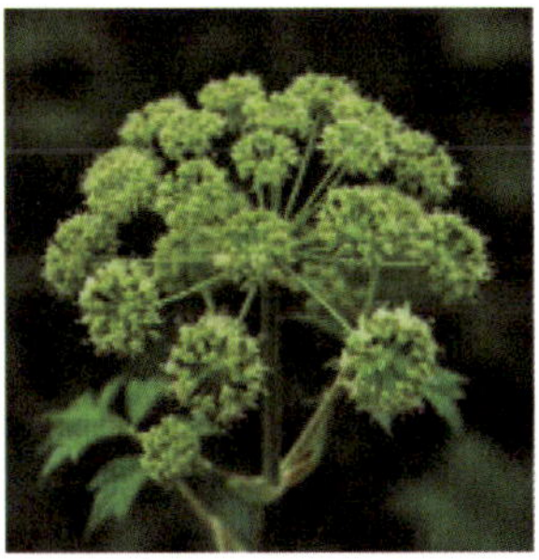

안젤리카는 사향이 조금 가미된 것 같은 달콤한 허브 향이 난다. 물을 좋아하는 허브로 강가나 시냇가에서 볼 수 있다.

그린란드, 북구와 아이슬란드, 중부 러시아에서 많은 변종이 생육되며, 영국과 벨기에에서 에센셜 오일이 생산된다.

안젤리카는 16세기경 북아프리카에서 유럽의 비교적 온난한 지역으로 유입되었다. 천사 미카엘의 날인 5월 8일에 꽃을 피운 이래 신비적인 의식에 사용되어왔다.

수도원에서 잘 자라 '천사의 풀'이라는 이름으로 불린다. 인기 있는 정원 식물이고 돌림병의 해독제로 널리 알려져 있다.

영국 런던에서 1665년 대유행하였던 안젤리카 물은 왕실의 처방약의 하나가 되었고, 의사회에서 이 사실을 전단지에 발표하였다.

의사 파라셀수스는 이 식물을 대단히 소중하게 여겼고 만능약으로 생각하였다. 향수의 성분으로 자주 사용되고 있으며, 전통적으로 설탕 절임으로케이크의 장식과 과자류에 사용하고 있다.

정신적 효과

- 균형 감각을 강화하고 피로와 스트레스를 빠르게 완화시켜준다.

신체적 효과

- 남성과 여성의 불임증에 효과적이다.
- 소화 장애, 위궤양 호전,식욕을 촉진시켜준다.
- 간장, 비장의 강장제로 폐를 강화시켜천식, 만성 기관지염에 효과적이다.
- 가장 중요한 작용은 뱀에 물렸을 때 해독을 해준다.
- 임파계를 활성화시켜 신체를 정화시키고 체액을 순환시켜 오랜 투병 후 체내에서 독소를 없애준다.
- 에스트로겐의 생산을 촉진,생리통을 완화시키고 원활한 산후 회복울 돕는다.
- 류마티즘, 관절염의 통증을 빠르게 없애주며 두통, 편두통, 치통에 도움이 된다.

피부 효과

- 피부에 좋은 토닉제로서 진균의 성장을 억제해 준다.

행복의 상징
- 마죠람(Marjoram, Origanum majorana)

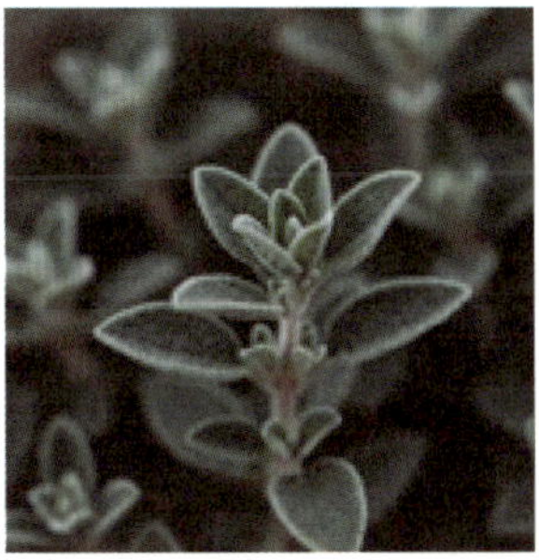

부드럽게 스며드는 가벼운 산뜻한 향이 나는 마죠람은 꿀풀과에 속하는 식물이다.

스위트 마죠람의 원산지는 리비아, 이집트, 지중해 지방으로, 대부분의 에센셜 오일은 프랑스에서 생산된다. 스페인산의 야생 마죠람은 오일의 품질이 떨어진다.

그리스어로 '오로스가노'라고 하는데 '산의 기쁨'이라는 의미이다. 신혼 부부에게 행복의 상징으로 이 식물을 주었다. 한편으로는 묘지에 심어 영혼에 평안을 준다고 여겼다.

학명의 Major는 생명 연장의 의미로 해석된다.

고대 그리스인에게 잘 알려져 널리 사용되었던 약초였으며, 발작 시 또는 조직의 체액 과다증 치료에 사용하였고 해독제로도 사용하였다.

영국의 스튜어트 왕조 시대에는 꽃다발에 마죠람을 섞어서 불쾌한 냄새를 없앴다고 한다.

■ 정신적 효과

- 신경계를 진정시키는 효과가 있으므로 불안과 스트레스를 완화시키며, 깊은 정신적 상처에 효과적이다.
- 사람의 마음을 강하게 해주어 문제 해결에 도움을 주며, 행동 과잉형의 사람들에게 효과가 있다.

■ 신체적 효과

- 혈액의 흐름을 좋게 하여 특히 근육통에 효과적이다.
- 우수한 심장 강장제로서 동맥과 모세 혈관을 확장시켜 고혈압을 낮추어준다.
- 위경련, 소화불량, 변비, 배멀미 등 소화기 계통에 유효하다.
- 감기, 부비동염, 기관지염, 천식에 효과적이다.
- 생리 주기를 규칙적으로 해주며 생리통을 감소시켜준다.

■ 피부 효과

- 혈액의 흐름을 좋게 하여 타박상 치료에 효과적이다.

측백나무과(Cupressaceae) 에센셜 오일의 특징들

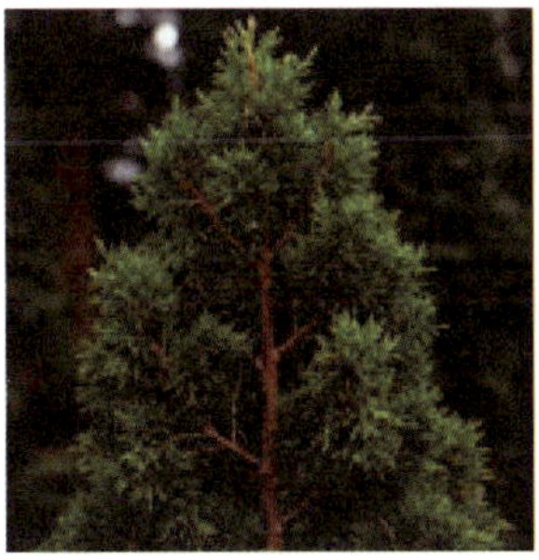

측백나무과 에센셜 오일에는 사이프레스(Cypress), 시더우드(Cedarwood), 주니퍼(Juniper) 에센셜 오일이 있다.

우리가 종종 찾는 전남 장흥의 숲길, 담양의 메타세쿼이어 숲길도 측백나무과 식물군이다.

이 오일들은 공통적으로 독소를 제거하고 혈관을 깨끗하게 해주는 탁월한 특성을 지니고 있다.

1) 사이프레스

혈관 청소, 여성 호르몬 작용, 부종 제거 ➔ 여성 생리 질환, 치질, 하지정맥류, 괴사성질환, 뇌동맥류, 셀룰라이트

2) 주니퍼

이뇨 작용, 신체의 독소 제거 ➡ 만성 신부전증(투석 환자), 신장 결석, 간경화, 통풍, 류마티스, 여성 생리 질환

3) 시더우드

혈뇌관문통과(세스퀴터펜 풍부), 높은 항산화도, 신체의 부종 제거 ➡ 자폐, ADHD, 간질, 뇌종양, 탈모

이와 같이 우리 주위의 식물에서 얻는 에센셜 오일들은 현대 의학으로 해결하지 못하는 여러 질환들의 치료에 매우 효과적으로 사용되고 있다.

자연을 알고 존중하면 거기에서 전인적 치료의 길이 보인다.

혈뇌관문 통과의 끝판왕
- 샌달우드(Sandalwood)

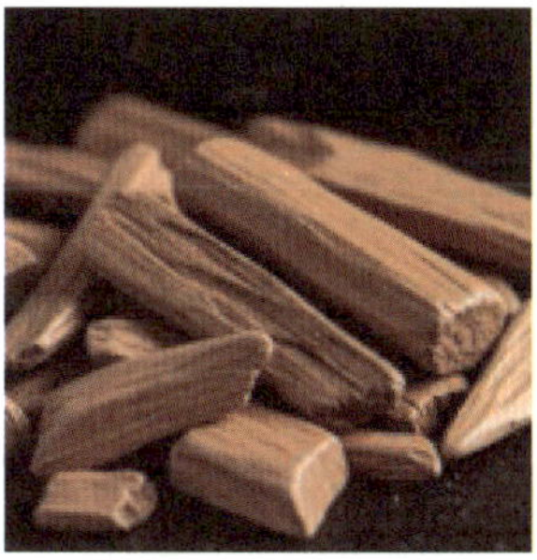

Sandalwood

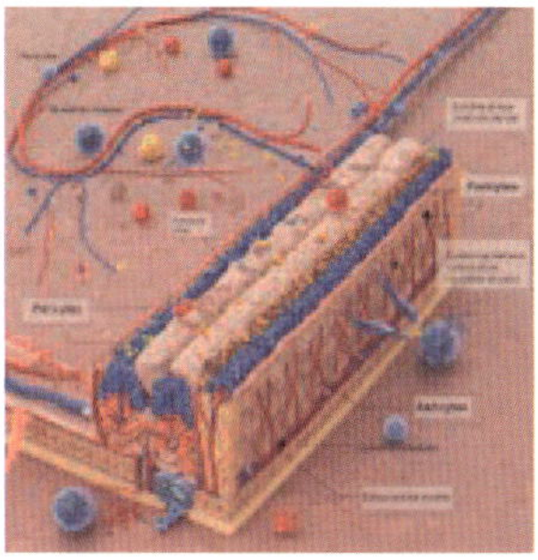

Blood-Brain Barrier

뇌졸중, 파킨슨, 치매, 뇌종양 등 뇌의 신경계를 침범하는 질환의 치료에는 그 약물이 뇌의 신경계에 도달하기 위해 거쳐야 하는 육중한 관문이 있다. 이를 혈뇌관문(Blood Brain Barrier)이라 하는데, 신체의 다른 혈관과는 달리 촘촘한 그물막 구조이다.

이 관문을 통과할 수 있는 물질은 극히 제한적이다. 설탕, 아미노산, 철분을 제외한 수용성 물질은 통과할 수 없다. 반면 조물주가 인간에게 주는 교훈으로, 알코올, 니코틴, 방사선, 마약 성분은 이 혈뇌관문을 잘 통과할 수 있다.

이렇게 항암제 등 일반 의약품은 혈뇌관문을 통과할 수 없기에, 뇌질환에는 수술, 방사선 치료를 하게 된다.

에센셜 오일 중에서도 세스퀴터펜 분자 구조(C15H24)를 가진 에센셜 오일만이 이 BBB를 통과할 수 있는 특전이 있다.

그 특전을 가진 오일에는 베티버, 시더우드, 진저, 패츌리, 코파이바, 타라곤, 야로우, 카모마일블루, 마누카, 미르, 튜메릭, 샌달우드 등이 있다.

세스퀴터펜 성분 중에는 Linear, Alcohol, Ketone sesquiterpene이 있는데, 이중 Alcohol sesquiterpene 성분을 함유한 에센셜 오일의 조직 침투력이 Linear보다 강하다.

Alcohol sesquiterpene 성분 함량을 보면, 샌달우드에 85%, 타라곤 70%, 패츌리35%, 베티버 35%가 함유되어 있다.

이 화학적 특성을 잘 활용하면 뇌질환의 치료에 많은 도움을 줄 수 있다. 다만 샌달우드는 너무 고가의 오일이어서 대중적으로 사용하기에 제한이 있다.

자폐, 뇌종양, 뇌졸중, 파킨슨 치료의 강력한 오일 – 캐모마일 블루(캐모마일 저먼)

캐모마일(Chamomile)은 국화과에 속하는 식물로, 캐모마일 로만(Chamomile Roman)과 캐모마일 저먼(C. German) 에센셜 오일이 있다.

아로마 의학에서 자폐, 뇌종양, 뇌졸중, 파킨슨 등 정도가 심한 경우에는 캐모마일 저먼을 사용하고 있다. 이 오일에는 식물 내에는 존재하지 않지만 스팀 증류 시 마트리신(Matricine)의 분해에 의해 카마줄렌(Chamazulene)이라는 강력한 항염증 성분인 세스퀴터펜 부산물이 나온다.

오일의 색깔이 청색, 잉크색을 띠어 캐모마일 블루라 칭하기도 한다.

참고로 블루 색상을 띠는 오일에는 야로우(Yarrow), 코파이바 오일이 있다.

캐모마일 저먼 오일의 특징은 높은 항산화도(클로브가 1위, 이 오일은 5위 내)로, 뇌의 혈뇌관문을 통과할 수 있는 세스퀴터펜(Sesquiterpene)이 다량 함유(80% 이상)되어 있다. 따라서 뇌 질환 즉 뇌종양, 뇌졸중, 자폐, 파킨슨 등의 질환 및 전이암, 말기암의 경우 비장의 무기로 사용하고 있다.

미르, 베티버, 프랑킨센스 등의 오일과 병합 사용 시 훌륭한 치료 결과를 보여준다.

다만 오일의 가격이 다른 오일에 비해 고가여서 통상적으로 사용하는 데에 한계를 가진다.

시판되는 오일은 130여 종이 넘는다.

각 오일의 특성을 파악하여 각 병증에 적용시키는 데에는 많은 공부와 임상적 경험을 필요로 한다. 보람은 있지만 힘든 과정이다.

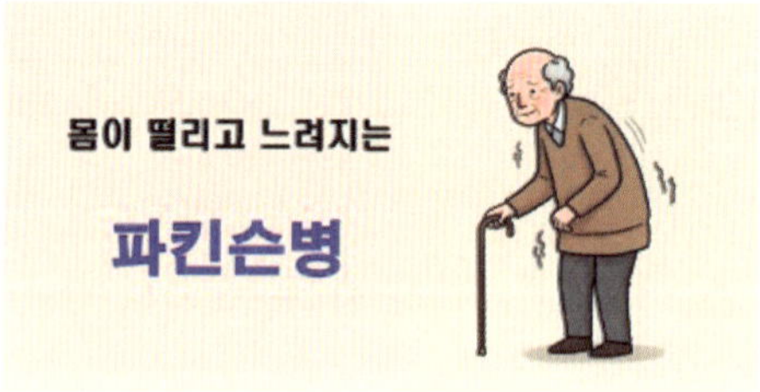

Part 6

에센셜 오일로 달라지는 삶

_에센셜 오일 임상 에피소드

환자가 치료되기 위해서는 우리 외부에 전에 존재하던
무언가를 표용하는 것이고 동시에 우리의 유기체를
자연의 돌봄으로 되돌리는 것이다

- 매튜 우드의 『Vitalism』 서문 중에서 -

에센셜 오일 치료의 예

무좀(남55세) 바르는 에센셜 오일 1개월 후

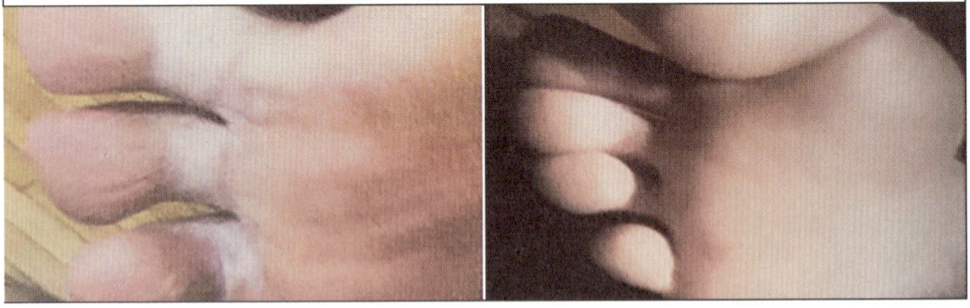

두피 지루성 피부염(남 72세) 바르는 에센셜 오일 1개월 후

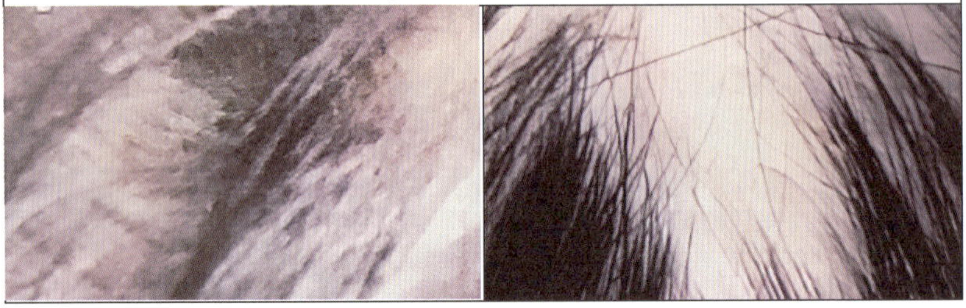

화상(여 53세) 바르는 에센셜 오일 2주 후

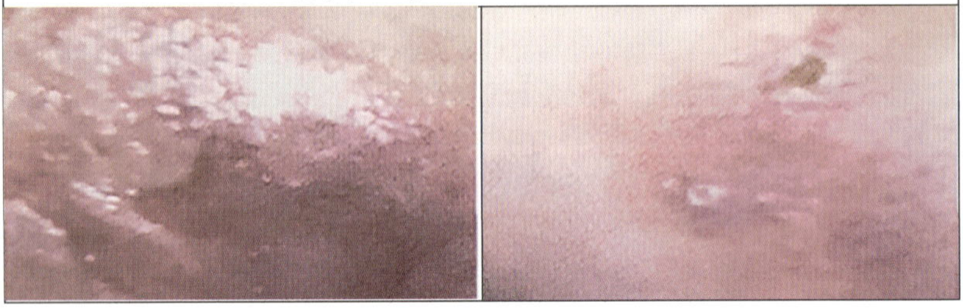

구강 상처(여 45세) 바르는 에센셜 오일 1개월 후

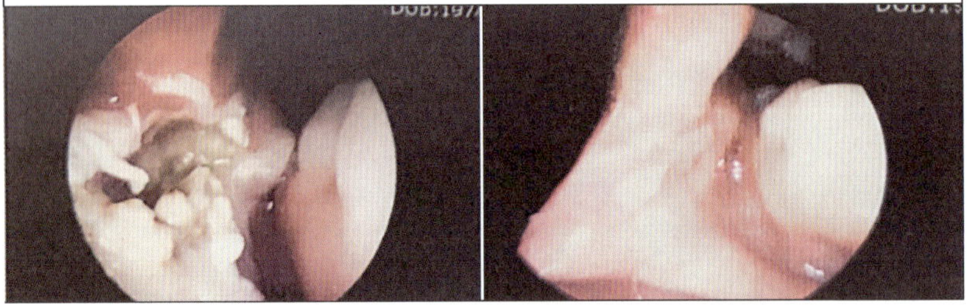

통풍(남 61세) 먹는 에센셜 오일 1개월 후

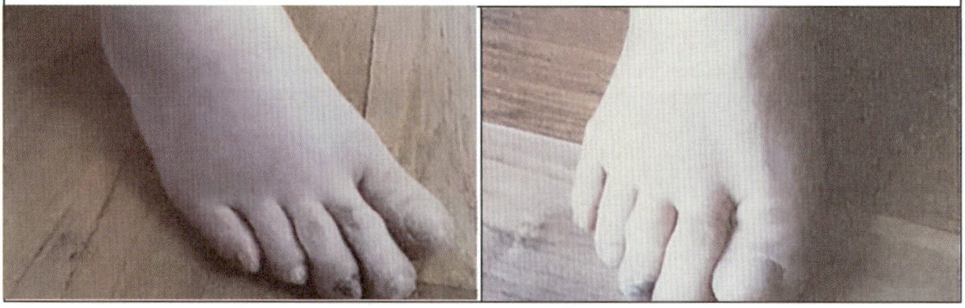

퇴행성 관절염(여 62세) 먹는 에센셜 오일 1개월 후

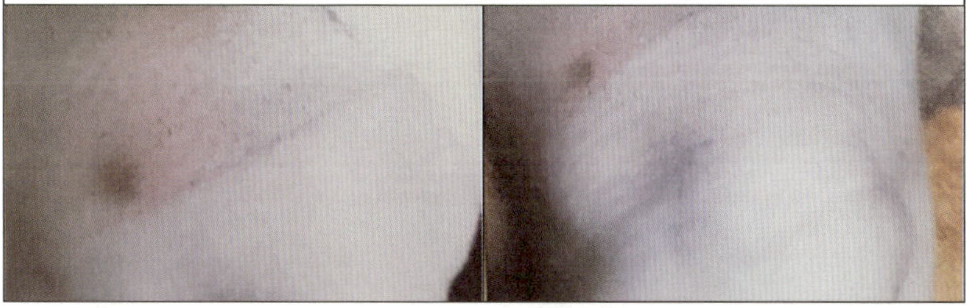

유방암의 뇌 전이암(여 55세) 먹는 에센셜 오일 3개월 후

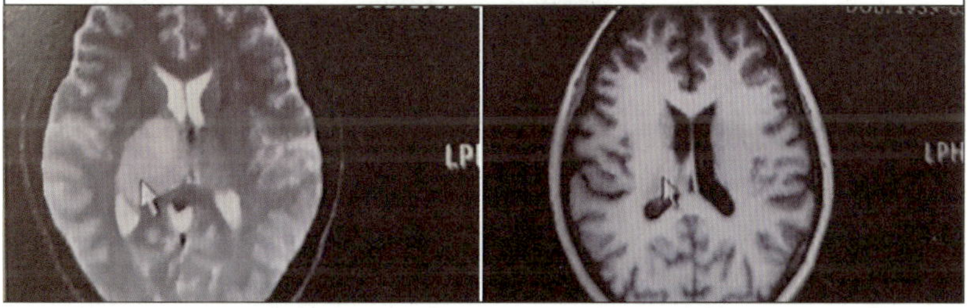

뇌종양(남 41세) 먹는 에센셜 오일 6개월 후

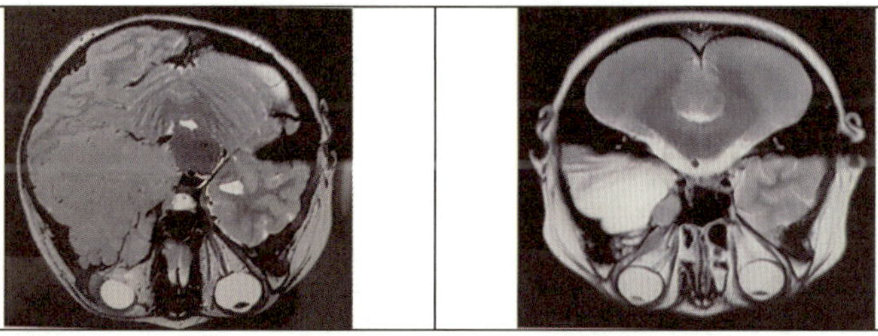

류마티스 관절염(여 45세) 먹는 에센셜 오일 2개월 후

검사항목명	결과		참고치	단위
ASO (Quantitation)	1650.0	H	- 200	IU/mL
RA (Quantitation)	176.1	H	0 - 14	IU/mL
Anti-CCP	7.00		- 17	U/mL

류마티스 수치 변화

ASO (Quantitation)	960.0	H	- 200
RA (Quantitation)	86.6	H	0 - 14
Anti-CCP	7.00		- 17

● 당뇨합병증:족부 궤양 (여, 65세) 바르고 먹는 에센셜오일 2달 후

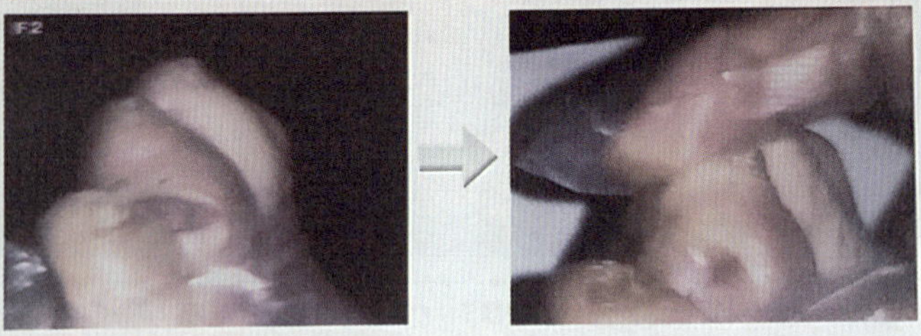

● 성대 결절 (여, 47세) 먹는 에센셜오일 1달 후

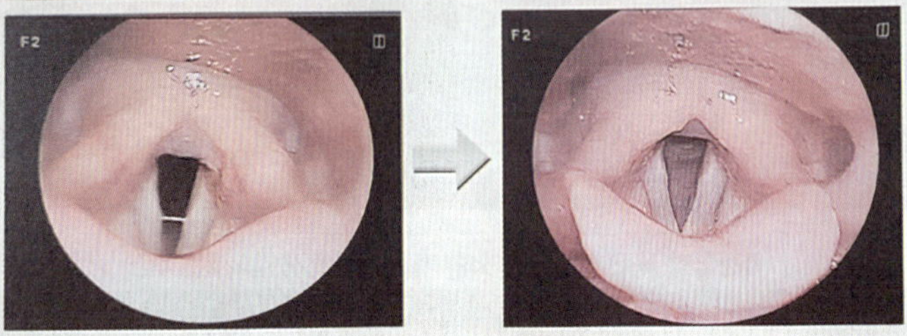

● 만성 부비동염 및 비용종 (여, 47세) 먹는 에센셜오일 2달 후

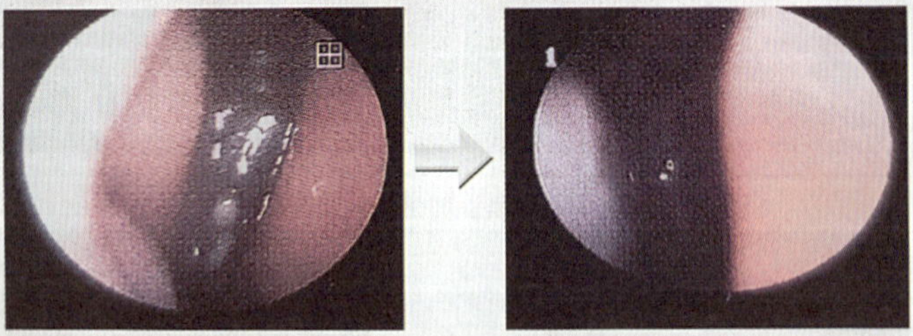

● 만성 부비동염 CT 변화 (남, 12세) 먹는 에센셜오일 6달 후

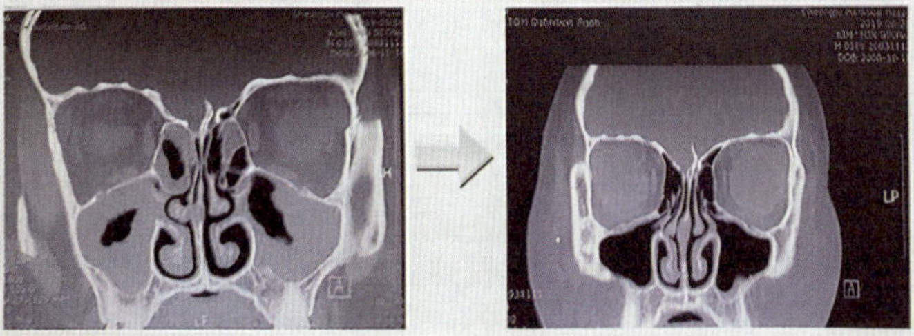

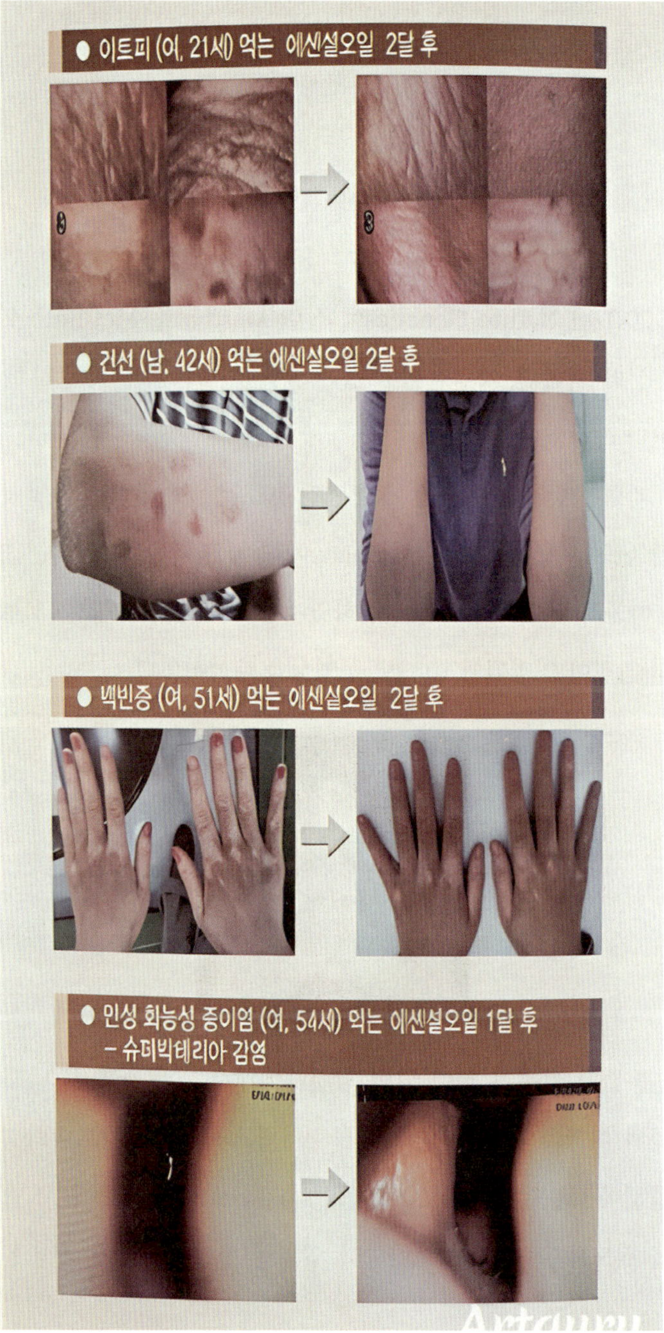
● 아토피 (여, 21세) 먹는 에센셜오일 2달 후
● 건선 (남, 42세) 먹는 에센셜오일 2달 후
● 백반증 (여, 51세) 먹는 에센셜오일 2달 후
● 만성 화농성 중이염 (여, 54세) 먹는 에센셜오일 1달 후
- 슈퍼박테리아 감염

페로몬(Pheromone)이란

2002년 Nature Genetics에 실린 Martha K. McClintock 박사의 논문에 의하면, 사람들이 이성에 끌리는 데는 후각이 중요한 역할을 한다고 하였다.

페로몬이란 명칭은 1930년 인간 호르몬을 연구하던 독일의 학자인 아돌프 부테난트(Adolf Butenandt)에 의해 명명되었다.

아돌프 히틀러가 상을 권유하였지만 거부하였고, 그 후 호르몬 연구의 업적이 인정되어 1939년 노벨상을 수상하였다.

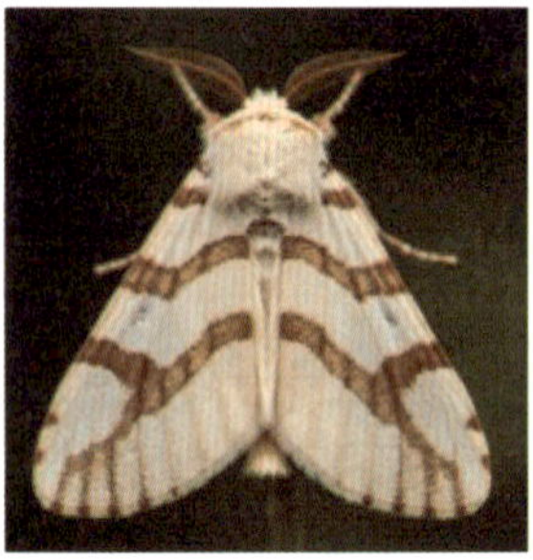

동물의 짝짓기 철이 되면 암컷들에게서 나는 독특한 냄새가 수컷들의 이성을 마비시키게 된다. 숫나방의 경우 수 킬로미터 밖에서도 암컷이 내뿜는 페로몬인 보비콜(Bombykol)의 냄새를 맡고 암컷을 찾을 정도로 그 냄새는 강력하다. 암나방이 가지고 있는 보비콜을 일시에 뿜었을 때, 1조 마리의 숫나방을 불러올 수 있을 정도의 강력한 냄새이다.

이성을 유혹하기 위해 사향을 사용하는 것도 이러한 영향을 모방한 것이다. 이 냄새는 같은 종의 생리, 행동에 영향을 주는 본능적으로 공기에 전파되는 화학적 물질이다.

파트너, 연인, 친구에게서는 친근하고 익숙한 냄새를 맡을 수 있다. 부부가 살다가 냄새가 달라지면 파경에 이르게 된다고 한다. 이것은 사람들의 생각, 가치관, 인생관에 따라 그 사람이 내는 냄새도 변하기 때문이다. 그리하여 이것을 Smellprint라 부르기도 한다.

사람마다 개개인의 독특한 냄새가 난다. 이른바 살냄새라고 불리는 이 냄새는 우리의 면역 세포에 존재하는 MHC(Major histocompatibility complex)라는 물질 때문에 생겨나는 것이다.

에센셜 오일 장기간 복용해도 안전한가요?

에센셜 오일은 병증에 따라 농도를 잘 적용하면 음식처럼 장기간 복용해도 간 독성이 오지 않는다.

에센셜 오일에 대하여 잘 모르는 사람들은 물론, 아는 사람들도 에센셜 오일을 먹어서 치료한다고 하면 굉장한 의구심을 드러낸다.

우리가 평상시 향신료로 후추, 고수, 생강, 시나몬 등을 먹듯이 이 식물의 증류 과정을 거쳐 얻은 에센스를 그 병증에 맞게 사용하는 것이라고 설명을 하면 조금은 납득을 한다.

인류는 탄생 시부터 식물을 섭취해 왔고, 당연히 식물 안의 독소도 함께 섭취했다. 그 독소를 해독하는 간 해독 효소도 점차 진화하면서 그 종류가 늘어나게 되었다.

아이지아로마의학연구소의 경우 에센셜 오일 레시피를 10년이 넘게 사용해왔다. 만 7세 이상의 모든 환자에게 그 병증에 맞게 상담했지만, 다행히 단 한 건의 간 독성도 경험하지 못하였다.

나의 경우는 얼굴 마비 증상, 축농증 증상으로 2012년도부터 지금까

지 병증에 맞게 에센셜 오일을 장기간 사용하고 있지만 간 독성은 경험하지 못하였다. (도표 참조)

시험코드	검사명		결과	판정	단위	참고치	입력일자	진행단계	비고
D18500HZ	ALT(SGPT)	[LK06]	19		U/L	0 - 33	2025-03-28	검사완료	
D18600HZ	AST(SGOT)	[LK05]	24		U/L	0 - 32	2025-03-28	검사완료	
D18900HZ	γ- GT	[LK07]	35		U/L	6 - 42	2025-03-28	검사완료	
0220101HZ	유사(Flow cyto metry) (IN32)	[LN32]	RBC 0-3 E.P Cell 0-3 RBC 0-3 Others: None		HPF	RBC 0-3 E.P Cell 0-3 RBC 0-3 Others: None	2025-03-28	검사완료	
D225300HZ	Urine Routine	[ka01]					2025-03-28	검사완료	
D225300HZ	pH(RU)	[LK58]	6.0			4.8 - 7.8	2025-03-28	검사완료	
D225300HZ	WBC(RU)	[LK57]	Negative			Negative	2025-03-28	검사완료	
D225300HZ	Blood(RU)	[LK64]	Negative			Negative	2025-03-28	검사완료	
D225300HZ	Glucose(RU)	[LK60]	Negative			Negative	2025-03-28	검사완료	
D225300HZ	Nitrite(RU)	[LK56]	Negative			Negative	2025-03-28	검사완료	
D225300HZ	Protein(RU)	[LK59]	Negative			Negative	2025-03-28	검사완료	
D225300HZ	Ketone(RU)	[LK61]	Negative			Negative	2025-03-28	검사완료	
D225300HZ	Urobilinogen(RU)	[LK62]	Negative			Negative	2025-03-28	검사완료	
D225300HZ	Bilirubin(RU)	[LK63]	Negative			Negative	2025-03-28	검사완료	
D225800HZ	Creatinine	[LK10]	1.21	H	mg/dL	0.50 - 0.90	2025-03-28	검사완료	
D230000HZ	BUN	[LK11]	17		mg/dL		2025-03-28	검사완료	
	eGFR (CKD-EPI)	[W717]	50		mL/min /1.73㎡	만성신질환(Stage 3~) GFR < 60	2025-03-28	검사완료	

나의 간 수치인 SGOT, SGPT, 감마 GT - 정상

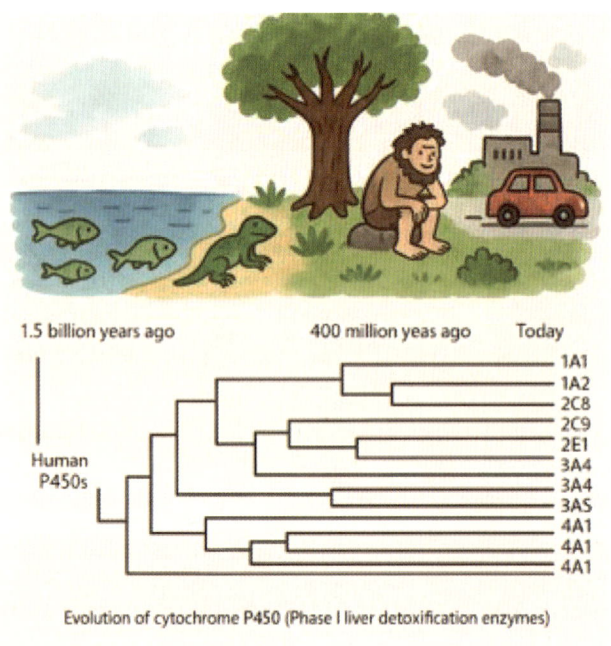

Evolution of cytochrome P450 (Phase I liver detoxification enzymes)

갈수록 암, 자가면역 등 너무 많은 질환들이 생겨나고 있다. 이러한 병증으로 고생하시는 분들을 접할 때마다 많이 안타깝다.

병증에 맞게 에센셜 오일을 잘 조합하여 사용하면 병증의 회복에 많은 도움을 주게 될 것이다.

에센셜 오일의 놀라운 재생 능력

입술의 점액 낭종을 전기 기구를 사용하여 제거하고, 깊게 파인 상처에 블렌딩 에센셜 오일을 바른 후 3주 후에 거의 재생에 이른 케이스이다. 이러한 에센셜 오일의 해독, 재생 능력은 화상, 욕창 등의 질환에 널리 유용하게 쓰일 수 있다.

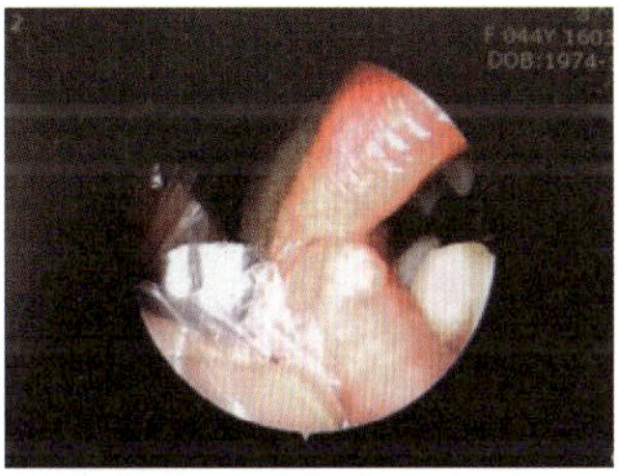

수술 전

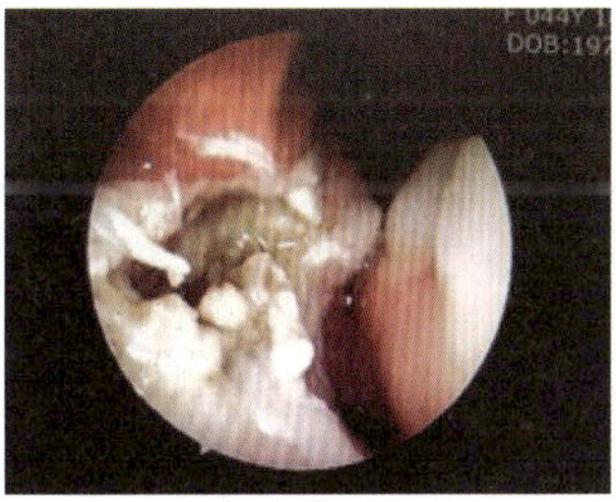

수술 직후

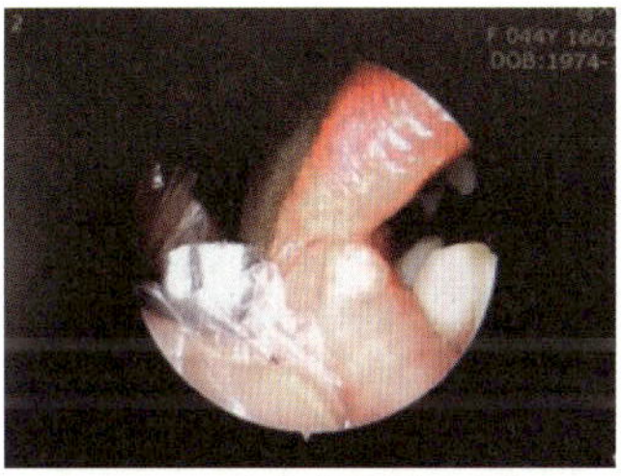

수술 하루 뒤

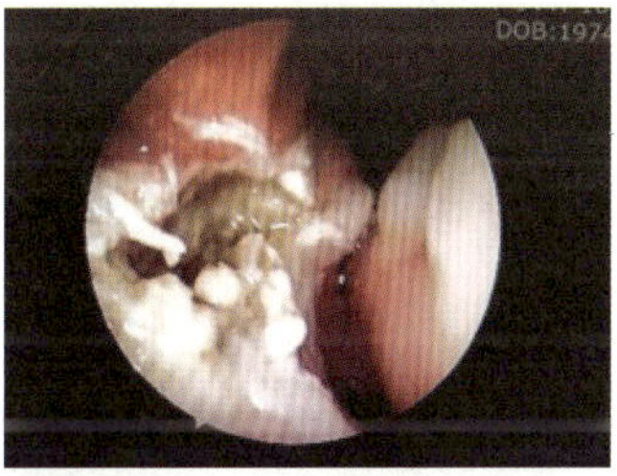

수술 1주 뒤

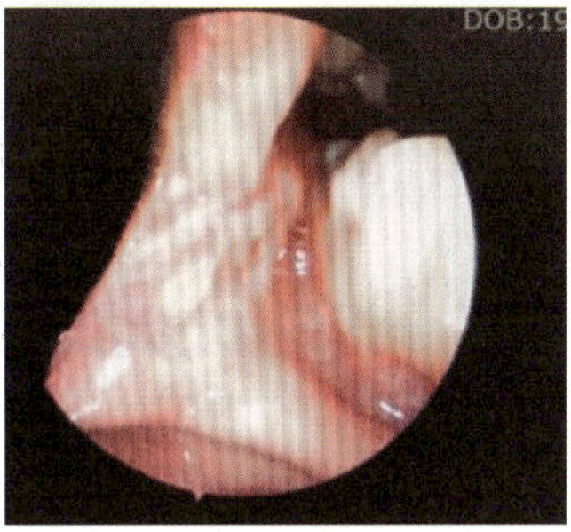

수술 3주 뒤

에센셜 오일의 화상 치료 효과

일반적으로 구강암(편도암, 비인두암, 후두암 등)의 현대 의학적 치료에는 수술, 항암, 방사선 요법이 동원되고 있다.

아래의 예는 편도암으로 20여 차례 방사선 치료를 받은 환자의 경우이다. 이 분은 수차례의 방사선 치료 후유증으로, 구강의 연구개, 경구개에 심한 궤양이 생겼다. 여러 병원을 전전하며 치료 받았으나 효과가 없어 누군가의 소개로 내원하신 경우이다. 내원 시 통증 때문에 거의 음식을 먹지 못하는 상태였다.

하루에 한 차례씩 바르는 에센셜 오일(라벤더, 티트리, 제라늄 등의 블렌딩 오일)을 사용하여 치료를 시작하였고, 치료 5일째에 어느 정도 먹을 수 있는 상태로 호전되었다. 하루에 2-3회씩 치료받을 수 있었다면 더 빨리 호전될 수 있었을 것이다.

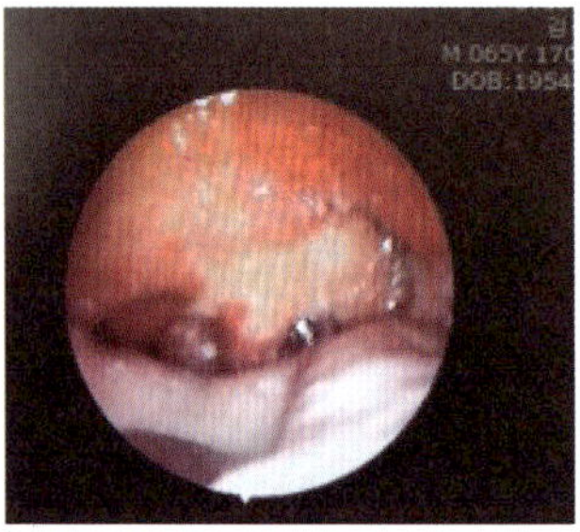

내원 당시

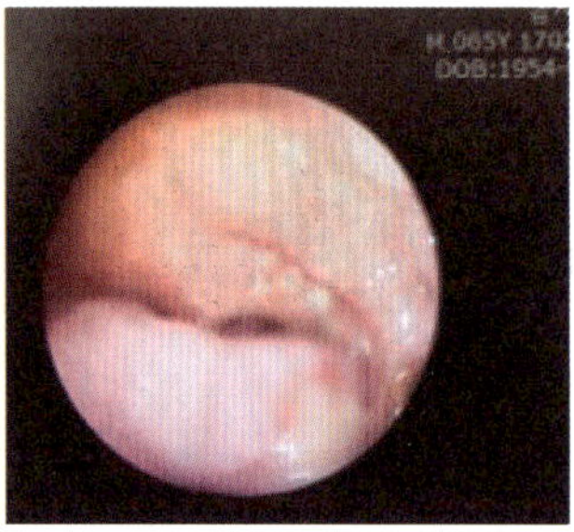

에센셜 오일 치료 5일 후

여러 종류의 화상 질환이 있지만 방사선에 의한 화상은 일반 화상보다 치료에 많은 시간을 필요로 한다. 에센셜 오일 치료는 후유증 없이 빠른 시간 내에 탁월한 치료 효과를 보여준다. 탁월한 치료 효과에 경제적이기까지 하다. 참으로 에센셜 오일은 자연이 주신 고귀한 선물이 아닐 수 없다.

방사선 화상 치료 외에 일반적인 화상에도 에센셜 오일은 탁월한 치료 효과를 발휘한다.

일반적으로 화상은 그 정도가 피부에 국한되는 1도에서 근육, 신경, 힘줄, 뼈까지 침범하는 4도 화상으로 분류된다. 3도, 4도 화상의 경우 회복되면서 주위 조직에 심한 후유증을 남기게 되어 피부 이식, 성형 등 많은 시간과 노력이 들게 된다. 동시에 환자가 받는 육체적, 정신적 충격은 말로 형용할 수 없을 정도이다.

아로마테라피(Aromatherapy)라는 용어를 처음 사용한 프랑스의 화학자 르네 모리스 가트포세는 자신의 향료 공장에서 실험 하던 중 폭발 사고가 일어났다. 그 사고로 피부가 괴저현상(Gangrene)이 올 정도로 심한 화상을 입었다. 당황한 그는 옆에 놓인 라벤더 통에 손을 집어넣었고, 며칠 지나지 않아 부종이 가라앉으면서 치료가 되어가는 과정을 확인할 수 있었다.

이에 감명을 받은 그는 아로마 연구에 일생을 바칠 가치가 있다고 생각하고 연구에 몰두하게 되었으며, 아로마테라피의 기본 근간을 이루는 업적을 이루었다.

심도 화상에서 가장 문제가 되는 것은 화상 부위 및 주위 조직의 변형으로 그 조직의 기능을 상실하는 것이다. 현대 의학에서는 전신의 건강 상태를 유지하면서 감염을 방지하고 상처가 회복하도록 드레싱 등의 방법을 동원한다.

아로마 의학에서는 경도 화상의 경우 아로마 에센셜 오일을 바르고, 심도 화상의 경우는 먹고 바르는 방법으로 치료하게 된다.

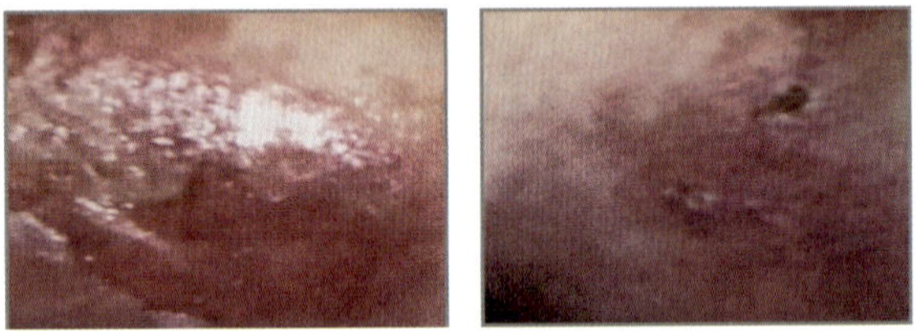

화상(여 53세)에 바르는 에센셜 오일 사용 2주 후

아로마 의학에서 화상 치료 시 중요시하는 점은 다음과 같다.

1) 화상 부위의 독소 제거

2) 손상 조직 및 주위 조직의 감염 방지

3) 손상 조직의 올바른 재생으로 상처 최소화

에센셜 오일 선택 시 독소를 제거하는 오일(제라늄, 라벤더, 티트리), 감염 예방 오일(오레가노, 클로브, 유칼립투스), 조직 재생 오일(로즈우드, 미르)을 선택하게 된다.

일반 항생제를 사용하지 않고도, 에센셜 오일을 바르고 복용함으로써 후유증 없는 최상의 결과를 만들어낼 수 있다.

심한 광범위 부위의 화상도 현대 의학의 수액 요법과 병용된다면 심한 합병증 및 후유증으로부터 벗어날 수 있다.

욕창 관리에도 효과적

욕창(Bedsore)은 치료와 관리가 매우 힘든 질환이다. 하지만 에센셜 오일의 도움을 받으면 간편하고 효과적이다.

10여 년 전 종합병원 근무 시 중환자실에서, 그리고 제주에서 후배 요양병원에 근무할 때 많은 욕창 환자들을 보아왔다. 사실 중환자실이나 요양병원에서 욕창 환자들을 처치하고 관리하는 데 걸리는 시간과 노동은 보통 일이 아니다. 그러나 효과는 미진하다.

나는 회진하면서 직접 처방한 바르는 에센셜 오일 레시피로 하루에 2회 도포하였다.

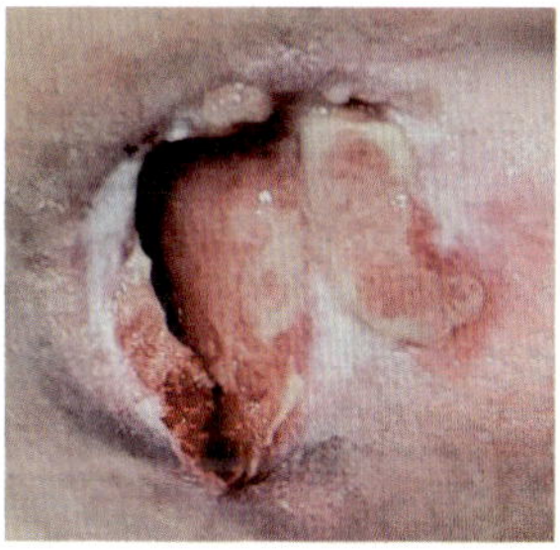

에센셜 오일 도포 전

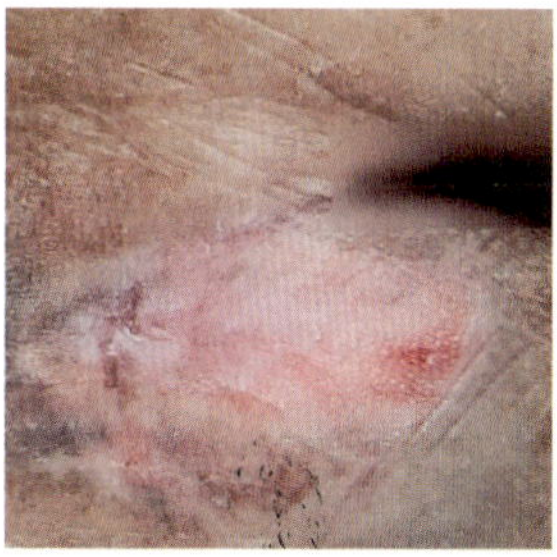

에센셜 오일 도포 5개월 후

환자들이 하루하루 좋아지는 모습에 근무하던 간호사들은 경악을 금치 못했다.

“우와! 세상에 이런 일이….”

“20분 이상을 끙끙대며 뒤집고 소독하고 난리인데 하루에 2번 쓱 바르면 끝이니….”

새로운 세상이 열린 것이다.

내 환자가 아닌데도 중환자실의 욕창 환자분들이 다 관리해 달라고 요청을 해왔다.

물론 사용하는 오일의 비용은 병원에서 주지 않았다. 안타까울 뿐이다. 환자의 증상이 개선되고 환자에게 도움이 되는 방법이 있다면 관심을 기울이고 지원을 해야 할 텐데….

언제쯤 아로마 의학이 인식되어 제도권 안에서 치료의 범주를 넓힐 수 있는 날이 올지 안타깝기만 하다.

슈퍼박테리아의 운명
- 만성 중이염 치료 예

20여 년 전부터 만성 중이염을 앓아온 40대 여성이다. 피곤하거나 감기 기운이 있을 때마다 우측 중이에서 농성 이루가 나와 항생제 치료를 받아왔다. 두 달 전에도 농성 이루가 있어 타병원에서 항생제 요법을 한 달간 받았으나 반응이 없어 우리 병원에 내원한 경우이다.

1차, 2차, 3차 항생제에도 반응이 없어 오레가노, 타임 스위트, 유칼립투스를 블렌딩한 에센셜 오일 시럽을 복용시켰다.

복용 7일 후 완전히 건조되었고(Dry up), 한 달이 지난 지금까지 이루는 보이지 않고 있다.

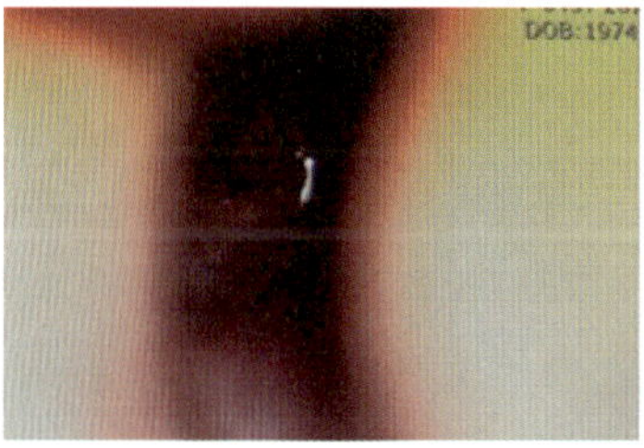

에센셜 오일 시럽 복용 전

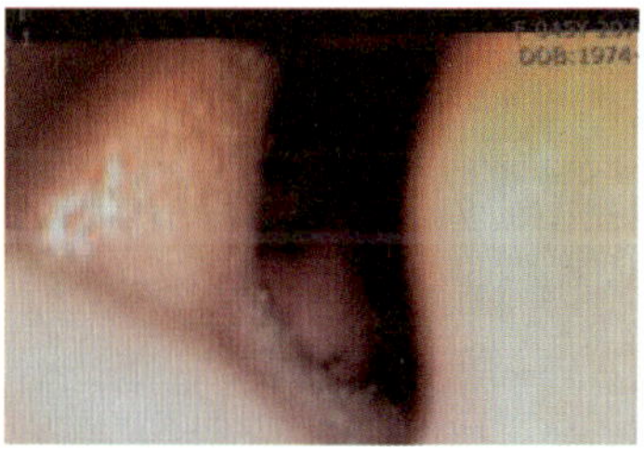

에센셜 오일 시럽 복용 후

인간이 아무리 강한 항생제를 만들어내도, 박테리아는 항생제의 단일 화학 성분 정보를 금세 파악하여 대비한다. 이러한 박테리아의 살고자 하는 필사의 노력 앞에서는 더 강한 항생제도 무용지물이다.

하지만 100~400가지 이상의 성분을 가진 오일을 3~4종류 블렌딩하면 실제로 1,000가지 이상의 화학 성분을 지닌 에센셜 오일이 탄생하는 것이다. 이 블렌딩 시럽 앞에 박테리아는 에센셜 오일의 정체도 모른 채 사멸되고 만다.

위대한 자연의 고귀한 선물인 에센셜 오일의 탁월한 능력이다.

자연에 감사합시다!!

다리를 꼭 절단해야만 하나요? - 당뇨 합병증

당뇨는 고혈압과 더불어 대표적인 만성 성인 질환이다. 2000년 이후 유병률이 10%를 넘어서고 있다. 유전적 요인 외에 스트레스, 음식 습관 등 여러 요인이 작용하고 있다.

당뇨로 진단받고 지속적인 약물, 주사 요법과 식이, 운동 요법 등으로 회복을 보인 분들도 많이 계시다.

그러나 불행하게도 손발이 저리고 경직이 오는 등의 혈액 순환 장애로 인한 족부혈관의 미세화(가늘어짐) 현상이 오게 되면 앞으로 심각한 상황을 초래하게 된다.

물론 심장, 뇌혈관으로의 혈액 공급 부족으로 심장 질환이나 뇌질환을 유발할 수도 있지만, 하지의 경우 최후의 절단이라는 끔찍한 상황이 올 수도 있다. 하지만 안타깝게도 현대 의학에서는 이러한 상황에 이르면 하지 절단 외에는 다른 대안이 없는 현실이다.

일단 손상 부위를 절단하지만 계속 진행되면서 발가락→발목→무릎으로 절단을 하게 되고 결국은 사망에 이르게 된다.

5년 전 60대 여성이 다리를 절뚝거리며 진료실로 들어왔다. 당뇨를 20년째 앓고 있는데 2년 전 오른쪽 발가락 2개를 절단하였다. 그리고 6개월 전부터 왼쪽 4번째 발가락에 궤양이 생긴 것이다.

일반 병원에서 약물, 드레싱 요법으로 치료하였으나 호전이 없자 병원에서는 절단을 고려해 보아야 한다고 하였다. 그래서 수소문해 보니 우리 병원에서 유사한 사례가 있어 치료가 잘 되었다는 지인의 말을 듣고 기대에 찬 마음으로 방문하였다고 했다.

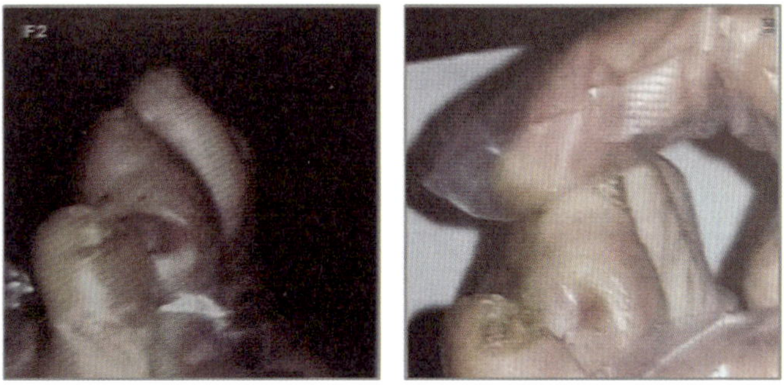

당뇨 합병증, 족부 궤양(여 65세) 바르고 먹는 에센셜 오일 2개월 후

에센셜 오일에 대한 설명과 함께 우선 한 달 처방하고 경과를 보자며 바르고 먹는 에센셜 오일 레시피를 처방해 주었다.

한 달 뒤 더 이상 궤양은 진행하지 않고, 두 달 뒤에는 4/5 정도 궤양이 메꾸어져 있는 양상을 보여 주었다. 동시에 당뇨 수치도 조절되어가는 모습을 보였다. 2년간 에센셜 오일 레시피를 복용하고 완전히 회복된 경우이다.

며칠 전 아는 후배로부터 전화가 왔다.

친한 친구 어머니가 당뇨 합병증으로 족부괴사가 와서 발목을 절단하였는데, 그 절단 부위가 잘 낫지 않는다고 했다.

아로마 오일을 먹고 바르면 좋아질 수 있다고 말해주었다.

하루 뒤 다시 전화가 왔다. 보호자가 보험에 들어놓은 게 있는데, 보험 혜택 받아야 하니 일반 병원에서 치료받겠다고 했다는 것이다.

안타까왔다.

당뇨가 조절되지 않아 손발 저림, 족부괴사 등의 합병증에 앞으로 뇌졸중, 심장마비 등의 병증이 나타날 확률이 1200%가 넘는다.

이런 경우 먹는 에센셜 오일로 처방하면서 호전되는 경우를 수백 건을 겪어오고 있다.

가장 괴롭고 힘든 것은 환자 자신이다. 그러나 그 보험 혜택 때문에 가족들은 정작 환자를 등한시하는 경우가 많아 안타까운 상황이다.

당뇨는 이렇게 개선된다 - 당화혈색소의 변화(HbA1c)

당뇨의 정도를 진단하는 데는 그날그날의 혈당 수치도 중요하지만, 3개월 단위로 체크하는 당화혈색소(HbA1c) 수치가 중요하다.

보통 적혈구의 수명은 4개월 정도인데, 당은 혈색소에 붙으면 잘 떨어지지 않는다. 따라서 혈액을 뽑아 당화혈색소를 검사하면 3개월 동안의 혈당 상태를 알 수 있다(정상 5.6 이하).

우리 아로마 의학에서는 당뇨 혹은 자가면역으로 손상당한 췌장 세포의 재생에 중점을 두고 에센셜 오일 레시피를 처방한다.

일반적으로 에센셜 오일 레시피 복용 3~6개월 사이에 췌장 세포가 재생되면서 당화혈색소의 감소 변화를 볼 수 있다.

아래의 예는 10년간 지속된 당뇨로 고생하던 54세 남자분으로, 에센셜 오일 레시피 복용 2개월 후 감소된 당화혈색소를 보여주고 있다. 6개월 이상 당화혈색소가 정상 범위를 유지하면 당뇨약을 끊고 관찰할 예정이다.

당화혈색소가 안정되면 당뇨의 개선과 함께 당뇨 합병증(손발 저림,

두통, 어지러움, 시력 저하, 피부 괴사 등)도 좋아지게 된다.

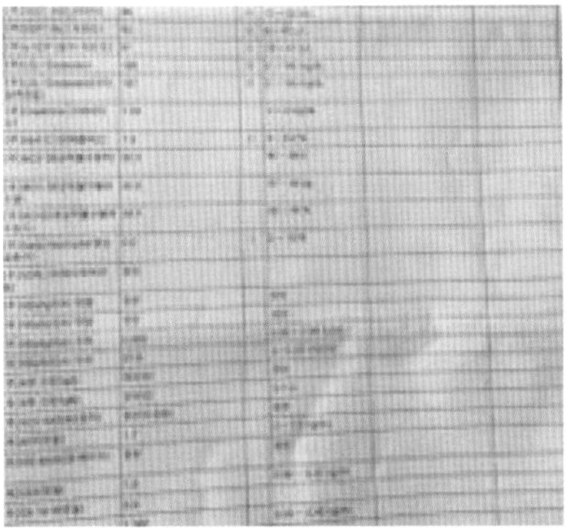

처음 내원 시 당화혈색소
7.9 → 5.8

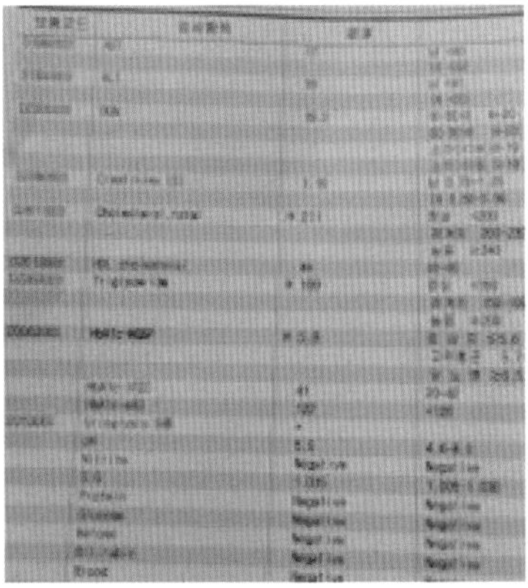

에센셜오일 레시피 복용
2개월 후 당화혈색소

부비동염(축농증)은 꼭 수술해야 하나?

필자는 이비인후과 전문의로서 1990년도에 개원하였다.

비염은 항생제를 쓰지 않지만 축농증과 중이염은 지속적으로 항생제를 쓰기 마련이다. 하루에 200명 이상의 환자에게 항생제를 처방하니 그야말로 엄청난 처방량이었다.

이런 과정 중에 항생제를 쓰지 않고 축농증, 중이염을 해결할 수 있는 방법에 대해 고민하게 되었고, 의약분업 전에는 마황, 갈근 등의 한약 제재를 섞어서 처방해 보았으나 효과를 보지 못했다.

2014년부터 아로마를 공부하게 되었고, 2011년부터 먹는 아로마 오일 처방을 하면서 축농증, 중이염, 슈퍼박테리아에 의한 감염증을 해결할 수 있었다.

아로마 의학에서 사용하는 에센셜 오일의 경우 화학 성분이 한 오일당 100~400종류인데, 이 오일을 3-4가지 혼합 사용하기 때문에 박테리아가 상대해야 하는 성분은 1,000 종류가 넘게 된다. 상대를 알기도 전에 박테리아는 죽음을 맞이하게 된다.

이와 더불어 상대 에센셜 오일에 대한 정보는 모르게 되어 재발이 낮아지는 것이다.

감염의 말기에는 박테리아와 진균을 다 상대해야 하는데, 현대 의학에서 쓸 수 있는 약제가 있을까?

하지만 에센셜 오일 중 페놀기(Phenol)를 함유한 오레가노, 클로브, 타임 레드와 도금양과의 유칼립투스, 티트리, 머틀, 니아울리 등은 강한 항박테리아 작용과 함께 항진균, 항바이러스 작용을 동시에 할 수 있는 특성을 지니고 있다.

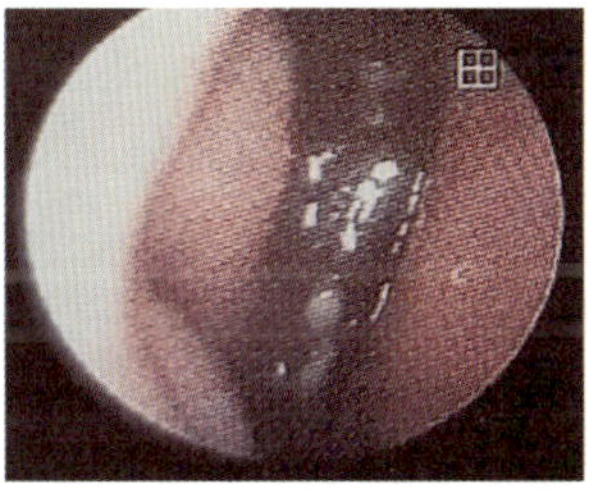

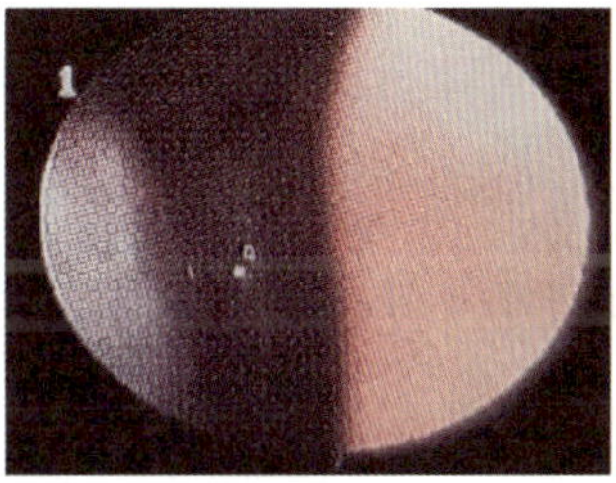

만성 부비동염 및 비용증(여 47세) 먹는 에센셜 오일 복용 2개월 후

코의 질환이지만 비염의 경우는 항생제를 쓰지 않는다.

축농증(부비동염)의 경우 안면의 상악동(Maxillary sinus), 사골동(Ethmoid sinus), 전두동(Frontal sinus), 접형동(Sphenoid sinus)에 감염(Infection)으로 농성 비루, 후비루, 두통 등의 증상이 나타나게 된다. 더불어 뼛속의 공기 주머니(Sinus)에 부패한 점막과 분비물들이 장시간 침류되어 진균(곰팡이)의 출현은 당연한 것이다. 여기에 오래된 감염의 결과로 물혹(비용종, Nasal polyp)까지 출현하면 그야말로 첩첩산중이다.

그래서 내시경 하에서 물혹, 염증 조직을 제거하면서 공기 주머니로의 입구를 넓혀 주고, 공기 주머니로 공기가 잘 유입되어 시간이 가면서 좋아지게 하는 보존적 수술 방법을 쓴다.

수술 받은 후에도 항생제 내성 박테리아와 그의 친구인 곰팡이 때문에 피곤하거나 감기에 걸리게 되면 백발백중 다시 증상이 나타나게 된다.

아로마 의학에서는 생후 6개월에서 6세 미만에서는 아로마 워터(하이드로라트, Hydrolats)를 코의 상태나 체중에 따라 처방한다. 만 6세 이상의 어린이나 성인은 클로브, 유칼립투스, 타임, 사이프레스 등의 오일을 조합하여 처방하게 된다.

코의 상태에 따라 6-12개월 복용하면 코의 비용종은 물론 거의 완치 상태에 이르게 된다.

만성 부비동염(축농증)의 치료 – 임상과 CT의 판독 차이

많은 어린 아이들 및 성인들이 축농증(만성 부비동염)으로 장시간 고통의 시간을 보내고 있다. 자주 재발되는 증상으로 인해 항생제 처방을 받게 된다. 이러한 치료는 일시적으로 증상의 호전은 되겠지만, 항생제로 인해 면역력은 갈수록 떨어지는 악순환이 계속된다.

아래의 예는 12세 남자아이로 만성 부비동염과 삼출성중이염(양측)으로 여러 개인 병원에서 지속적 항생제 치료를(6개월 이상) 받았으나 치료 효과가 없어 우리 병원에 오게 된 경우이다.

처음 방문시 CT OMU(osteomeatalunit)를 촬영(1) -> 에센셜 오일 한 달 복용 후 중이염 증상 호전된 상태, CT OMU 촬영(2) -> 에센셜 오일 3개월 복용 후 CT OMU 촬영한 상태(3)이다.

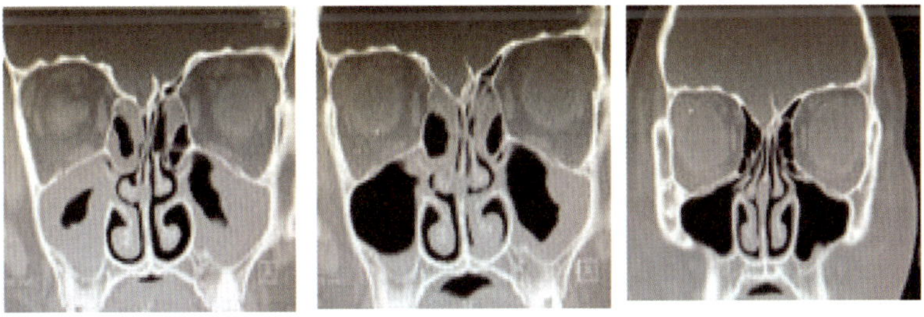

에센셜 오일 복용 전(1) 복용 한 달 후(2) 복용 3개월 후(3)

이 CT OMU에서 특이한 사항은 에센셜 오일 한 달 복용 후 촬영한 CT(2)에서 부비동염이 악화되었다는 판독 소견이 나온 것이다. 실제로 CT OMU를 보게 되면 이러한 현상이 보여진다.

그러나 사실 이 현상은 에센셜 오일이 상악동, 사골동의 경화된 염증 상태를 일단 흐물흐물하게 만드는 과정이다. 이 흐물흐물한 상태에서 염증이 흡수, 건조되면서 치료가 시작된다.

증상적으로 코막힘, 농성 비루, 후비루, 두통 등의 증상은 개선되고 있지만 CT OMU상에서 치료 전보다 더 심해졌다는 판독 결과가 나오게 되면 의사들은 어떠한 반응을 하게 될까?

실제로 만성 부비동염, 괴사성질환(대퇴골두 무혈관성 괴사) 등을 치료하면서, 환자의 임상 증상은 분명히 호전되고 있는데, CT나 MRI 상에서는 심해지는 소견을 보게 되는데, 이때 이해할 수 없는 기이한 판독 소견을 내놓는 것을 보게 된다.

당연히 의사들은 당장 수술하자는 말을 하게 되는 것이다.

그러나 에센셜 오일 3개월 복용 후에는 부비동염, 중이염 증상이 호전되었고, CT OMU 상 상악동, 사골동의 음영이 깨끗해진 상태(3)를 볼 수 있다.

에센셜 오일 복용 후 3-4개월이 경과하면 경화, 괴사된 조직 세포들이 재생되면서 점차 호전된 CT나 MRI 소견을 보여주게 되는 것이다.

또한 부비동염 및 중이염의 증상이 좋아질 뿐 아니라 여기에 사용된 4~5종류의 에센셜 오일의 부가적 작용으로 면역력도 증가되는 보너스도 얻게 되어 활기찬 생활을 할 수 있게 된다.

백반증은 그냥 피부병일까?

몇 년 전, 더운 여름인데도 모자에 선글라스, 긴팔 셔츠를 입은 30대 여성이 남편과 함께 내원하였다. 선글라스를 벗었더니 얼굴 전체가 얼룩덜룩하였다. 이미 고인이 된 팝의 황제 마이클 잭슨이 앓았던 백반증(Vitiligo)이었다.

10년 전부터 발병하여 서울의 유명 대학 병원, 의원 심지어 미국의 병원에까지 가서 치료해 보았지만 진전이 없었고, 지금은 얼굴뿐만 아니라 몸 전체로 진행되고 있었다.

환자의 프라이버시상 손만 촬영하였고, 2개월간 먹는 에센셜 오일을 처방하였다.

"제발 좋아져서 남편, 아이들과 함께 당당하게 외식도 하고 산책도 했으면 좋겠어요."

진료실을 나서면서 그 분이 내뱉은 말이었다.

우리 병원에 다녀 좋은 결과를 보았던 친구(류마티스 환자)의 소개로 오게 되었지만 설마 하는 마음이 강했을 것이다. 온갖 병원을 다녀도 치료가 되지 않았는데 확신이 있을 리 없었다.

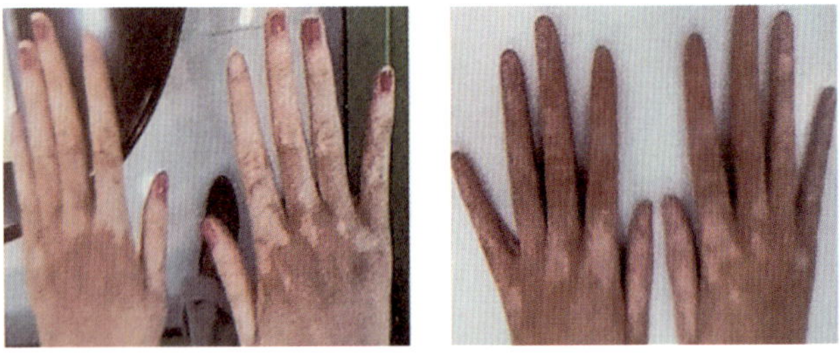

백반증(여 51세) 먹는 에센셜 오일 복용 2개월 후

2개월 에센셜 오일을 복용한 후 내원하였는데, 1/2 이상이 원래의 피부로 바뀌어 있었다. 하지만 환자의 표정은 밝지 않았다.

"지금쯤이면 좀 더 좋아져야 하는 거 아니에요?" 하는 것이다.

의아한 표정으로 두 달 전 사진과 현재 사진을 비교해 주었다. 그제서야 변화를 실감했는지 표정이 바뀌었다.

위 사례의 백반증처럼 피부에 나타나는 질환이라도 그 원인에 따른 치료를 해야 좋은 결과를 얻을 수 있다.

백반증, 아토피, 건선 등은 류마티스처럼 자가면역 질환이다. 한마디로 면역이 넘쳐서 나타나는 질환들이다. 반대로 면역이 부족해서 나타나는 질환이 에이즈(AIDS)이다. 즉 면역계를 바로 잡아주면 좋아진다는 의미이다.

하지만 현대의학에서는 아토피, 건선은 바르는 위주로, 백반증은 광선 치료 등으로 나타나는 증상만을 치료한다.

시간을 요하지만 믿음을 가지고 꾸준히 에센셜 오일을 복용하면 좋은 결과를 얻을 수 있다.

베체트병(입안, 눈, 성기에 생기는 염증 질환), 크론병(대장의 궤양성질환), 류마티스에서도 같은 좋은 결과를 얻고 있다.

습진(주부 습진, 화폐상 습진, 건성 습진), 한포진, 광독성피부염, 지루성 피부염, 여드름(여성 호르몬과 관련된 것 제외), 기미, 사마귀 등 피부에 국한되는 것은 그 피부의 면역력을 키워주는 동시에 치료 효과를 보이는 에센셜 오일을 선택하여 사용하게 되면 훌륭한 치료 효과를 볼 수 있다.

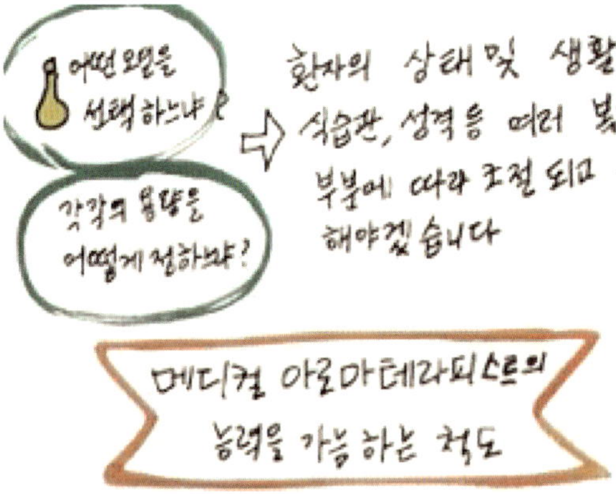

이제 목소리가 나오고 숨 쉬기가 편해요

1개월 전 50대 후반의 남성이 쉰 목소리, 가래, 호흡 곤란, 기침을 호소하며 병원에 방문했다. 기본 진찰 및 병력을 기록하고 후두 내시경으로 보았더니 OMG이다. 이 상태로 목소리는 커녕 숨 쉬기도 어려웠을 정도로 심한 진성대(True vocal cord), 가성대(False vocal cord), 주위 후두 조직의 부종으로 아주 심한 상태였다.

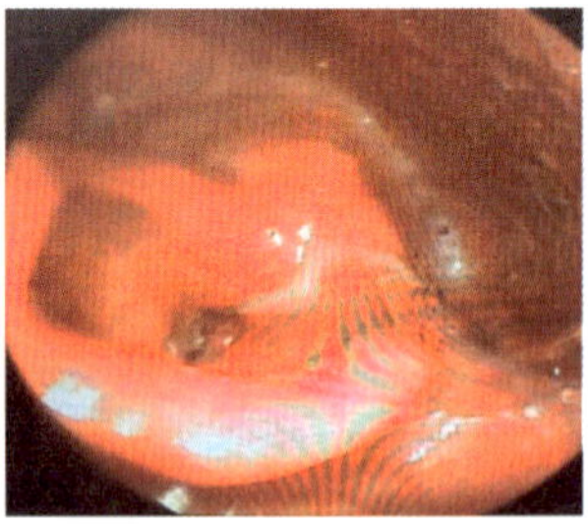

처음 내원 시

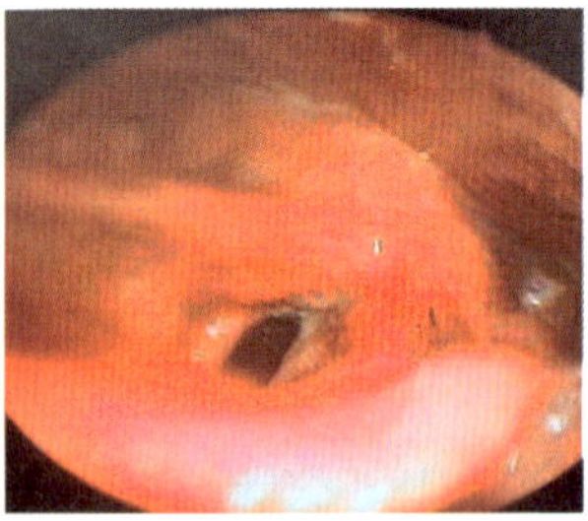

에센셜 오일 한 달 복용 후

병력 기간은 5개월 정도이고, 용하다는 이비인후과, 목포, 장흥, 광주, 심지어는 서울까지 찾아가서 치료를 받았다. 한의원에서 한약에 침도 맞아보았으나 효과를 보지 못하다가 지인의 소개로 우리 병원에 방문하게 되었다.

그간 항생제, 스테로이드를 다 써서 치료받아왔다. 그래서 다른 처방 없이 에센셜 오일 레시피를 권하였고 1개월 후에 방문하라 하였다.

1개월 후 다시 내원한 환자는 목소리가 맑아졌고 숨 쉬기도 편안해졌다고 했다. 아주 밝은 표정이었다.

후두경 상태는 굳은 성대, 후두 부종이 많이 가라앉아 있었고 많이 개선된 형태를 보여주고 있었다. 한 달 더 사용할 것을 권하였다.

만약 목소리를 많이 쓰는 강사, 가수들이 이 에센셜 오일 레시피를 사용한다면 부종뿐 아니라 성대 근육의 강화, 면역력 상승으로 더 맑고 건강한 목소리를 소유할 수 있을 것이다.

실제로 필자도 에센셜 오일 레시피 덕분에 아직까지 까랑까랑한 목소리를 유지하고 있다.

에센셜 오일의 효과는 실로 놀랍다.

먹는 콜라겐과 이너 뷰티(Inner Beauty) 그리고 에센셜 오일

요즘 TV방송의 홈쇼핑 채널을 보면 먹는 콜라겐을 판매하는 경우를 종종 본다. 콜라겐을 먹으면 잔주름이 펴지고 피부에 탄력이 생긴다고 소개한다. 피부 관리를 화장품처럼 발라서 하는 것이 아니라 콜라겐을 먹어서 해야 한다는 것이다.

아로마 의학 관점에서 보면 많은 질환을 진단할 때 얼굴의 피부 상태는 무엇보다 중요하다. 피부 상태뿐 아니라 신체가 건강하게 유지되기 위해서는 일단 각 장기의 독소가 빠지면서 깨끗이 청소되어야 한다. 그 후에 항산화(Antioxidant status)가 이루어지며 피부 노화가 더디어지면서 피부 탄력이 건강하게 유지되는 것이다.

그렇게 몸 안의 각 장기 상태가 반영되는 것이 얼굴의 피부 탄력 및 주름 상태이다.

우리 아로마 의학 연구소에서 각 질환으로 에센셜 오일 레시피를 처방받은 많은 분들, 특히 여성분들의 경우 얼굴 피부 상태가 달라지는 경험을 한다. 질환으로 치료를 받았음에도 에센셜 오일 레시피 복용 2

개월이 지나면 '무슨 시술 받았느냐'는 질문을 받을 정도로 피부 상태가 좋아지는 것을 볼 수 있다.

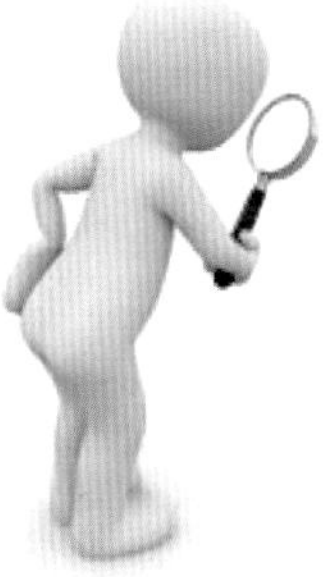

E.O. Antioxidant Capacity -Tufts University, 200

Clove	1,078,700	Citronella	312,
Fennel	221,000	G.Chamomile	218,
Cedarwood	169,000	Rose	160,
Marjoram	139,905	Mellisa	134,
Ginger	98,900	Black Pepper	79,
Peppermint	37,300	Cypress	24,
Thyme	15,960	Oregano	15,
Eucalyptus	2,410	Orange	18,
Lemon	660	Frankincense	
Lavender	360	Rosemary	
Juniper	250	Sandalwood	

아로마 의학 연구소에서는 호르몬 계통의 여성 질환(생리 불순, 폐경 증후군, 난소 질환, 자궁 낭종, 자궁 내막염 등)에 대한 처방 시 클로브, 클라리세이지, 펜넬, 사이프레스 등 항산화 지수가 높고 여성 호르몬 작용을 하는 오일을 복합 처방하고 있다.

이들 오일들은 몸의 독소 제거 및 정화, 여성 호르몬 강화, 항산화 기능을 동시에 하는 유용한 오일들이다. 따라서 복용 2~3개월이 지나면 몸의 독소가 제거되면서 항산화 기능이 일어나 얼굴의 피부가 탄탄해해지고 고와지는 순기능을 일으킨다.

이것이 진정한 이너뷰티(Inner Beauty)의 본질이다. 단순히 콜라겐을 먹는다고 해서 신체의 독소 제거 및 정화, 항산화가 순차적으로 이루어질 수 있을지 의문이다.

우리 아이(애완견)가 두 달째 피똥을 싸요. 제발 도와주세요!

몇 년 전 서울 클리닉에서 있었던 일이다. 서울의 지인에게서 전화가 걸려왔다. 자기가 다니는 피트니스 센터의 40대 여성 트레이너인데, 키우는 애완견이 한 달 전부터 먹지도 않고 가끔 혈변을 보였다고 한다. 그래서 동물 병원에 데리고 갔는데 CT 소견상 만성 반복성 대장염(대장이 썩어 가는 일종의 자가면역 질환인 크론병)이라고 했다. 일단 약물 치료를 했는데 두 달이 지나도록 별 호전이 없었다는 것이다. 동물 병원에서도 포기한 듯한 눈치였다고 한다.

"비용도 비용이지만 요즘은 살 맛이 나지 않아요."

애완견을 가족처럼 여기니 그 심정이 이해가 된다고 했다.

그래서 이런저런 이야기를 나누던 중 먹는 아로마 오일로 치료하는 우리 병원을 소개하게 되었던 것이다.

그 강사는 CT와 검사 소견을 가지고 애완견과 함께 내원하였고, 애완견의 나이, 몸무게, 현재의 건강 상태를 고려해 먹는 에센셜 오일을 처방해 주었다.

일단 끈기와 정성 그리고 믿음을 가지고 한 달간 오일을 정성스럽게 먹여보라 하였다.

20일 뒤 그 강사에게서 전화가 왔다.

목소리가 약간 들떠 있었다.

"원장님! 우리 아이(애완견)가 살아나고 있어요. 혈변도 보이지 않고 잘 먹으면서 예전처럼 활기를 찾아가고 있어요. 이대로 계속 좋아지는 거죠?"

그 뒤 지속적으로 1년간 오일을 처방해 주었고, 가끔씩 강아지가 건강하다는 메시지를 받고 있다.

이 경우 외에 애완견에 대한 치료는 만성 피부염, 골절, 화상, 혈액암 등 다수의 치료 케이스가 있다.

이처럼 식물의 이차 대사물인 에센셜 오일은 식물 자신을 보호하기 위한 것뿐만이 아니다. 지구의 오랜 역사 동안 같이 진화해온 동물, 사람에게도 오일의 치료 특성에 따라 잘 적용하여 사용하면 훌륭한 치료 효과를 보여주게 된다.

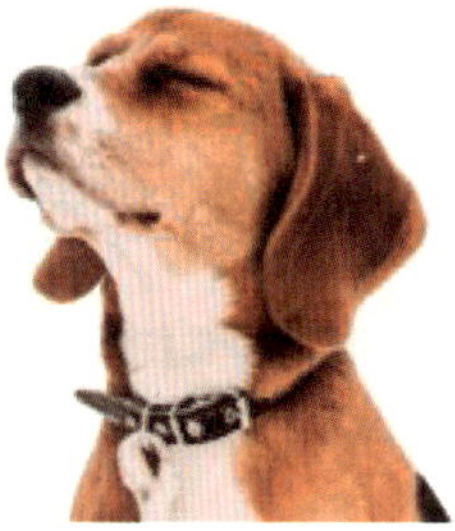

아이가 생리통이 좋아지니 얼굴이 너무 예뻐지네요

4년 전 독일에서 공부하고 있다던 19세 여학생이 엄마와 함께 내원을 했다. 심한 생리통으로 생리 2~3일 전이면 방을 기어다닐 정도로 통증이 심했고, 얼굴에는 여드름이 심하게 있어 고민이 많았다.

여학생은 그동안 지속적으로 피임제를 복용하고 있다고 했다.

우선 병력 질문 후 혈액 검사(호르몬 검사 포함)를 시행하고 이틀 후 내원하게 하였다. 검사 결과 에스트로겐이 많이 감소되어 있었고, 간 기능 등 다른 혈액 검사 소견은 정상이었다.

인스턴트, 냉동 식품, 패스트푸드를 금하고 면생리대 착용을 권하였으며 일단 2개월치 먹는 에센셜 오일을 처방하였다.

두 달 후 내원하였을 때 표정이 밝아보였다. 통증은 최고를 10으로 했을 때 3~4 정도로 낮아졌으며 생리 중에도 활동이 가능할 정도라고 했다.

또한 얼굴의 여드름은 3/4 정도가 없어졌다.

독일 들어가기 전까지 4개월 처방 받았고, 독일 들어가면서 3개월치 처방을 받아간 경우이다.

생리전 증후군(PMS, premenstrual syndrome)은 생리 전 여성의 뇌가 화학 구조가 변화를 일으켜 그들이 조절할 수 없는 행동을 유발하는 것이다. Alexander(2001) 연구에 의하면, 10명 중 1명은 월경 7~10일 전부터 초조하고 절망적이며 피곤한 상태에 놓이고, 생리 5일 내에 더 과격하고 공격적인 증상이 나타났다. 실제로 이 기간 동안 절도, 살인 등의 극단적 행동을 하기도 한다.

1987년 영국의 안나 레이놀드는 PMS의 고통으로 자신의 어머니를 살해하였으나, 4달 후 6,000여 명의 청원으로 과실치사로 인정되어 석방되었다.

PMS에서 내부 성 아편류와 세로토닌(Serotonin, 인간의 기쁨, 즐거움, 활동성에 관여하는 호르몬) 수치의 변동이 연구되었다.

아로마 의학에서는 에스트로겐 비슷한 기능을 하는 에센셜 오일과 호르몬 균형제, 항우울제 역할의 오일을 병합 사용한다.

즉 클라리세이지(Clary sage), 세이지, 스코티쉬파인(Scotch pine), 미르(Myrrh), 타임(Thyme), 레몬그라스(Lemongrass), 멜리사(Melissa), 일랑일랑(Ylang Ylang), 안젤리카(Angelica) 등에서 선택하여 사용한다.

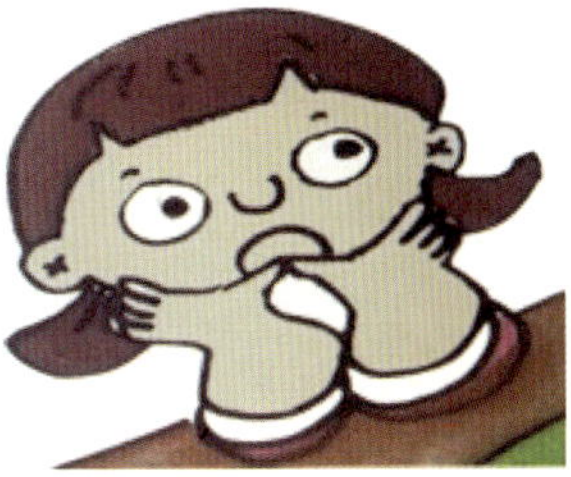

이 요법은 생리전 증후군 외 심한 생리통, 다낭성난소 증후군(Polycystic ovary syndrome), 폐경기 증상(Postmenopausal symptom)에도 적용되고 있다.

에스트라디올(E2) 49 → 317

프로게스테론0.38 → 5.99

이것은 심한 생리통과 생리전 증후군으로 20년 이상 고통을 겪은 47세 여성에게 에센셜 오일 레시피를 3개월 복용시키고 나서의 여성 호르몬과 프로게스테론의 수치 변화이다.

이처럼 에센셜 오일 처방으로 심한 생리통과 생리증후군을 다스릴 수 있다.

코로나 이후 가장 큰 위협
항생제 내성

코로나19 팬데믹 이후 인류는 '항생제 내성'을 주의해야 한다는 경고가 잇따라 나오고 있다.

세계보건기구(WHO)가 항생제 내성 문제가 코로나19 이후 최대의 보건 위기가 될 것이라고 경고한 데 이어, 영국 보건안전국(UKHSA-UK Health Security Agency)도 항생제 내성 감염을 주의해야 한다고 경고했다. 폭스뉴스는 18일 미 질병통제예방센터(CDC)를 인용해 매년 수백만 건의 슈퍼버그(Superbug- 항생제에 내성을 가진 박테리아) 감염이 일어나고 있다고 전했다.

항생제는 폐렴, 수막염, 패혈증을 유발하는 세균 감염의 치료에 필수적인 약품이다. 그러나 항생제 오남용으로 인체에 항생제 내성이 생기면 세균이 항생제의 영향을 받지 않고 증식할 수 있게 된다.

최근 CDC에 따르면 미국에서는 매년 3만 5천 명이 항생제 내성균에 감염돼 사망한다. 슈퍼버그라고 불리는 항생제 내성균은 항생제 내성이 생긴 인체에 침투해 어떤 약품에도 죽지 않고 증식하는 박테리아를 뜻한다.

영국도 비상이다.

UKHSA에 따르면 지난해 '혈류 감염'을 겪은 영국인 5명 중 1명은 항생제 내성 반응을 보였다. 영국 정부는 "이는 항생제 내성 감염이 팬데믹 이후 몇 년 동안 증가할 가능성이 있음을 의미한다"고 평가했다.

UKHSA 수석 의료 고문인 수잔 홉킨스 박사는 "우리가 책임감 있게 행동하지 않으면 심각한 항생제 내성 감염이 다시 증가할 것"이라며 "겨울철 호흡기 감염이 증가할 텐데, 감기 같은 증상에는 항생제가 필요하지 않으니, 의사의 처방에 따라 항생제 복용을 결정해야 한다"고 촉구했다.

CDC와 WHO는 현재의 추세가 유지된다면 향후 수십 년 동안 1천만 명이 항생제 내성으로 사망할 것이라고 경고했다.

전직 미군 의무감인 제롬 애덤스 박사는 폭스뉴스와의 인터뷰에서 "사람들은 코로나19가 나쁘다고 생각하지만, 만약 전염성이 있으면서 항생제에 내성까지 가진 박테리아가 생긴다면 그것은 (코로나19보다 더 한) 재앙이 될 수 있다"고 말했다.

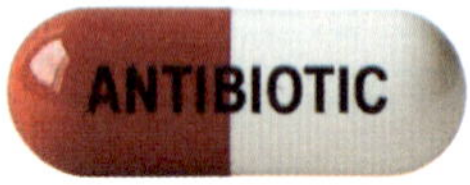

한국에서도 항생제 내성 주의 경보가 울렸다.

18일 질병관리청에 따르면 우리나라 인구 1,000명 중 26명은 매일 항생제를 사용하는 등 다른 국가에 비해 항생제 사용률이 높은 것으로 나타났다고 밝혔다. 2019년 기준 '부적절한 항생제 처방' 사례를 조사한 결과 우리나라는 인구 1,000명당 26.1명이 부적절한 항생제 처방을 받는 것으로 나타났다.

네덜란드 9.5, 핀란드 14.7, 이탈리아 21.7 등 다른 OECD(세계경제협력개발기구) 국가에 비해 높은 편이다.

백신 부작용
대상포진 개선 사례

백신 부작용으로 인한 피부염으로 병원을 찾는 분 중에 평생 앓아보지 않은 대상포진 때문에 오시는 분도 상당하다.

2개월 전 부산에 거주하는 43세 남성으로부터 이메일 문의가 왔다. 코로나 백신을 맞고 싶지 않았으나 직장 생활 때문에 맞았는데, 1- 2차 접종 때는 약간의 몸살뿐 다른 증상은 없었다고 한다.

두 달 전 3차 접종 후에는 몸살과 두통이 심해지더니 이마와 몸통 등에 수포성 발진이 생기기 시작했다. 더불어 약간의 가슴 통증과 호흡곤란도 있었다. 부산의 내과와 피부과 여러 곳을 다녀보았지만 피로와 스트레스로 인한 대상포진일 수 있다는 진단을 받았다.

항바이러스제를 복용하고 바르는 약을 사용해도 전혀 효과가 없고 증상이 악화되어 힘들어하던 중, 지인의 소개로 메일을 보내온 것이었다.

기존에 당뇨나 고혈압 등의 질병은 없는 건강한 상태였으며, 에센셜오일 레시피를 2개월간 처방해 드렸다.

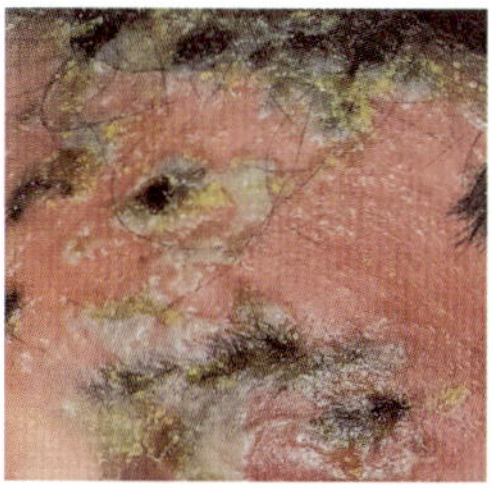
에센셜 오일 레시피 복용 전

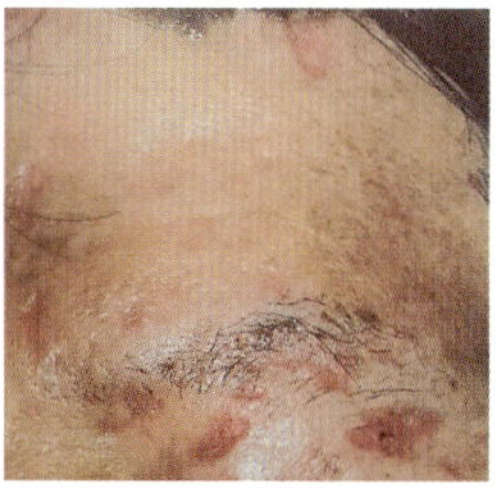
에센셜 오일 레시피 복용 3주 후

복용 3주 후에는 피부 상태가 많이 호전되었고, 가슴 통증과 호흡 곤란도 없어졌다고 하며 증상 호전 사진을 보내주었다.

증상이 좋아지고 있지만 혈전의 완전한 제거를 위해 계속 오일을 복용하도록 권유드렸다.

백신 부작용으로 인한 이명 개선 사례

32세 여성 환자가 심하게 찡그린 표정으로 내원하였다. 지인의 소개로 전남 해남에서 방문하였다고 했다.

코로나 백신 3차 접종 7일 후부터 갑자기 양쪽 귀에서 '웅' 하는 소리가 나기 시작했으며, 머리가 멍멍하고 어지럽기까지 해서 '죽을 맛이었다'고 호소하였다.기존에 다른 질환은 없고, 복용 중인 약도 없는 건강한 상태였다. 가끔 생리통이 있기는 하지만 1~2일 지나면 금방 나아진다고 했다.

이학적 검사 상 양측 경부 림프절이 심하게 부어 있었으나, 코- 목- 귀의 특이 소견은 없었다.

시행한 순음청력검사(PTA) 결과
평균 청력: 우측 24dB, 좌측 24dB
양측 2KHz 영역에서 40dB의 이명 크기 표현

종합적으로 백신 부작용에 의한 달팽이관 및 전정계 림프 혼탁, 경부 림프절 종대로 진단하였다.

클로브, 제라늄, 주니퍼, 클라리세이지, 진저를 혼합한 에센셜 오일 레시피를 2개월간 처방해 드렸다.

복용 2개월 후 재방문 시, 이명은 완전히 사라졌고 경부 림프절 종대도 소멸된 상태였다.

시행한 순음청력검사(PTA) 결과:

우측 24dB → 9dB

좌측 24dB → 12dB

으로 청력이 현저히 개선되었다.

"원장님, 오일 복용하고 2주가 지나니까 조금 소리가 덜 나더니, 지금은 완전히 나아졌어요! 정말 고맙습니다."

환자분은 해남 특산물이 가득 담긴 보따리를 내려놓으며 허리를 굽혀 인사했다.

이렇게 코로나 백신 접종 후 혈전 및 자가면역 반응으로 인해 피부염, 자궁출혈, 심근염, 뇌출혈 등 다양한 부작용 사례를 아로마 에센셜 오일로 치료하였다.

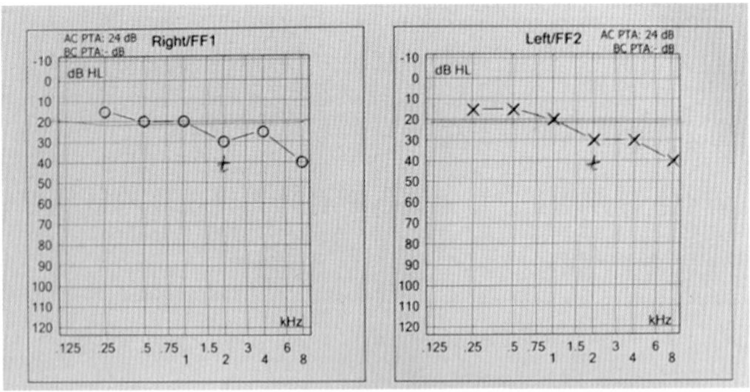
AC PTA: 24 dB
BC PTA:- dB
Right/FF1
dB HL
kHz
Left/FF2
AC PTA: 24 dB
BC PTA:- dB
dB HL
kHz

복용 전

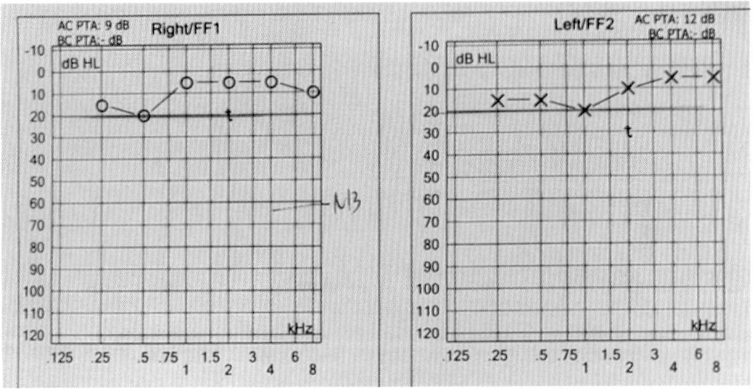
AC PTA: 9 dB
BC PTA:- dB
Right/FF1
dB HL
kHz
Left/FF2
AC PTA: 12 dB
BC PTA:- dB
dB HL
kHz

복용 2달 후

문재인 대통령께 - 코로나 감염-
백신 부작용에 대한 제안

2021년 12월 6일, 문재인 대통령, 권덕철 보건복지부 장관, 정은경 질병관리청장에게 다음 내용의 편지를 보냈다.

문재인 대통령님께

코로나의 변이에 이은 변이가 온 나라를 뒤흔들고 있습니다.

치료제 등 특별한 대책이 없으면 혼란스러운 상황이 지속될 것입니다.

이에 이에 대한 적극적, 구체적 제안을 다시 한번 드립니다.

안녕하십니까!

저번에 이어 다시 코로나 치료제, 백신 부작용 치료제에 대해 건의, 제안드리는 이비인후과, 아로마의학 전문의인 김석준입니다.

제가 드리는 제안은 다음과 같습니다.

1. 일단 저희 아이지 아로마의학연구소의 에센셜오일 레시피에 대한 믿음을 가지셔야합니다.

저는 2005년도부터 아무 부작용없는 이 에센셜오일 레시피에 전념하고 있는 한국, 아시아에서는 유일한 아로마의학 전문의 김석준입니다.
(유튜브 '먹는 아로마' 네이버 블로그'먹는 아로마오일'을 참조하시면 됩니다.)

2. 에센셜오일 코로나치료제(시럽 제재)는 어떠한 코로나변이 바이러스 감염시도 하루에 2번 복용하면 2~5일 사이에 증상이 호전됩니다.

중증의 경우 2~3주 사이에 호전됩니다.

3. FDA에서 공인된 에센셜오일을 식용 정부의 유연성으로 식품으로 통용시킬 수 향료로 수입되기 때문에 있을 것으로 사료됩니다.

4. 제가 원하는 브랜드의 에센셜오일들을 수입해주시면 저희 아이지 아로마의학연구소에서 블렌딩하여 제조, 공급 가능합니다.

6. 오일 수입 역량에 따라 대량조제 가능하나. 일단 100.000명 분을 준비하시어 급한 불은 끄시고 차차 대응하시면 되겠습니다.

7. 오일만 제대로 수입, 공급되면 5일 이내 공급 가능합니다.

8. 가격은(5일 기준) 머크사의 코로나 치료제 1/10 정도입니다.

9 여기에 대한 공급, 홍보 계획은 국가의 능력일 것입니다.

10. 코로나 백신 부작용 치료제도 코로나 치료제와같이 적용됩니다.

하지만 자연, 조물주의 소중한 선물인 에센셜오일을 활용하는 저희 아로마의학에서는 이 모두가 어렵지 않습니다.

작년에 이어 이렇게 계속 제안하는 것은 어마한 안타까움과 저희 아이지(1g- 면역체 Immunoglobulin 의 약자) 아로마의학연구소의 자신감과 자긍심때문입니다.

1:1로만 대응하는 현대 의학적 고정 관념에서 벗어나 전인적 의학의 아로마의학을 들여다 보시고 행하신다면 빠른 시일 내에 온국민이 지긋지긋한 코로나 터널에서 벗어나 평온한 일상으로 돌아갈 수 있을 것입니다.

정부의 유연한 실질적 행정력이 적용된다면 온 국민에게 희망을 주실 수 있을 것입니다.

정부의 진정 국민을 위하는 마음을 보여 주실 수 있는 기회입니다.

기회가 주어질 때 준비하고 대비하셔야 후회가 없을 것입니다.

세상은 보이는게 다가 아닙니다.

마음을 여시면 됩니다.

감사합니다.

2021년 12월 6일

김석준 드림

〈세상에 이런 일이〉 프로그램에 제보 해야겠어요

3년 전 경상도 지역의 한 여성으로부터 이메일을 받았다.

70대 후반의 친정 어머님이 뇌종양으로 대학병원에서 진료를 받았는데, 고령에 폐질환과 욕창 등 전신 상태가 좋지 않아 증상 완화 치료만 권유받으셨다고 했다. 현재 두통과 마비 증상으로 고생하고 계시다는 것이다.

에센셜 오일 레시피를 권했지만, 딸은 결정을 미루었고 그 사이 폐 감염으로 재입원하게 되었다. 3차 항생제 치료에도 호전이 없어 병원에서는 임종을 준비하라고 말했다고 한다.

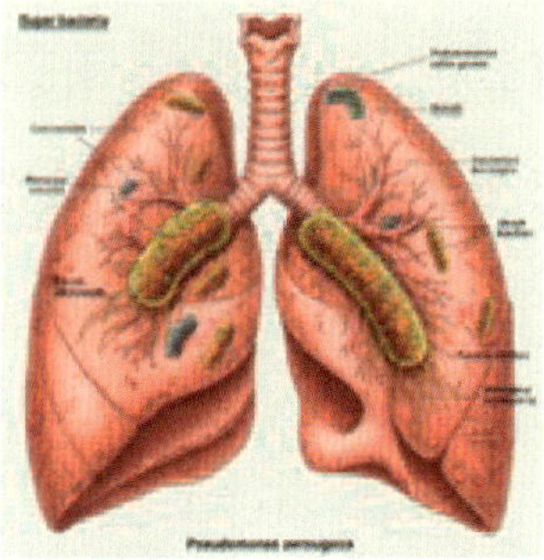

어머니를 생각하는 딸의 마음을 헤아려, 우선 슈퍼박테리아 감염에 대한 레시피를 7일간 무료로 제공드렸다. 7일 후 어머니께서 정신을 차리고 호흡도 편해지자, 한 달치 오일 처방을 요청하셨다. 원칙적으로 한 달 치 처방은 하지 않지만, 경제적 상황을 고려해 특별히 한 달분을 제공해 주었다.

한 달 후 어머니께서 호전되어 식사도 하고, 처방해드린 에센셜 오일로 욕창도 완치되었다는 소식을 들었다. 대학병원에서도 포기한 상태였기에, 보호자는 이 사연을 TV 프로그램에 제보해야 한다며 놀라워했다.

추가로 1-2개월 더 복용하시면 면역력 강화로 재발 위험을 줄일 수 있다고 설명했지만, 보호자는 위기를 모면한 것에 만족했다. 결국 한 달 후 다시 폐감염으로 입원하셨다는 연락을 받았고, 재처방을 드렸지만 복용하지 못하고 며칠 후 별세하셨다는 소식을 전해 들었다.

보호자는 '원장님의 권고대로 계속 오일을 복용시켰더라면' 하며 후회를 했지만 이미 늦었으니 안타까울 뿐이었다.

질환의 치료도 중요하지만 재발 방지를 위해서는 면역력의 증강이 절대적이다. 적어도 6개월에서 2년 이상의 음식 조절, 적절한 운동과 더불어 에센셜 오일 레시피 복용이 필요하다.

단숨에 얻어지는 건강은 없다.

에센셜 오일이 요술 방망이는 아니다.

임플란트, 인공관절 피할 수 있다

퇴행성 관절염으로 인공관절 수술을 고민하거나 치아 문제로 임플란트를 고려하는 분들의 문의가 많다.

이에 대한 나의 답변은 항상 동일하다.

본체인 잇몸과 관절 자체가 튼튼해지면 임플란트나 인공관절이 필요 없다(단, 치아 자체의 문제는 치과 치료가 필요할 수 있다).

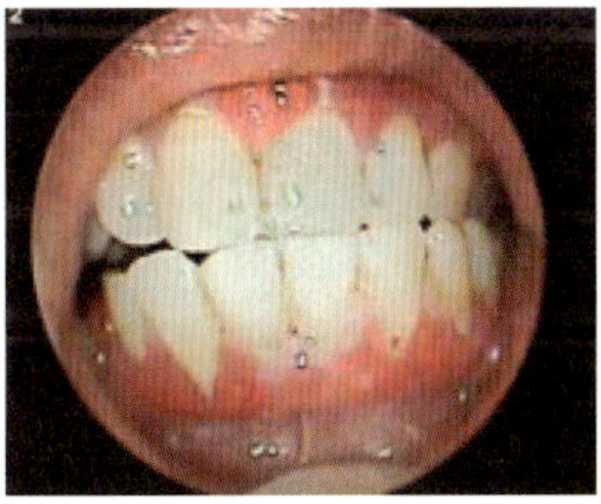

현대 의학에서는 잇몸과 관절 주변의 독소를 제거하고 조직을 강화시킬수 있는 방법이 마땅치 않아, 증상 완화를 위한 방법으로 임플란트나 인공관절을 권유하는 경우가 많다. 하지만 이렇게 인공적으로 교체한다고 해서 주변의 병든 조직들이 저절로 회복될까?

아로마 의학에서는 병든 조직의 독소를 제거하고 재생을 촉진할 수 있는 효과적인 에센셜 오일을 활용한다.

오레가노, 시나몬 리프, 클로브 버드, 타임 티몰, 유칼립투스 글로불루스, 페퍼민트, 제라늄, 레몬그라스, 주니퍼, 사이프레스, 펜넬, 코파이바, 진저, 쿠쿠마, 미르, 프랑킨센스, 퍼.

이러한 오일들을 증상에 맞게 4~5종 선택해 농도를 조절하여 사용한다. 보통 3~4주 복용 후부터 증상 호전을 느낄 수 있으며, 면역력 증강 등 추가적인 건강 개선 효과도 기대할 수 있다.

이미 많은 분들이 에센셜 오일 복용으로 임플란트나 인공관절 수술 없이 건강을 유지하고 있다.

관점을 달리해 접근한다면 새로운 해결책이 보이기 시작할 것이다.

저는 점점 죽어가는데 남편이 돈을 주지 않아요

한 달 전 한 통의 메일을 받았다.

내용으로 보니 2013년도에 서울 대치동 연구소에서 아로마 의학 교육을 받은 경기도 안성에 사는 50대 초반의 여성이었다. 교육 당시 아로마 교육을 받아 무언가 새로운 아로마 관련 일을 해볼까 하였는데, 연결되는 곳은 미국의 다단계 회사들뿐이어서 실망하고 그냥 전업 주부로 지내고 있었다고 한다.

사연은 이러했다. 4년 전 병원에서 간암 진단을 받았다. 수술을 하고, 8회의 항암 치료를 받았고 몇 년간 잘 지냈다. 그러나 5개월 전 복부의 통증, 호흡곤란과 어지러움을 느끼면서 조금씩 복수가 차기 시작했다. 수술 받은 서울 **병원에 입원하여 진단 결과 대장, 폐, 뼈, 뇌까지 전이된 상태라고 했다. 병원에서는 이 정도면 수술도 항암도 힘들고 해줄 게 없다고 했다.

남편 및 집안 식구들은 망연자실하였고, 마지막으로 요양병원 암센터에 입원하여 치료하자고 의견이 모아져서 모 요양병원에 입원, 치료를 시작하였다. 온열치료, 미슬토치료, 셀레니움, 고용량 비타민 치료 등을 시도해 보았으나 호전은 없고 점점 심해져, 요양병원 측에서는 더 해줄 게 없다며 호스피스 병동을 권하였다고 한다.

'이제는 50의 나이에 죽는구나' 하는 절망감에 고통을 견디다가, 2013년 아로마 의학 강의를 들었던 기억이 났다. 에센셜 오일이 암을 치료하는 기전에 대한 내용이 생각나 여기저기 검색하다가 우리 연구소의 유튜브 동영상을 보고 연락을 취해 온 것이었다.

직접 통화하면서, 1~2달 에센셜 오일 레시피를 복용하면 몸의 변화를 통해 이제 살았다는 느낌을 확연히 느낄 수 있을 것이라고 설명해 주었다.

환자는 남편과 상의하여 연락하겠다며 전화를 끊었다.

3일 뒤 전화가 왔다. 남편이 "무슨 오일 값이 그렇게 비싸냐?", "진짜 먹으면 효과가 있긴 하느냐?" 며 협조를 하지 않는다는 것이었다.

"남편과 아이들을 위해 이 나이까지 죽도록 헌신했는데 이럴 수가 있나요? 제가 경제력이 없는 게 뼈저리게 후회되네요"

이미 저의 교육생이었고 형편을 알기에 많은 할인을 해 준 상태였다.

그 뒤로 아직까지 아무 연락이 없다.

부모, 형제, 부부라 할지라도 절대 필요한 상황을 위해 각자의 경제력을 갖추어야 한다는 생각을 새삼스럽게 하였다.

말기암 등 많은 난치병을 상담하다 보면 빈번하게 경험하는 상황이다. 도대체 돈이 무엇인지…. 안타깝기만 하다.

남편이 제 말을 듣지 않더니
지금 중환자실에 누워있어요

1년 전 다니던 병원에서 신부전으로 투석을 권유받던 51세 여성이 후배의 소개로 우리 병원의 에센셜 오일 레시피를 복용하며 투석 공포에서 벗어났다.

최근 통화 중 충격적인 소식을 들었다. 그녀의 남편이 갑자기 심한 두통과 어지러움을 호소하다 쓰러져 119로 종합병원 응급실에 후송되었다는 것이다. 진찰 결과, 3년 전 코일 색전술을 받은 뇌동맥류가 파열되어 응급 수술을 받았다고 한다.

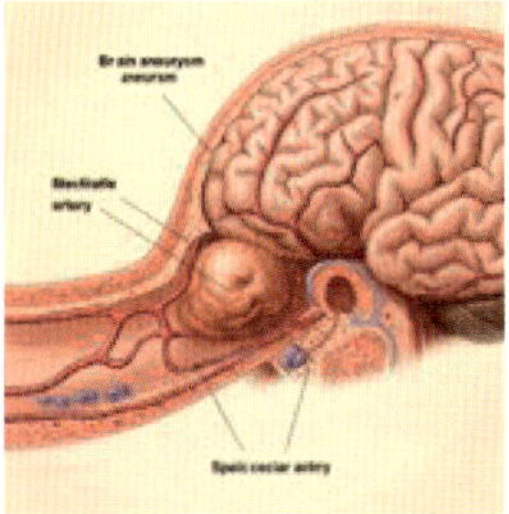

사실 이 남편은 3개월 전 부인의 권유로 나와 이메일 상담을 했다. 당뇨, 고혈압, 심장 스텐트 수술 경력에 더해 3년 전 뇌동맥류 코일 수

술까지 받은 상태였지만, 종종 어지러움을 호소하시던 분이었다.

강원도 원주에 거주하는 관계로 비대면진료를 통해, 검사 자료와 MRA를 검토한 후 당뇨와 뇌동맥류를 동시에 치료할 수 있는 에센셜 오일 레시피를 권유드렸다.

그러나 이후 처방에 대한 답변은 없었다.

아내는 "제가 그렇게 말씀드렸는데도 '별일 있겠어?' 하며 방치하더니 이렇게 됐다"며 안타까워하셨다.

다행히 남편은 의식이 돌아왔고 마비 증상도 거의 없어 회복이 빠르다고 한다. 아내는 퇴원 즉시 에센셜 오일 레시피 처방을 요청했다.

이 경우 뇌출혈 후 마비가 없고 의식 회복이 빠른 점이 다행이다.

처방은 당뇨와 뇌혈관 강화에 중점을 둔 비교적 단순한 레시피로 가능하다. 에센셜 오일 복용 3~4주면 손상된 뇌혈관이 점차 회복되기 시작한다.

다만 뇌신경 손상으로 인한 마비 증상이 있을 경우, 혈뇌장벽(Blood Brain Barrier)을 통과할 수 있는 고가의 특수 에센셜 오일 레시피가 필요해 시간적, 경제적 부담이 커진다.

에센셜 오일이 전부는 아니다

2022년 12월 정기 건강 검진 결과, 혈압 150/90, 당 수치 공복 120, 당화혈색소(HbA1c) 6.8이었다.

깜짝 놀랐다.

의대생 때부터 테니스를 하였고, 지금도 일주일에 2~3회 하고 있으며, 나름 근력 관리를 하고 있다고 생각하였는데….

그동안의 생활 패턴을 뒤돌아보았다.

1) 나는 어느덧 60대 중후반의 나이에 접어들었다.

2) 나는 짜고 매운 음식을 매우 좋아한다.

3) 담배는 하지 않지만 술은 즐겨해 맥주 1병, 소주 1병 정도를 일주일에 3~4회 마신다.

4) 2022년 가을부터 환자들 진료하면서 스트레스를 많이 받았다.

에센셜 오일 레시피를 상담하다 보면 사람마다 식습관, 체질, 성격이 달라 오일 흡수도의 차이가 있다. 복용하자마자 효과가 나타나는 것도 아니고, 자가면역, 자폐 등은 많은 시간을 요한다. 나도 빨리 호전되지 않는 환자들과 상담하면서 많은 스트레스를 받는다.

10년 이상 에센셜 오일 상담을 하면서 최근의 코로나 변이 감염, 백신 부작용 등에 훌륭한 치료 효과를 경험하였고, 그 외 자가면역, 여성 질환, 암 등 많은 임상 결과를 가지고 있다.

요즈음은 이비인후과만 해도 충분할 텐데, 괜히 힘들게 아로마 의학을 시작하였나 하는 후회를 하기도 한다.

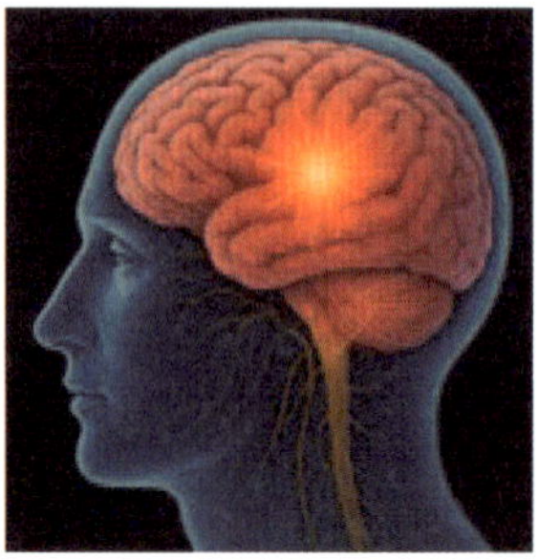

꿈에서 영감을 얻은
아이지 에센셜 오일 스프레이

2011년 아로마 의학 서적을 집필하기 위해 외국에서 원서 150여 권을 수입하여 탐독하던 때였다. 많이 피곤한 상태에서 잠시 잠이 들었는데, 읽고 있던 슈노벨트의 〈진화론(효소 편)〉 위에 큰 3D 글씨체로 영어 단어가 두둥실 떠 있는 것을 보았다.

너무 선명하여 그 영어 단어를 바로 기록하였다.

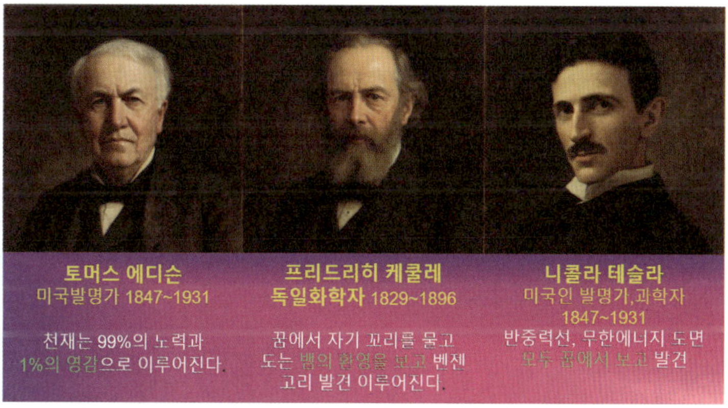
토머스 에디슨
미국발명가 1847~1931
천재는 99%의 노력과
1%의 영감으로 이루어진다.
프리드리히 케쿨레
독일화학자 1829~1896
꿈에서 자기 꼬리를 물고
도는 뱀의 환영을 보고 벤젠
고리 발견 이루어진다.
니콜라 테슬라
미국인 발명가,과학자
1847~1931
반중력선, 무한에너지 도면
모두 꿈에서 보고 발견

이 글자가 가리키는 재료를 가지고 천연 용해제를 2년간 연구하였고, 세계 유일의 아이지 에센셜 오일 스프레이가 탄생하게 되었다.

10년 전부터 환자 진료 시 코 속에 분무, 네블라이저 용도, 구강 소독, 미스트 용도로 사용하고 있으며, 또한 먹는 에센셜 오일 레시피에 필수적으로 넣어 활용하고 있다.

이 스프레이는 현재 방향제 용도로 등록되어 250ml 용량이 판매되고 있다.

하지만 내가 기대하는 진정한 용도는 비염 치료와 구강 소독아다.

전 세계적으로 아로마 오일 스프레이가 수없이 많지만, 100%가 에탄올을 용해제로 사용하고 있다. 이 에탄올의 독성과 냄새 때문에 당연히 코, 목에는 사용할 수 없다.

반면 아이지 에센셜 오일 스프레이는 세계 유일의 천연 용해제가 함유되어 있어 코안, 목 안, 얼굴에 직접 뿌릴 수 있고, 먹을 수도 있다.

다만 문제는 이 제품을 일반 의약품으로 승인받는데 많은 시간과 비용이 든다는 것이다. 실제로 국내 몇 군데 제약회사가 접촉해왔지만, 그저 기술만 가져가려는 의도 때문에 성사되지 못하고 있다.

국내에서 세계적 수준의 의약품이 탄생하는 것은 하늘의 별 따기보다 어려운 현실이다. 건전한 철학, 관심, 그리고 이에 대한 투자가 이루어진다면, 세계 유일의 에센셜 오일 스프레이가 정식으로 탄생할 날도 머지않을 것아다.

후세를 생각하는 멀리 보는 혜안이 필요하다.

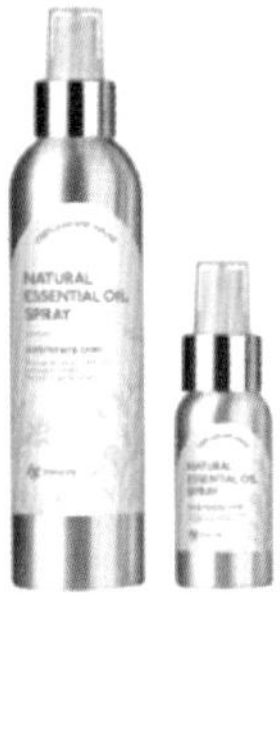

조선 시대 왕들이 단명한 이유

조선 시대의 역사를 보면 27대의 왕들 중 많은 왕들이 단명하였다. 업무가 과다하고 스트레스가 심했는지 심장 질환, 당뇨 등 많은 성인병을 앓고 있었다. 세종, 문종, 세조, 성종, 효종, 현종, 숙종, 정조, 영조 등이 종기, 등창으로 많은 고생을 하셨고, 심지어는 합병증인 패혈증(Sepsis)으로 사망하였다.

혈관, 대사 질환을 오랜 기간 앓으면 2차적으로 종기, 등창 등의 피부 질환도 따르게 된다. 여기서 종기, 등창 등은 신체의 혈관, 호르몬, 신경계 등에 쌓이는 독소가 피부에 노출된 것으로, 피부 질환뿐만 아니라 내부 혈관계, 신경계의 독소까지 제거하지 않으면 계속 재발되게 마련이다.

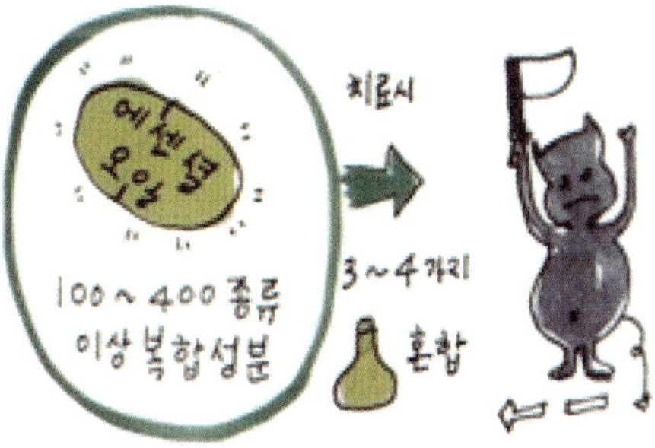

지금은 항생제 등 많은 약들이 있어 종기, 등창 등의 치료에 문제가 되지 않지만, 조선 시대에는 세균, 바이러스, 곰팡이에 대한 감염의 개념이 없고, 또한 항생제의 개념도 없었기에 아무리 왕이라 할지라도 대책이 없었던 것이다.

현대 사회에는 치료약이 많지만 오히려 무분별한 항생제 남용으로 인해 어떤 항생제에도 반응하지 않는 슈퍼박테리아(Superbacteria)가 출현했다. 이로 인한 패혈증으로 인해 많은 사망자가 나오고 있다. 그중 대표적인 예가 탤런트 김자옥 님의 경우이다.

하지만 아로마 의학에서는 이 슈퍼박테리아에 대한 훌륭한 자연의 치료제를 가지고 있다. 아무리 박테리아가 변신을 하여도 그 정체를 파악하고 있는 에센셜 오일 레시피가 바로 그것이다.

자연은 자연으로 대응하여야 한다!

신장도 나이를 먹는다

요즘 투석 환자들로부터 많은 문의를 받는다.

"아로마 오일을 얼마 동안 복용하면 투석을 그만둘 수 있나요?"

"진짜 망가진 신장이 재생될 수 있나요?"

일반적으로 신장의 기능을 나타내는 지수로 사구체 여과율(GFR)을 사용한다. 1분 동안 혈액을 신장에서 걸러내는 속도인데, 20~30대 건장한 경우 90~120ml/min이다.

나이가 들면서 이 사구체 여과율도 점차 떨어지게 된다.

60세가 넘으면 60~70 정도만 유지하여도 건강한 생활을 영위할 수 있다.

아래 도표 기준으로 떨어지게 되면 점차 문제가 발생하게 된다.

40세 미만	사구체 여과율 75ml/min/1.73m2 미만 기준
40~65세	사구체 여과율 60ml/min/1.73m2 미만 기준
65세 이상	사구체 여과율 45ml/min/1.73m2 미만 기준

〈나이에 따른 사구체여과율 감소〉

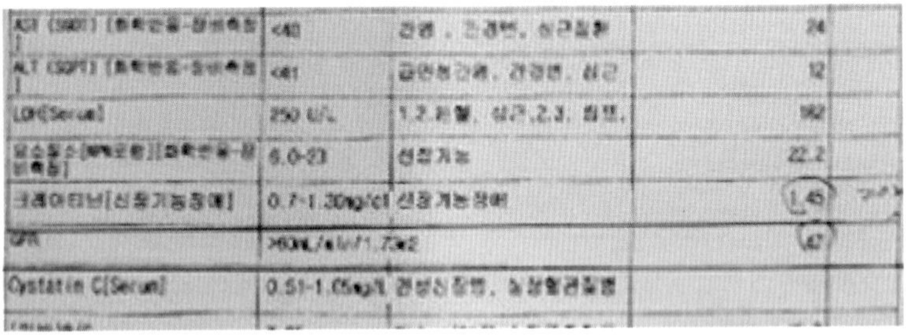

AST (SGOT) [[illegible]]	<40	[illegible]	24
ALT (SGPT) [[illegible]]	<41	[illegible]	12
LDH[Serum]	250 U/L	[illegible]	192
[illegible]	6.0-23	신장기능	22.2
크레아티닌[신장기능장애]	0.7-1.30mg/dl	신장 기능장애	1.45
GFR	>60mL/min/1.73m2		47
Cystatin C[Serum]	0.51-1.05mg/L	[illegible]	

에센셜 오일 사용 전

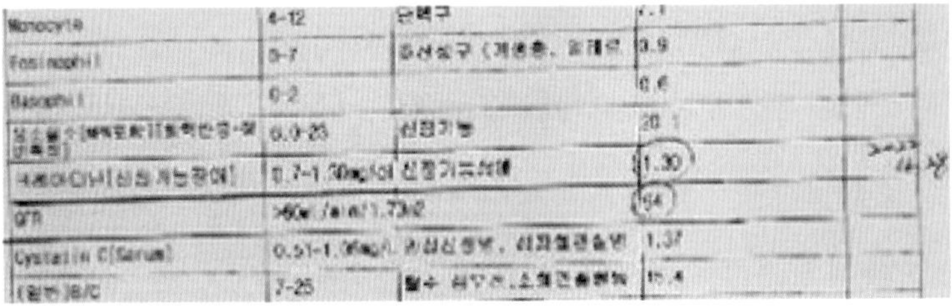

Monocyte	4-12	단핵구	[illegible]
Eosinophil	0-7	[illegible]	3.9
Basophil	0-2		0.6
[illegible]	6.0-23	신장기능	20.1
크레아티닌[신장기능장애]	0.7-1.30mg/dl	신장기능장애	1.30
GFR	>60mL/min/1.73m2		54
Cystatin C[Serum]	0.51-1.05mg/L	[illegible]	1.37
(일반)B/C	7-25	[illegible]	[illegible]

에센셜 오일 사용 후

상담을 하다 보면 70을 넘기신 분들이 자신의 사구체 여과율을 100 이상으로 만들어 달라고 요구하는 경우가 있다. 나이에 따른 신장의 노화, 퇴화 현상은 생각하지 않고 검색 결과만 보고 말씀하는 것이다.

5개월간 에센셜 오일 레시피를 복용하면 GFR 47 → 54 증가, 크레아티닌 1.45 → 1.30 정도로 감소된다.

아로마 의학에서는 몸이 변화되는데 최소 6개월~2년 이상의 시간이 필요하다고 본다. 투석의 기로에(보통 사구체 여과율이 15 이하일 때 투석을 하게 된다) 서 있는 사구체 여과율 20 정도의 경우, 30 이상으로만 유지하여도 투석하지 않고 관리하면서 아로마 오일 레시피를 2년 이상 복용하도록 권하고 있다.

신장, 간 등 염증, 경화로 인한 병든 세포도 에센셜 오일 레시피를 6개월 이상 복용하면 재생되어 일상을 누릴 수 있게 된다. 이것이 증상 치료에 국한되는 현대의학과 근본을 치료하는 자연의학인 아로마 의학과의 큰 차이점인 것이다.

12번 수술을 하고도 재발했던 만성 부비동염 환자

최근 60세 여성이 재방문하였다.

연구소에서 6개월의 에센셜 오일 레시피를 처방받고 복용 후 상태 확인 및 재처방 때문에 방문한 것이다.

이 분은 만성 부비동염(축농증) 및 비용종(물혹)으로 20년 동안 광주, 목포, 무안, 고성, 부산, 서울 등 잘한다는 곳은 다 다녀왔다. 목포, 광주, 무안, 서울 등지에서 수술만 12회를 받았다.

어느 곳에서도 완전히 치료되지 못해 고생하던 차에 우리 병원 간판을 보고 무작정 들어와 상담하고 에센셜 오일 레시피를 처방받았다.

그간 12차례의 수술과 비용종으로 인한 삼출성중이염으로 수차례의 통기관(Ventilation Tube) 삽입을 하신 분이다.

에센셜 오일 레시피 복용 6개월이 지나고 다시 방문했을 때의 상태는 다음과 같다(내시경 화면 참조).

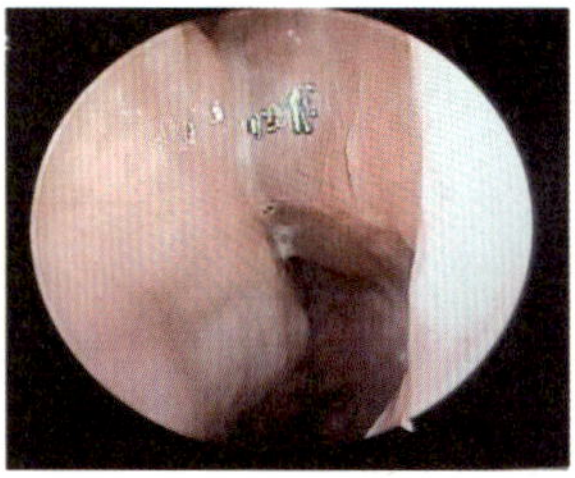

처음 내원 시 부비동염 및 비용종

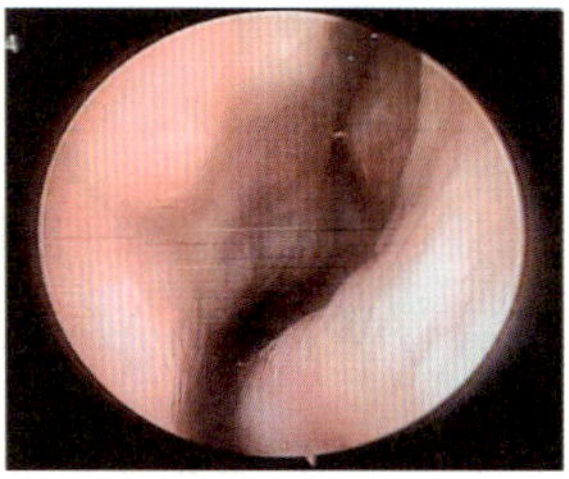

에센셜 레시피 복용 6개월 후

- 6개월 전의 비용종은 완전히 없어졌다.
- 반복되던 삼출성중이염 상태도 정상으로 회복되었다.

코가 막히지 않으니까 머리도 아프지 않고 귀도 잘 들리니 이제는 살 만하다고 말했다.

"이제야 말하지만, 처음에 밑져야 본전이라는 생각으로 치료를 결심했습니다."

12번째 수술을 하고도 재발하자 이제는 포기하고 그냥 살아야겠다고 생각했다고 한다. 우리 병원에 올 때는 더 이상 큰 기대 없이 '밑져야 본전이다'라는 마음으로 에센셜 오일 치료를 결심했다는 것이다. 그런데 지금은 에센셜 오일 레시피를 처방받게 된 것이 정말 너무 감사하다고 마음을 표현했다.

이 분은 다음 방문시 부비동 CT 확인하여 부비강내의 상태를 확인하고 향후 치료 기간을 결정할 예정이다.

요즘 하루에 수 건의 상담을 진행하고 있다.

4~5년 전 한 달 복용 후 중단한 경기도의 한 엄마.

"원장님 말씀대로 6개월 이상 먹일 걸 그랬어요. 아이가 일 년에 6개월 이상을 감기로 병원에 다녀요."

최소 6개월 복용을 권하였지만 한 달 복용 후 중단하였는데 그 후 아이는 감기를 달고 살았다고 한다.

반면 1살 쌍둥이가 아로마 워터를 9개월 복용하고 감기로 병원에 간 적이 없다는 엄마도 있다.

"선생님, 어떻게 감사의 말씀 드려야 할지요. 맘카페에 막 실어 나르고 싶어요."

가장 안타까운 것은 성장 중인 아이들이 과다한 항생제를 복용하고 있다는 것이다. 이로 인한 성장 저하 및 성격 변화, 아토피 등의 다른 질환의 발현이 동반된다. 부모 입장에서는 잦은 병원 방문으로 인한 경제적, 심적 스트레스를 받게 된다.

보호자들의 멀리 보는 시야와 에센셜 오일에 대한 믿음이 간절하다.

아이지아로마의학연구소의 역할이 무겁게 다가온다.

치아와 잇몸이 원인인 부비동염은 가장 힘든 케이스

부비동염으로 농성 비루, 악취, 두통을 호소하는 남자분이 병원을 방문하였다. 치과에서 왼쪽 어금니 부분의 임플란트 시술 중 상악동기저부에 손상이 생겨 잇몸의 염증이 상악동내로 파급된 경우이다.

항생제를 한 달 이상 복용하여도 증상의 호전이 없고 너무 힘들어 삶의 의욕이 없다고 했다.

임플란트 시술 중 이러한 치아, 잇몸의 세균은 혐기성으로 웬만한 항생제에는 반응하지 않는다. 잇몸의 상태가 온전하지 않은 상태에서 무리하게 임플란트 시술을 하게 되면 종종 일어나는 현상이다.

이 환자는 한 달 정도 처방한 에센셜 오일 레시피를 복용한 후 두통이 사라지고 농성 비루도 맑아지는 현상을 보여주었다. 완전한 치유를 위해 3~4개월 에센셜 오일 레시피를 더 복용하야 하나, 지금도 살 것 같다고 만족해 했다.

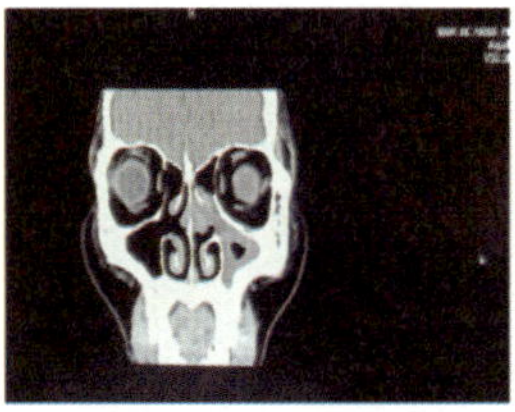

좌측 상악동, 사골동의
심한 염증으로 인한 흐린 음영

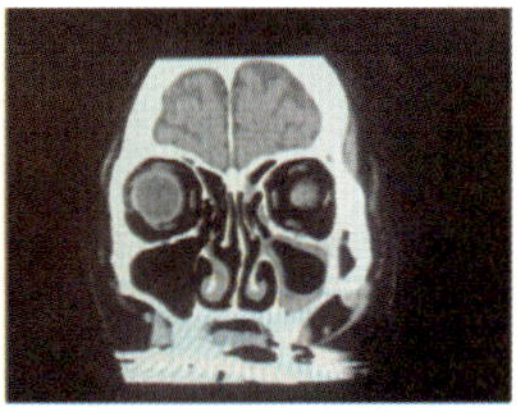

좌측 상악동, 사골동의
맑아진 염증 음영

온갖 세균의 온상지인 잇몸을 견고하게 유지하는 방법은 무엇일까?

잇몸약이라고 광고하는 인사*도 이가*도 아니다.

에센셜 오일에는 잇몸 세균을 박멸하면서 치주 조직을 견고하게 해줄 훌륭한 오일들이 있다. 부비동 내의 감염, 치주 조직의 감염을 동시에 해결하면서 치아를 건강하게 유지시켜 줄 수 있다.

클로브, 시나몬, 타임, 유칼립투스, 오레가노, 쥬니퍼, 페퍼민트 등의 오일 4~5종류를 블렌딩하여 3~6개월 이상 복용하면 된다.

잇몸이 건강하게 유지되면 임플란트 시술은 필요 없다.

그 답은 자연에 있다.

6개월 오일 레시피로 베체트병 호전

베체트병(BECHET'S DISEASE)은 1937년 터키의 피부과 의사인 Hulusi Behçet가 구강과 성기에 반복적인 궤양이 생기고 눈에 포도막염 증상이 반복되어 발생하는 환자를 관찰하면서 명명한 질환이다. 구강 궤양, 눈, 성기 외에 관절, 신경계, 소화기계, 혈관계에 증상이 나타나기도 한다.

'대장금'이라는 사극에서 중종이 앓았던 질환이 바로 베체트병이다. 드라마에서 실제로 중종이 눈의 궤양, 피부 질환 외에 복통 등 소화기계 증상을 호소하는 장면도 묘사되고 있다.

현대에서는 류마티스, 아토피, 건선, 루푸스, 강직성 척추염 등과 같이 자가면역 질환(Autoimmune disease) 범주에 포함된다.

64세 여성 환자 한 분은, 10년 전부터 발병한 잇몸의 궤양, 눈 염증, 성기 염증이 낫지 않아 서울의 대학병원 등 전국의 유수 병원을 방문하였지만 증상의 호전이 없었다. 그러던 중 지인의 소개를 받고 설마 하는 심정으로 우리 병원을 방문하였다.

에센셜 오일 레시피 복용 두 달 후부터 몸의 컨디션 회복과 함께 잇몸 궤양, 눈의 포도막염, 성기 궤양이 좋아졌다. 그 후 6개월 정도 에센셜 오일 레시피를 복용하고, 이후 별 문제 없이 일상 생활을 하고 있다.

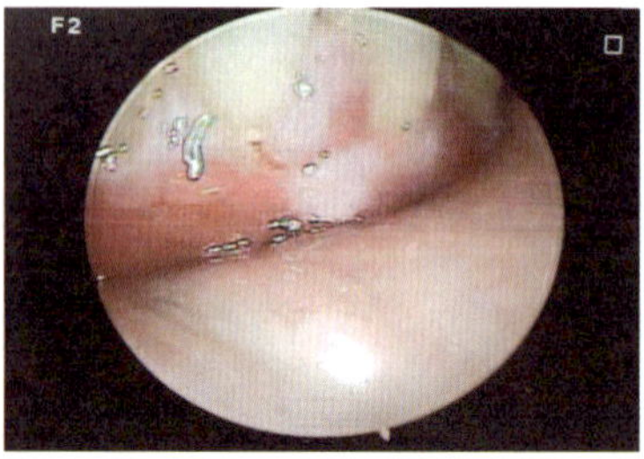

처음 내원 시 잇몸 궤양 상태

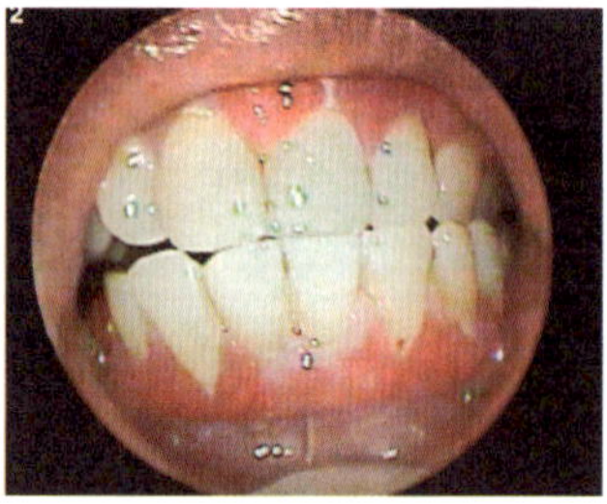

에센셜 오일 레시피 복용 2개월 후
잇몸 호전 상태

세계 유일의 천연 용해제 발명 특허 출원

2009년부터 우리 연구소에서 개발한 천연 용해제를 이비인후과, 피부과 진료 시 사용하고 있다.

여러 유수의 제약회사와의 미팅이 있었지만, 시간과 비용 문제, 에센셜 오일 공급 문제, 인식의 차이 등으로 실현되지 못하고 있는 중이었다.

한 달 전 발명 특허 출원을 의뢰하였고, 이 천연 용해제의 진보성, 신규성, 산업상 이용 가능성을 인정받아 출원 등록증을 발급받았다.

사실 세상의 아로마 스프레이는 거의 용해제로 에탄올을 사용하면서도(에탄올의 특성상 코안, 입 안, 피부에는 뿌릴 수 없다) 에센셜 오일의 치유 특징을 그대로 살릴 수 있는 천연 용해제에 대해서는 무관심한 상태였다.

우리 연구소에서는 2009년부터 사용하여온 이 천연 용해제를 활용한 에센셜 오일 스프레이를 생활안전제품으로 만들어 놓았으나, 대중들에게 인식되기에는 많은 시간과 과정이 필요한 상태이다.

만약 이 천연 용해제를 활용한 에센셜 오일 스프레이가 일반의약품으로 등록이 된다면, 이는 한국을 대표하는 탁월한 세계적 의약품으로 이름을 남길 것이다.

그 장점은 에탄올이 함유되어 있지 않아 코안, 목 안, 피부에 부작용 없이 안전하게 사용할 수 있다는 것이다. 비염, 구강 소독, 피부염, 미스트 용도, 네블라이저, 방향제, 탈취제 등의 다양한 용도로 사용될 수 있다.

비염 치료를 위한 경구 항히스타민제, 스테로이드, 오트리빈제제, 스테로이드 코 스프레이의 부작용에서 해방될 수 있을 것이다.

언젠가 그러한 날이 올 것이라고 믿는다.

출 원 번 호 통 지 서

출 원 일 자	2024.06.28
특 기 사 항	심사청구(유) 공개신청(무) 참조번호(HPA20240067)
출 원 번 호	10-2024-0085233 (접수번호 1-1-2024-0703409-36) (DAS접근코드F25F)
출원인 성명	김석준(4-2017-075520-9)
대리인 성명	허수준(9-2017-000287-5)
발명자 성명	김석준
발명의 명칭	천연 용해제가 포함된 에센셜 오일 조성물 및 이의 제조방법

특 허 청 장

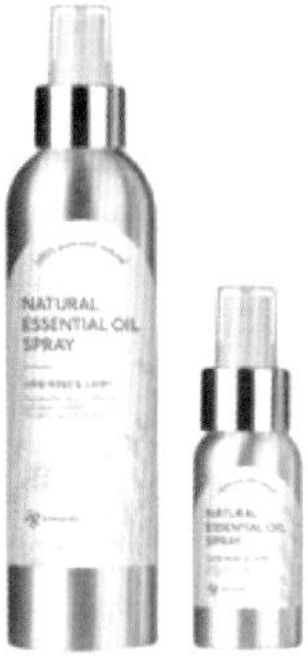

후각 기능 검사를 통한 치매 진단

후각 기관은 '바깥 뇌'로 일컬어질 정도로 뇌와 밀접한 관계를 가지고 있다.

코로 냄새를 맡게 되면 후각 세포, 신경을 거쳐 뇌의 변연계, 시상하부, 전두엽, 교감·부교감 신경에 영향을 미쳐 감정과 호르몬 변화에 다양한 영향을 미치게 된다.

미국 컬럼비아 대학 신경정신과 데비난드(Devanand) 박사의 연구보고서에 따르면 다음과 같은 결과를 보여주고 있다.

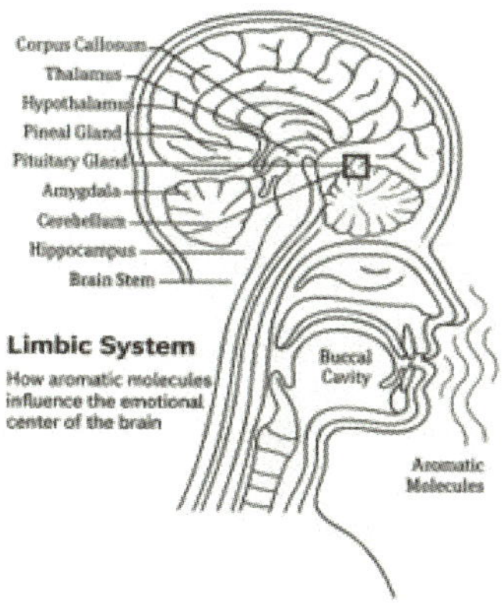

• 대상: 경미한 인지 기능 장애가 있는 사람 150명, 인지 기능이 정상인 사람 63명을 대상으로 6개월 간격으로 후각 기능 검사 시행

• 후각 기능 검사에 사용한 물질: 딸기, 비누, 박하, 정향, 연기, 파인애플, 라일락, 레몬, 가죽, 천연가스(총 10가지)

• 결과: 이 검사자 중 나중에 알츠하이머병으로 진행된 사람들은 모두 이 10가지 냄새를 구별하지 못함

이는 치매 초기에 후각과 관련된 신경 경로가 손상되기 때문에 발생하는 현상이다.

냄새를 맡는다는 것은 매우 감사한 일이다.

콧물이 멈추니 사람들 앞에서 당당히 말할 수 있어요

50대 남자분이 병원을 방문했다.

부비동염으로 몇 년을 고생하다가 2년 전 큰 결심을 하고 서울의 모 대학병원에서 내시경하 부비동염 수술을 받았다. 하지만 수술 후 6개월이 지난 후부터 조금 피곤하거나, 과음, 찬 기운에 노출되면 여지없이 노란 콧물이 쏟아져 내렸다. 약물 치료로 그때그때 지내왔지만, 사람들을 만나는 직업 특성상 어려움이 많았다. 수시로 콧물이 나와 영업에 많은 지장을 주었던 것이다.

지인의 소개로 우리 병원 블로그(네이버 '먹는 아로마 오일')와 유튜브를 알게 되어 방문하였고, 상담 후 3개월 분량의 에센셜 오일 레시피를 처방 받았다.

"원장님! 이제 살 것 같습니다. 처방 오일 복용 2주 지나니까 콧물이 나오지 않아 이제 사람들 앞에서 당당하게 이야기할 수 있어요."

수시로 콧물이 흘러 곤란함을 겪었던 환자분은 감격하는 목소리로 인사를 했다.

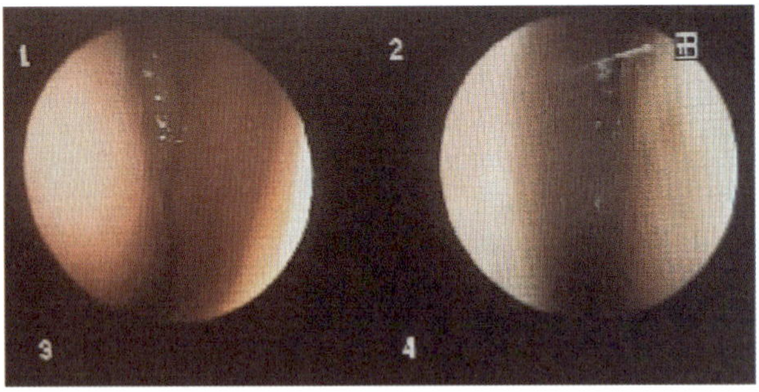

방문 당시 부비동 내시경 - 물혹 및 부종의 코안 상태

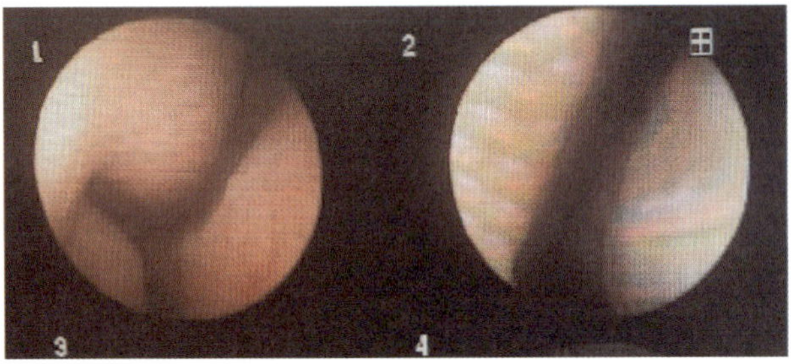

에센셜 오일 레시피 복용 2개월 후 부비동 내시경
- 물혹 및 부종이 사라진 말끔해진 코안 상태

일반적으로 복용 1년 정도가 지나야 부비동 내의 점막 정상화와 부비동 자연구(Natural ostium)의 개방이 정상화되면서 면역 증진이 되어 일상의 불편함이 없는 생활을 영위할 수 있게 된다.

효종의 죽음으로 본 근본적 치료의 중요성

효종은 인조의 둘째 아들로 조선의 17대 왕이다. 재위 기간은 10년이었지만 유전적 요인이 있었는지(세종, 세조 등) 당뇨 등으로 온몸에 종기 및 피부 질환이 끊이지 않았다.

사망 당시 귀 밑의 종기가 사그라들지 않고 얼굴이 퉁퉁 부어오르자 침의 신가귀가 종기 부분에 침을 놓고 고름을 짜내었으나 많은 양의 피가 나왔고(약 1.5L 추정) 지혈하지 못해 과다 출혈로 사망하게 된다. 이 일로 침의 신가귀는 교수형에 처해진다.

인조 24년/ 얼굴에 종기 발생, 눈꺼풀에 종기	**효종 4년**/ 열, 구갈(입마름), 기력 저하
인조 25년/ 눈꺼풀 종기 계속됨	**효종 5년**/ 부스럼, 기력 없음
인조 26년/ 귓속 종기, 얼굴 가장자리 및 귀 앞 종기갈증 증상 동반	**효종 6년**/ 기력 없음만 계속됨
효종 즉위 시기/ 피부에 부스럼 발생	**효종 7년**/ 입마름, 귀 부위에 부기 발생
효종 1년/ 열이 발생함(번열)	**효종 8년**/ 열 증상 재발
효종 2년/ 입 마름 현상(번갈)	**효종 9년**/ 손바닥에 종기, 열낙상 이후 종기 발생, 기운 없음, 발 부기
효종 3년/ 갈증 지속, 입 주변에 종기 발생	**효종 10년**/ 기운 없음, 열, 입마름 지속

그렇다면 신가귀가 종기 부위에 단지 침을 놓고 고름을 짰는데, 왜 많은 출혈이 발생했고 멈추지 않았을까? 추정해 보면, 이는 오래 전부터 당뇨, 고지혈증 등의 만성 질환으로 혈액 응고에 관여하는 인자(프로트롬빈, 혈소판 등)가 부족한 상태였기 때문이다.

동맥 출혈이 아닌 정맥 출혈임에도 불구하고 피가 멈추지 않아 과다출혈(전체 혈액량 5리터 중 1.5리터 정도 출혈 시 사망 가능)로 사망하였을 것으로 추정된다. 즉, 당뇨, 고지혈증 등의 근본적 치료가 이루어지지 않으면 혈관 건강과 관련된 심혈관계 질환(심근 경색, 뇌경색, 뇌출혈 등)이 후발적으로 나타나게 된다.

현대의학의 당뇨, 고지혈증 약제나 심장 스텐트 수술 등은 단지 증상 완화를 위한 치료일 뿐이다. 당뇨, 고지혈증이 개선되어 혈관이 건강해지면 이차적 증상은 발생하지 않게 된다.

아로마 의학에서 사용하는 클로브, 사이프레스, 시나몬, 레몬, 페퍼민트, 헬리크리숨, 쥬니퍼, 유칼립투스, 펜넬, 코리앤더, 너트멕 등에는 당뇨, 고지혈증을 근본적으로 개선할 수 있는 화학 성분이 함유되어 있다.

이를 적절히 병용하면 건강한 혈관을 유지할 수 있다.

조물주는 인간에게 치료할 수 있는 식물의 에센셜 오일을 마련해 주셨다. 다만 인간의 얄팍한 욕망이 이 가치를 보지 못할 뿐이다.

과연 통합의학이란 무엇인가?

제13회 장흥 통합의학박람회 참석 소감

2024년 10월 18일부터 10월 22일까지 장흥군의 초청을 받아 제13회 장흥 통합의학박람회에 2면의 부스를 배정받아 참석하였다.

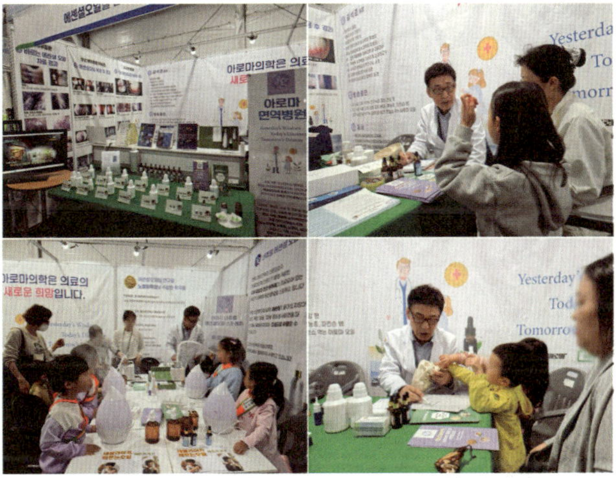

온통 한방병원 잔치였다.

통합의학이란 양방, 한방을 구분하지 않고 부작용 없는 치료법으로 환자의 병증을 근본적으로 개선시키는 의학을 말한다. 하지만 공진단 만들기, 약초 향 주머니 만들기 등 대부분의 부스와 프로그램이 한방

일색이었다.

5일간 간헐적으로 상주하면서 이비인후과, 피부과, 알레르기 등 만성 질환 분들에 대한 상담을 진행하였다. 천연 용해제가 함유된 에센셜 오일 스프레이와 먹는 아로마에 대한 설명도 함께 이루어졌다.

행사 중 수원의 내과 전문의(대학 후배), 재활의학과 전문의, 수의사 두 분이 우리 부스를 찾아와 아로마 의학에 깊은 관심을 표명하며 많은 대화를 나누었다. 그 많은 한방 병원 관계자분들 중에는 한 명도 관심을 보이지 않았다

100세 시대, 통합의학의 새로운 패러다임이 열리다

– 제13회 대한민국통합의학박람회, 아로마의학의 등장으로 주목받다

장두진 사회2부

기사등록 2024-10-23 09:46:53 | 수정 2024-10-23 10:12:32

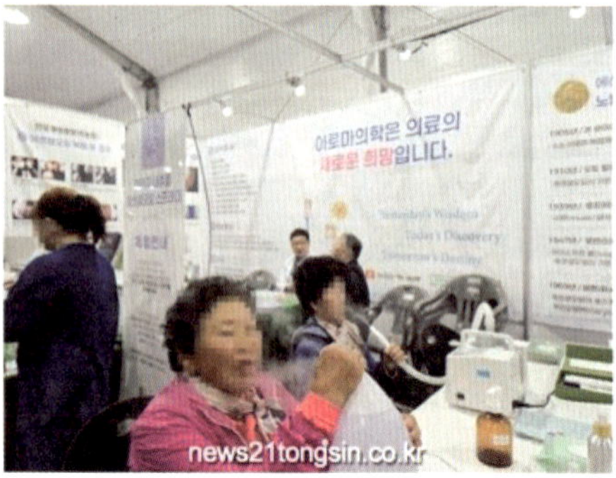
아로마의학은 의료의
새로운 희망입니다.
news21tongsin.co.kr

[뉴스21통신 장두진기자] 10월 18일부터 시작된 제13회 대한민국통합의학박람회가 통합의학의 중요성을 재조명하고 있다.

이번 박람회는 주제관, 통합의학관, 보완대체의학관, 건강증진관, 건강음식관, 힐링테라피&의료산업관 등 총 6개의 전시·체험관으로 구성되어 다양성을 더했다.

특히 통합의학관에서는 기존의 현대의학과 한의약 외에 아로마의학을 주제로 한 이비인후과가 등장해 많은 관심을 끌었다.

무안에서 온 희망이비인후과의 김석준 원장은 항생제와 스테로이드의 부작용에 대한 우려로 프랑스에서 아로마테라피를 배운 뒤, 20년 전부터 천연물질인 에센셜오일로 병을 치료하고 있다.

김 원장은 부작용 없는 치료를 위해 천연용해제를 발명하고 특허를 신청하는 등 지속적인 노력을 기울이고 있다.

그 결과 아이지아로마의학연구소를 설립해 무안에서 많은 환자들에게 신뢰를 얻고 있다.

김 원장은 현대의학이 절대적이지 않으며, 현대의학과 에센셜오일 치료의 조화가 진정한 아로마의학을 이룰 수 있다고 강조했다.

또한 OECD 3위의 항생제 남용을 막고, 환자들이 단순히 치료받는 것이 아니라 면역력을 키워 병을 이겨낼 수 있는 방법을 제시했다.

치료 등급의 우수한 에센셜 오일을 사용하세요

에센셜 오일의 사용에 있어 무엇보다도 중요한 것은 오일의 품질이다. 일상 생활에서의 활용뿐 아니라 질병의 고통으로부터 벗어나기 위해 조금이나마 도움을 주는 목적으로 '메디 아로마'를 추구하는 오일러들에게는 오일의 품질이 중요하다. 절대로 간과할 수 없는 아주 중요한 부분이다.

에센셜 오일을 복용할 때는 물론이고 일반적인 디퓨징에서도 낮은 품질의 오일을 사용하면 오히려 건강을 해치게 된다는 것을 반드시 명심해야 한다.

그럼, 여기서 질문이 생긴다. 에센셜 오일의 품질, 즉 오일 등급의 기준은 어디서, 누가, 어떻게 결정하는가이다.

알다시피, 에센셜 오일의 역사는 길고 깊다.

다른 지역과 달리 프랑스 지역에서는 미용보다는 치료 목적(실제로 프랑스에서는 병원에서 치료용으로 에센셜 오일을 처방하여 치료하고 있다)으로 에센셜 오일의 전통이 이어져 내려왔으며, 근대와 현대의 과학기술 발전에 힘입어 에센셜 오일의 화학성분에 대한 연구와 자료가 축적 발전하고 있다.

이렇게 하여, AFNOR(Association Française de Normalisation)이라는 기구를 설립, 에센셜 오일의 주요 성분의 화학적 프로파일을 표준화하고 관리하고 있다.

AFNOR는 1926년 프랑스에서 설립된 이래 에센셜 오일을 포함한 수천 개 제품의 품질을 규제하고 표준화하는 국제협력 기구로 발전하여 현재에 이르고 있다. **(웹 사이트 http://www.afnor.fr)**

에센셜 오일의 품질에서 가장 신뢰할 수 있는 지표 중 하나는 바로 위에서 언급한 [AFNOR]과 스위스 제네바 [ISO(International Organization for Standardization, 국제표준화기구)]의 인증이다. ISO에서 에센셜 오일에 대한 AFNOR 표준을 국제 표준으로 채택하였다.

국제표준화기구(ISO)는 1947년에 설립된 비정부 기구로서, 100개국 이상에서 국가 표준 기관으로 구성된 세계적인 연맹이다.

ISO는 상품 및 서비스의 국제 교류를 촉진하고 지적, 과학적, 기술 및 경제 활동 분야에서 협력을 발전시키기 위해 세계에서 표준화 및 관련 활동의 발전을 촉진하는 역할을 한다. ISO의 작업은 국제 표준으로 제정된 협약을 맺는다.

ISO는 천연재료 목록(ISO/DIS 9235.2)에서 다음과 같이 에센셜 오일을 정의한다.

'에센셜 오일은 물이나 증기로 증류하거나, 감귤류 껍질을 기계적으로 가공하거나 천연 재료를 건조 후 증류하여 만든 것이다. 증류 후, 에센셜 오일은 수용액 단계에서 물리적으로 분리된다.'

이리하여 AFNOR와 ISO에서 에센셜 오일에 대한 보편적 기준을 제시하게 되었다. 참고로 AFNOR와 연합 협력하는 EC(European Commission) 표준도 있다.

결론적으로 말하면, 현재 에센셜 오일의 품질을 인증하는 대표 정부 기관은 따로 없다. 에센셜 오일의 품질에 대하여 유일하게 인정된 표기는 위에서 언급한 AFNOR 또는 ISO 표준을 충족하는 경우이다.

첨부 사진은 언급한 AFNOR/ISO 표준의 한 예로 트루라벤더의 'Lavandula angustifolia' 표이다.

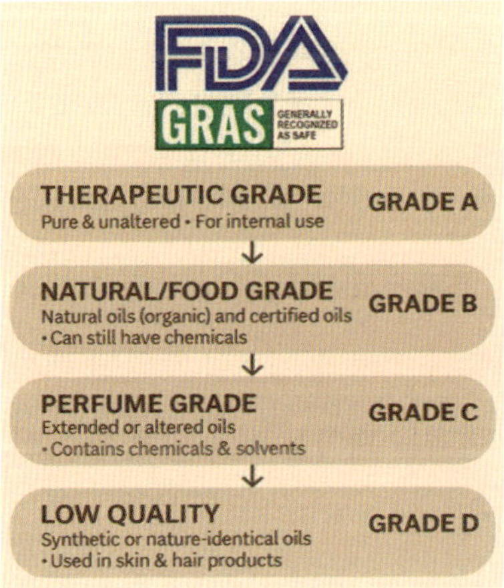

Lavender

AFNOR/ISO Standards for

Lavandula angustifolia

Gas Chromatograph profile 4.10

CONSTITUENTS	Min%	Max%
Linalool	25	38
Linalyl acetate	25	45
cis-beta-ocimene	4	10
trans-beta-ocimene	1.5	6
terpine-4-ol	2	6
Lavendulyl acetate	2	-
Lavadulol	.3	-
Beta-phellandrene	traces	.5
Alpha-terpineol	-	1
Octanone-3	traces	2
Camphor	traces	.5
1,8-cineole	-	1

보면 알겠지만, 라벤더의 주요 화학성분 중 Linalool은 최소 25%~최대 38%를 반드시 함유하고 있어야 한다는 의미이다. 즉 오일의 구

성 화합물이 지정된 범위 내에 있어야 AFNOR 표준을 충족하는 것으로 인증될 수 있다는 말이다. 이는 또한 라벤더의 다양한 품종을 식별하는 기준도 되는 것이다.

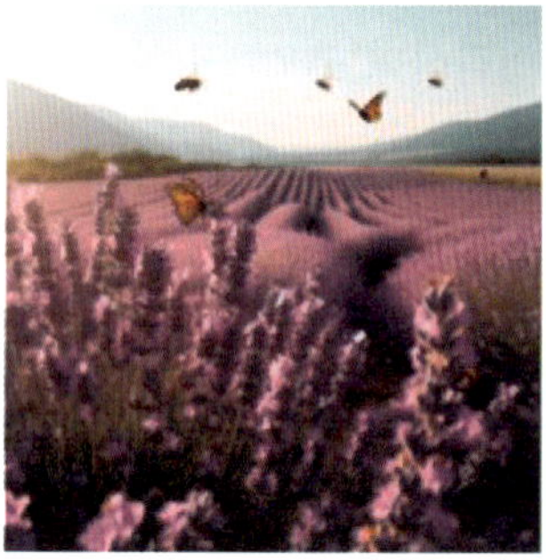

자, 이제 미국을 중심으로 하는 북미로 가 보자.

이미 언급한 대로 치료 목적의 에센셜 오일의 전통과 역사는 프랑스를 중심으로 발전했으며 자연스레 그곳 중심으로 오일 등급의 표준을 마련하게 되었다. 그러나 에센셜 오일의 상업적 시장의 발전과 대중화는 미국에서 크게 발전했다.

그러나 아직 미국에서는 AFNOR의 표준에 따른 오일 등급에 대한 구체적인 표준은 없다. 미국 정부 기관에서 1830년에 설립한 미국 약전협약(USP)이 있긴 하지만, 여기에서 허브와 에센셜 오일에 대한 구체적인 표준은 마련되지 않았다. 현재는 의약품 제조를 위한 최신 미국의 FDA 시행 표준을 따르고 있다.

지금까지는 오일 품질의 표준에 관하여 설명했다. 이제 구체적으로 오일 등급에 대해 알아보자.

가장 최고 등급의 에센셜 오일을 획득하는 과정은 매우 복잡하고 엄격하다.

알다시피, 우리가 한 병의 에센셜 오일을 만나기까지는 수많은 조건이 형성되어야 한다. 토양, 식물종(씨앗), 비료, 지리, 기후, 고도, 수확시기, 증류 시간, 압력 및 온도 등과 같은 수많은 변수를 만나게 된다. 씨앗을 심고, 경작하고, 수확하고, 증류, 포장까지 각각의 과정은 에센셜 오일의 중요한 화합물을 유지하는 데 매우 중요하다.

Therapeutic(치료) 등급을 얻기 위한 에센셜 오일의 핵심은 가능한 많은 자연 Aromatic(방향족) 화합물을 보존하는 것이다.

다시 말해, 최고 등급의 에센셜 오일이란, 인공비료를 섞지 않는 질 좋은 토양에 뿌려지는 씨앗부터 시작하여 재배, 증류, 포장까지 인공화학성분, 즉 인위적인 섞음질이 없는 식물 내에서 자연적으로 순수하게 생성되는 최적의 성분을 함유한다는 것을 의미한다.

많은 에센셜 오일회사가 Therapeutic(치료) 등급을 가지고 있다고 홍보한다. 위에서 언급한 AFNOR/ISO 표준만을 본다면 어떻게 해서라도 이 표준에 맞출 수는 있다. 인공화학성분, 즉 섞음질을 통해서 말이다.

문제는 기술적으로 이러한 섞음질을 찾아내기란 결코 쉬운 일이 아니라고 화학자들은 말한다. 그렇다면 화학자들도 구별하기 어려운데 어떻게 Therapeutic(치료) 등급의 에센셜 오일을 믿고 사용하는가 하는 문제가 있다. 쉽게 말해 '어떤 회사의 오일을 선택하는가'이다.

여러 가지가 있을 수 있지만, 필자는 다음과 같은 선택 기준을 제안한다.

1) 얼마나 오래된 회사인가?

2) 회사 자체 농장을 가지고 있는가? 자체 농장에서 씨앗부터 포장까지 통합 관리할 수 있는 시스템을 갖추고 있는가?

3) GC/MS[가스 크로마토그래피(Gas Chromatography) 및 질량 분석법(Mass Spectrometry Analysis)]을 수행할 수 있는 자체 화학성분 분석 연구소를 보유하며, AFNOR/ISO 표준에 부합하는 기술을 가지고 있는가?

4) (치료) 효과를 본 실제 사례가 있는 오일인가?

5) 식용 가능 오일 표시가 있는가?

6) 회사가 FDA 또는 EWG 등급, 혹은 유기농 또는 코셔인증을 획득했는가? (물론 이러한 인증 기구의 의미가 무엇인지는 알아야 하지만, 이 글에서는 언급할 수 없다. 일단은 없는 것보다는 낫다.)

7) 가격이 상대적으로 터무니없이 저렴하다면, 섞음질을 의심할 것.

8) 암갈색(빛 차단) 병으로 되어 있는가? 투명하거나 다른 색으로 된 병에 담긴 오일은 무조건 저급 오일로 보면 된다.

9) 오일 향 비교하기(이는 전문 향기 조향사가 아니면 구별하기 어렵다).

10) 나의 실제 사용 체험(오일 사용 일기를 권장한다. 몸의 변화 기록을 통해 직접 효과를 체험하는 것이다. 당연히 위 선택 기준에 부합한 오일을 사용해야 한다).

-출처: 밸러국제 아로마테라피협회 인영오 화학 교수님 글 발췌 인용

위 사항을 참고하여 치료 등급의 에센셜 오일을 선택하면, 훌륭한 치료 효과를 얻을 수 있다.

잠재적 노인 부적절 약물의 부작용

일반적으로 급성 부비동염, 인두염, 편도선염, 후두염, 방광염 등 많은 염증성 질환에 항생제를 복용한다. 물론 적당량을 적절한 기간에 사용하고 끊게 되면 신체가 제 궤도를 찾아가게 된다. 하지만, 계속되는 복용은 인체 면역의 80% 이상을 담당하는 좋은 장내 세균을 망가뜨려 갈수록 면역 기능이 떨어지게 된다. 따라서 아토피 등 여러 피부질환의 부작용을 초래하게 된다.

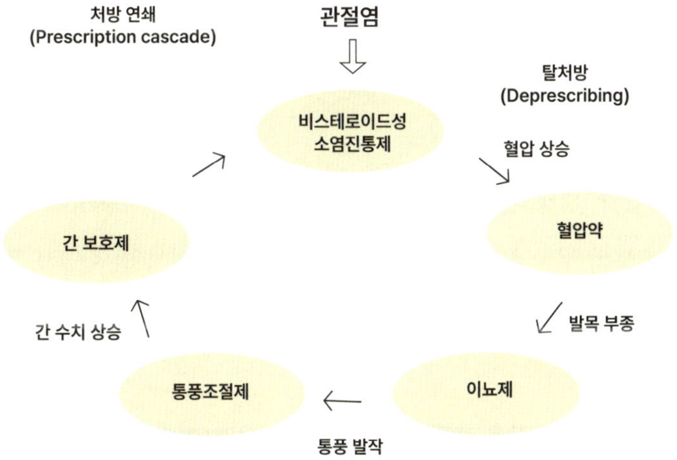

실제로 어린 아이들의 경우, 감기 등으로(실은 부비동염) 빈번하게 항생제를 복용하게 되는데 이로 인해 면역 기능이 떨어져 고생을 하고 있다.

통증에 사용되는 비스테로이드성 진통, 소염제(NSAIDs, 예: 디클로페낙)는 류마티스, 퇴행성 골관절염, 척추 질환 등에 사용되는데, 장기적으로 사용하게 되면 혈소판 응집 감소 효과, 간 기능 저하, 신장 기능 저하, 위장 출혈 등의 부작용을 초래한다. 또 이 증상을 호전시키기 위해 다른 약제를 복용하게 된다.

잠재적 노인 부적절 약물의

NSAID의 부작용

-콩팥 기능 약화
-부종 및 혈압 상승
-심장 기능 저하
-위장관 출혈

혈압약, 위장약, 신경 안정제 등의 경우도 장기 복용시 부종, 빈혈, 변비 등의 부작용을 초래한다. 이 부작용을 해결하기 위해 또 약을 복용하다 보니 많은 분들이 하루에 보통 8~10종류의 약을 복용하게 되는 현실이다.

결국 약이 사람을 죽인다는 말이 나올 정도이다.

잠재적 노인 부적절 약물의

PPI(위산 억제재)의 부작용

-씨디피실 균 감염: 설사
-골감소증, 골절: 낙상 위험
-PPI 부작용으로 인한 실제 사망률 증가

특히 요양 병원에 입원한 분들의 처방 약을 보면, 아! 이 약 때문에 사람이 더 일찍 죽겠구나, 하는 생각까지 든다.

제약 산업의 발달과 함께 비타민 등 수만 종의 약제가 범람하고 있다. 하지만, 건강은 평상시 긍정적 사고와 친환경 음식, 적절한 운동을 통해 영위해야 한다. 그 전통적 예가 인도의 생활 의학인 아유르베다 의학의 정신일 것이다.

지긋지긋한 아토피가 점차 좋아지는군요

요즘 상담을 하면서 자가면역 질환을 많이 보게 된다.

너무나 종류가 많다.

아토피, 건선, 백반증, 피부경화증, 쇼그렌증후군, 베체트병, 크론병, 망막색소변성증, 강직성 척추염, 성인 스틸병, 스티븐스-존슨 증후군, 다발성 경화증, 갑상선항진증(그레이브스병), 갑상선저하증(하시모토병), 폐섬유증, 루푸스, 류마티스 등등.

현대의학에서 이러한 질병들에 사용하는 약제를 보면 면역억제제라 하여 항암제인 MTX(Methotrexate), 스테로이드를 거의 루틴으로 사용하고 있다. 이 약제들은 증상 치료에 도움이 될지는 모르지만 한편으로 많은 부작용을 초래한다.

최근에는 생물학적 제제라는 약재를 쓰는데 이 약품의 부작용 또한 만만치 않다. 심지어 사망에 이르는 경우도 있다.

현재 치료하고 있는 건선 환자분도 서울 **병원에서 다른 네 명과 함께 생물학적 제제를 임상 시험하였다고 한다(한 달 비용이 350만 원 정도인데 산정특례 혜택을 받으면 그 비용을 5%만 낸다고 한다). 그중 두 분은 사망하였고 다른 한 분은 혈액암에 걸렸다고 한다.

다음 소개하는 케이스는 아토피 환자인데 9세 남아이다.

5년 전에 생긴 아토피가 점점 심해져 대학병원, 한의원, 기능의학 안 해본 것 없이 해보았으나 효과를 보지 못하다가 지인의 소개로 상담하고 치료 과정을 밟게 된 경우이다.

오조준된 면역을 바로잡는 면역 조절 에센셜 오일을 조합하여 체중에 맞게 처방하였고, 아로마 워터, 바르는 오일, 뿌리는 스프레이도 처방했다.

아이는 복용 후 10일 후부터 증상의 호전을 보였고, 40일쯤 후에는 눈에 띄게 개선된 상태를 보여주고 있다. 향후 6개월 정도 혈액검사(혈중 IgE 수치)를 진행하면서 레시피 조정도 해 나갈 예정이다.

아이는 그동안 거의 외출을 하지 않았지만 이제는 바깥 외출도 자주 한다고 한다. 얼굴 표정도 밝아지고 자주 웃기도 한다고 엄마가 사진을 보내왔다.

같은 메커니즘을 가진 자가면역 치료에서 보다 많은 임상의 예가 쌓여 공유된다면 자가면역으로 고통받는 많은 분들에게 새로운 희망이 될 수 있을 것이다.

아로마 의학은 의료의 새로운 희망이다. 그래서 아로마 의학 연구소의 빠른 설립이 필요해진다.

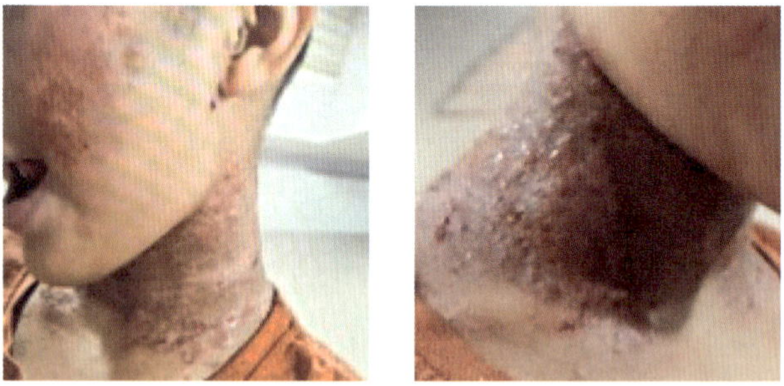

에센셜 오일 레시피 복용 전

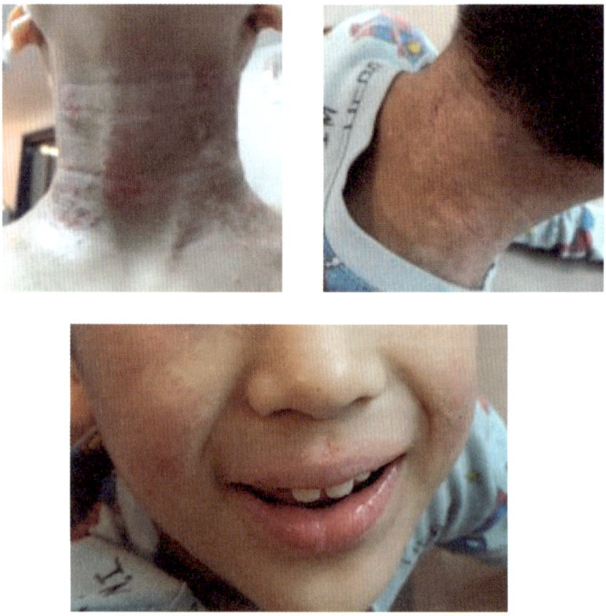

에센셜 오일 레시피 복용 40일 후

뇌질환이 더 많은 치료 시간이 필요한 이유

10년 전 대치동에서 아로마 의학 병원을 경영하던 당시, 20대 초반의 딸을 데리고 방문하신 한 어머니가 계셨다. 그동안 양방, 한방, 기 치료, 굿 등 여러 치료 방법을 시도하였으나 간질을 앓고 있는 딸의 증세는 좋아지지 않았다.

신통하다는 보살님을 찾아갔더니 강남쪽의 물로 치료하는 병원을 찾아가라고 하여 몇 개월을 수소문 끝에 방문하게 되었다고 했다.

일단 먹는 에센셜 오일을 이용한 치료 과정을 설명하고, 최소 3개월은 경과를 보자고 말했다. 우선 한 달 분을 처방했다.

한 달 뒤 방문한 그 어머니, 난리가 났다. 왜 한 달씩이나 지났는데 좋아지지 않느냐며 화를 냈다. 아마도 그 신통한 보살님이 한 달이면 좋아진다고 했던 모양이었다.

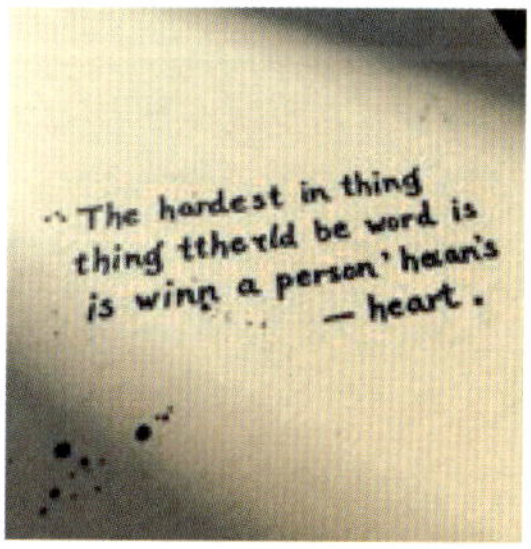
The hardest in thing
thing ttherld be word is
is winn a person' haan's
— heart.

현재 우리 아로마 의학 연구소에서는 파킨슨병, 자폐 스펙트럼, 뇌종양, 뇌졸중 등의 뇌질환 환자들의 치료가 이어지고 있다.

만성 축농증, 아토피, 건선, 류마티스, 통풍, 당뇨 합병증 등의 질환은 단시간 내에 빠른 치료 경과를 보인다. 이와는 달리 뇌질환은 뇌의 복잡한 신경계와 연결되어 있어 많은 시간과 인내를 필요로 한다.

뇌의 혈관에서 영양분 등 주요 물질이 신경계에 다다르기 위해서는 혈뇌관문(BBB, Blood Brain Barrier)을 반드시 거쳐야 하는데, 이를 통과할 수 있는 치료 약제가 현대의학에는 없다. 세상의 약제 중 유일하게 세스퀴터펜 화학 구조($C_{15}H_{24}$)를 가진 에센셜 오일만이 통과할 수 있다.

당연하게 파킨슨병, 자폐증, 뇌종양에 1년 이상의 에센셜 오일 레시피를 복용하시는 분들은 많은 질환의 향상을 보여주고 있다.

3년 넘게 에센셜 오일 레시피를 복용하고 있는 파킨슨병 여자분, 2년 넘은 간질 아이, 1년 넘은 자폐 아이의 오일 레시피를 택배로 발송하면서 보호자분들의 간절한 마음을 떠올린다.

어느 순간에는 세상의 모든 질환을 한방에 싹 해결하는 전지전능한 치료의 힘을 가졌으면 하는 마음이 들기도 한다.

Thanks to Nature!!

마리 퀴리 여사와 장 발네 박사

마리 퀴리 여사(1867~1934)는 방사능 원소인 폴로늄과 라듐을 발견하고 그 연구로 노벨물리학상, 노벨화학상을 수상한 유명한 폴란드의 화학자이다. 주로 프랑스에서 활동하여 프랑스를 대표하는 걸출한 화학자로 알려져 있다. 방사성 원소를 사용한 핵폭탄, 원자력 발전, 치료용 방사성 동위원소, 진단을 위한 X선 기기 등 인류 문명에 해로움과 이로움을 동시에 가져다 준 위대한 과학자이다.

하지만 불행하게도 방사성 원소에 대한 집중적인 연구를 이어가다가 그 부작용인 악성 백혈병으로 사망하였다.

아무리 뛰어난 과학자라 할지라도 인위적인 방사선 노출로 인한 폐해를 피할 수는 없었다.

여기서 대비되는 인물이 외과 의사이자 아로마테라피의 효시인 프랑스의 장 발네 박사(1920~1995)이다.

물론 장 발네 박사는 마리 퀴리 여사처럼 노벨상을 수상하지는 못했다. 오히려 현대 의학에 반하는 활동을 했다. 아무도 하지 않는 에센셜 오일의 자연의학을 한다는 이유로, 인도차이나 전쟁에서 에센셜 오일을 이용하여 수많은 병사들을 탁월하게 치료한 공로가 있음에도 불구하고, 프랑스 의사협회에서 자격을 박탈당할 위기도 겪었다.

장 발네 박사는 이미 에센셜 오일의 항박테리아, 항바이러스, 항진균에 대한 치료 효과, 치매, 정신병, 당뇨 합병증, 관절염, 각종 암에 대한 훌륭한 임상 치료 기록을 가지고 있었다. 그리고 그 결과를 그의 저서 〈The Practice of Aromatherapy〉에 자세하게 기록하였다.

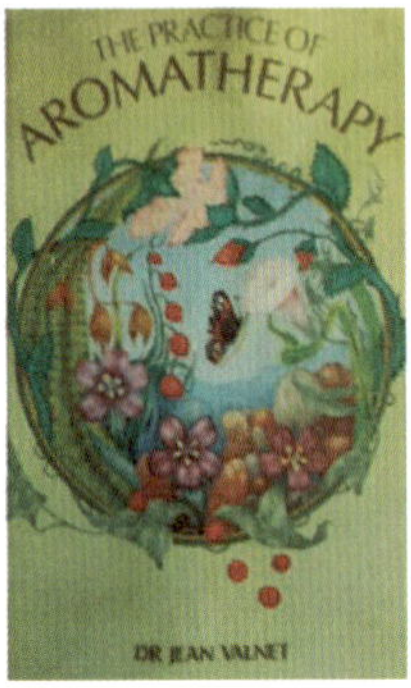

코로나19 시대에 이 장 발네 박사의 치료 업적이 제대로 계승되고 활용된다면 수없이 변이하는 바이러스나 박테리아도 박멸하는 것이 어려운 일이 아니었을 텐데 하는 생각을 종종 하게 된다.

과학 문명이 아무리 발달하여도 인체의 치료는 자연의 섭리에 따른 치료에 맡겨야 한다. 인위적인 치료는 또 다른 인위적인 문제를 낳게 된다.

프레디머큐리와 에이즈 그리고 에센셜 오일

프레디머큐리는 탄자니아 출신의 세계적으로 유명한 영국의 록 밴드 퀸(Queen)의 리드 싱어이다.

'Bohemian Rhapsody', 'Love of My Life', 'Don't Stop Me Now', 'Somebody to Love' 등의 다수의 히트곡을 작사, 작곡하였다. 1991년 11월 45세의 나이에 에이즈 합병증으로 사망하였다.

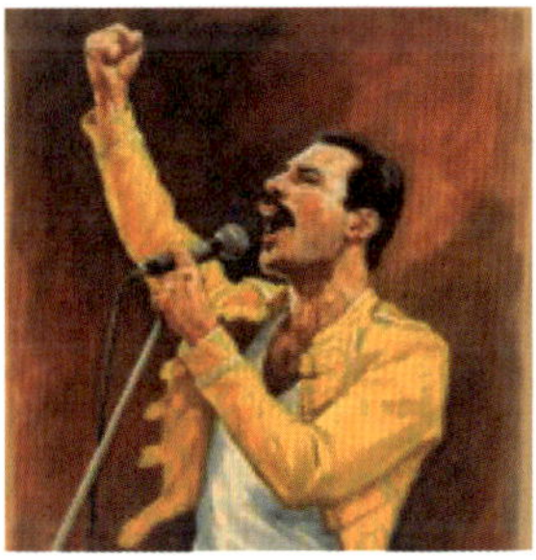

에이즈(AIDS, Acquired Immune Deficiency Syndrome)는 HIV(Human Immunodeficiency Virus)가 신체의 면역 기능을 담당하는 T 림프구를 파괴하여 신체의 면역 기능을 떨어뜨려 점차적으로 죽음에 이르게 하는 무서운 질환이다.

HIV에 감염될 경우 50% 이상에서 고열, 두통, 근육통, 인후통, 설사, 구토, 피부 발진 등의 증상이 나타난다. 반면 50% 정도는 위의 증상이 아예 나타나지 않거나 일상생활을 하는데 크게 증상을 느끼지 못할 정도로 약하게 나타나기도 한다. 하지만 시간이 지나면서 점차 면역 기능이 떨어지면서 10년 뒤에는 50% 정도가, 15년 뒤에는 75%가 에이즈로 진행이 된다.

미국에서는 매년 38,700여 명 가량이 에이즈에 감염되는데, 남성과 성행위를 하는 남성 집단이 가장 높은 발병률을 보여준다.

우리나라의 경우 신규 HIV 감염 발생 누적자수는 2018년 기준 16,000명을 넘어섰다. 세계적으로는 감소 추세이지만 한국의 경우 매년 1,000명 정도 증가 추세에 있다.

우리 아로마 의학 연구소에서는 코로나19, 슈퍼박테리아 치료에서와 같이 에센셜 오일 레시피를 활용하여 에이즈를 치료하고 있다. 실제로 2013년 아프리카에서 사업 차 한국에 방문한 한국인, 아프리카인 40대 남성 2명을 치료한 기록이 있다.

혈액 검사를 통해(HIV 항체 - 양성, HIV 항원 검사에서 p24 단백질 검출) 에이즈를 확진하였고, 에센셜 오일 레시피를 한 달간 복용케 하여 HIV 항체 음성, HIV 항원 검사에서 p24 단백질 미검출의 결과를 보았다.

한국인의 경우 아프리카 콩고에서 아프리카 여성과 결혼하여 살고 있는 상태였고, 아프리카 남성은 그의 부인이 HIV 감염 상태라고 하였다.

아프리카로 귀국할 때 6개월 분량의 HIV 감염에 대한 에센셜 오일 레시피를 처방하였다.

이와 같이 HIV나 코로나19, 슈퍼박테리아에 대한 치료 레시피는 아로마 의학에서 사용하는 에센셜 오일에 어렵지 않게 존재하고 있다.

인공위성, AI 등 인간의 문명이 아무리 놀랍도록 빠르게 발전하여도 우주의 한 생명체인 바이러스, 박테리아, 곰팡이 그리고 자연의 소중한 선물인 에센셜 오일을 생명체 자체로 이해하지 못하고서는 진정한 의학의 발전은 요원할 수밖에 없다.

에센셜 오일은 신, 우주, 자연이 주신 소중하고 특별한 선물이다!!

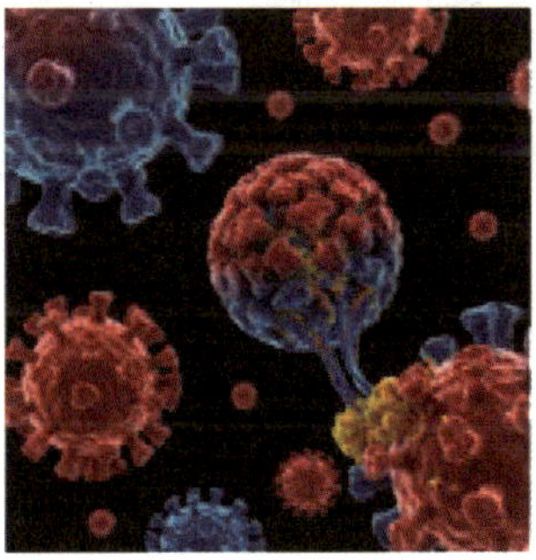

주파수와 암치료 그리고 Royal Raymond Rife 의 생애

미국의 Royal Raymond Rife(1888~1971)는 의사, 과학자, 발명가이기도 하다.

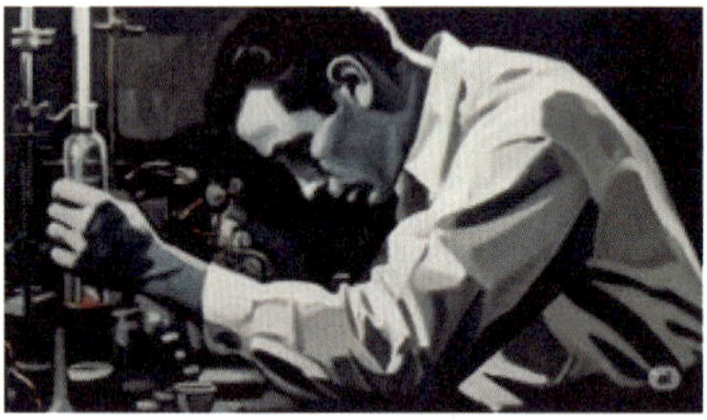

1920년대에 광학 현미경을 발명하여 미생물이 환경에 따라 변형되는 모습을 주파수와 진동을 이용하여 관찰하였다. 그는 특정 주파수를 쏘이면 미생물이 견딜 수 없어 사멸되고 그 미생물 및 미생물이 일으키는 암도 치료할 수 있다고 주장하였다.

실제로 Rife Frequency Generator를 개발하여 말기암 환자 16명을 3개월 안에 완치시킨 예도 있다.

하지만 불행하게도 주파수 연구에 참여하였던 그의 동료 의사들과 과학자들은 모두 피살당하였고, 연구 시설 또한 파괴되었으며, 라이프

박사와 그의 부인도 독살당했다고 한다.

주파수 (Hz)	상징/효능	감정적 효과
432 Hz	자연의 기본 진동수, 심신 안정	감정 정화, 평화, 조화
528 Hz	DNA 회복, 사랑의 주파수	사랑, 치유, 용서
639 Hz	인간관계, 사랑과 유대	외로움 해소, 공감 확장
741 Hz	내면 정화, 창의성	감정 독소 해소, 깨달음
852 Hz	직관 향상, 영성	마음의 눈을 여는 느낌
963 Hz	신성과의 연결	하늘의 주파수, 영적 확장

주파수 (Hz)	타켓 질병 또는 균	설명
728 Hz	암, 바이러스 전반	가장 유명한 치료 주파수, 암세포를 파괴한다고 알려짐
800 Hz	종양, 말라리아 등	세포 성장 억제, 기생충 파괴로도 언급됨
880 Hz	바이러스성 감염	세포 재생 도움, 항염 효과가 있다는 보고
20 Hz	통증 완화	저주파 진동은 진통에 사용됨
2128 Hz	특정 박테리아	폐렴균, 결핵균 억제에 관련된 주파수로 알려짐

일부에서는 미국 내에서 의학계 주류에 의해 대체의학 연구자들이 멕시코나 캐나다 등 해외로 나돌고 있다는 점에서, 라이프 박사의 죽음도 이와 관련이 있다는 추측이 나돌고 있다.

그의 주파수 연구를 인정하지 않고 철저하게 방해한 그룹이 록펠러 재단의 이사들이었다. 록펠러는 알다시피 허브와 아로마 의학의 발전을 방해한 철저한 자본주의자이다. 즉 의사협회, 다국적 제약회사, 거대 자본 시장이 그들의 합성 의약품 판매를 위해 환자에게 도움이 되는 모든 자연 학문을 방해하고 있는 실정이다.

모든 학문이 발전하기 위해서는 연구 시설과 자본의 투자가 뒷받침되어야 하는데, 아랍에미리트의 만수르 왕세자의 아낌없는 지원을 받는 황우석 박사가 부러울 뿐이다.

Part 7

질환별 에센셜 오일 레시피

고대 이집트의 카이로 시장에서는
티리악(Tyriac)이라는 에센셜 오일이 주성분인
치료용 레시피 약품이 판매되었는데
이러한 의료적인 처방 기록과 레시피가
파피루스에 기록되어 전해져오고 있습니다.

상담시 유념할 사항

1. 아로마 의학 관련 상담하는 환자들의 마음 헤아리기

아로마 의학을 찾는 사람들은 현대의학, 한의학 등에서 치료를 거의 포기하거나 방치한 환자들로 마지막 희망을 찾는 안타까운 심정의 분들이다. 처방에 임하는 의료인들은 그들의 심정을 헤아려 안타까움, 긍휼함으로 최선의 상담을 하려고 노력해야 한다.

2. 각 에센셜 오일의 화학성분에 따른 치료적 특성을 숙지

아로마 의학 처방은 현대의학처럼 Allopathy적인 증상에 국한된 처방이 아니다. 근본 원인을 파악하여 이를 해결하면 2차적 증상들은 자연히 좋아진다는 자연의 법칙이 적용됨을 인지해야 한다. 따라서 질환의 근본 원인을 규명하고 그 원인을 해결할 수 있는 상담에 집중해야 한다.

그러기 위해서는 각 에센셜 오일의 화학성분에 따른 치료적 특성을 임상 경험과 함께 숙지하여야 한다.

3. 복용 2개월 후부터 변화가 나타난다

에센셜 오일 상담 전 필요한 영상, CT, MRI, Lab을 확보하고 복용

2개월 후부터 Physical Exam, 영상, 내시경, Lab을 실시하여 F/U하고, 환자에게는 복용 2개월 후부터 변화가 나타난다는 멘트를 꼭 하여야 한다. 단, 급성 증상이 심한 경우 2주 이내에 증상의 호전이 보일 수도 있다.

질환별 오일 레시피

A. 항박테리아, 항바이러스, 항진균 특성을 동시에 갖는 오일들

-Phenol계 오일: Clove bud(eugenol), Thyme(thymol), Oregano(carvacrol), Cinnamon(eugenol, cinnamic aldehyde)

-Peppermint(menthol, alcohol)

-Eucalyptus(1,8-cineole, eucalyptol-oxide)

-Tea tree(terpineol-alcohol)

-Palmarosa(geraniol, linalool, farnesol-alcohol)

***Application**

-Superbacteria(PNS, Otitis Media, Pneumonia, Sepsis , Dental & Teeth ds, various Infection)

-influenza, corona virus , many viral ds

B. Anticoagulant Character(항응고, 혈전 방지)

-Clove, Cinnamon, Clary sage, Orange, Ginger, Bay, Aniseed

***Application**

Corona virus Vaccine SIDEEFFECT - Thrombosis

C. Blood Vessel Strengthen(혈관 강화)

-Helicrysum, Cypress, Clove, Lemon, Frankincense, Orange, Peppermint

***Application**

-CVA, Artherosclerosis, Cerebral Aneurysm, Hemorrhoid, Varicose Vein,

D. Antidaiabetic(당뇨)

-Clove, Eucalyptus, .Dill, Fennel, Coriander, Cinnamon, Lemongrass, Geranium, Cumin, Oregano, Myrtle

E. Gout(통풍)

-Juniper berry, Lemon, Teatree, Carrot seed, Tyme, Cajeput, Pine, Hyssop

F. Hair loss(탈모)

-Rosemary, Juniper, Cedarwood, Clary sage, Fennel, Cypress, Lavender, Sandalwood

G. BBB(Blood Brain Barrier) Penetration(혈뇌관문통과)

-Cedarwood , Vetiver, Frankincense, Clove, Myrrh, Ginger, Pathouli, Chamomile German, Copaiba, Ginger, Cardamon, Sandalwood, Cucumber

***Application**

-ADHD, Autism, Dementia, Epilepsy, Parkinsonism , Brain Tumor .Brain Stroke

H. Autoimmune Ds(자가면역)

-Clove , Myrrh, Frankinsence, Chamomile German, Helicrysum, Peppermint, Vetiver,

Copaiba, Nutmeg, IdahoabalsamFir

***Application**

-Atopy, Psoriasis, Rhematoid, Scleroderma, Chron's ds, Bechet ds, Sjogrens's Syndrome, Retinitis Pigmentosa, Alkylosingspondylitis, Multiple Sclerosis, Vitiligo, Systematic Lupus, Grave's ds, Hashimoto's ds, DM type 1, Ig A Nephropathy, Stevens Johnson syn

I . Female Hormone(여성 호르몬)

-Clary sage, Fennel, Lavender, Cypress, Anise, Ylang ylang, Rose, Geranium, Roman chamomile

***Application**

-PMS, Endometriosis, Menopause, Mensturalpain

J. Ovarian & Uterine cysts(난소, 자궁 낭종)

-Geranium, Frankincense, Clary sage, Oregano, Lemongrass, Teatree

K. Radiation damage(방사선 손상)

-Ginko leave, Clove, Peppermint, Chamomile blue, Teatree, Idaho balsam Fir, Oregano

L. Osteoporosis(골다공증)

-Thyme, Cypress, Peppermint, Rosemary, Basil, Idaobalsam, Pine, Wintergreen, Elemi, Sprus

M. Diuretics(이뇨제 기능)

-Juniper, Geranium, Grapefruit, Lemon

N. Liver(간 기능 향상)

-Lemon, Orange, Geranium, Carrot seed, Rosemary, Cardamum, Celery, Peppermint, Myrrh

O. Tinnitus(이명)

-Immortel, Juniper, Geranium, Peppermint, Lavender, Basil

P. Gall stone(담낭 결석)

-Lemon, Orange, Grapefruit, Juniper, Rosemary, Nutmeg, Mandarin

Q. Kidney stone(신장 결석)

-Lemon, Geranium, Juniper, Orange, Wintergreen

R. Anticancer Effect(항암 효과)

-Clove, Lemon, Myrrh, Frankincense, Clary sage(blood), Chamomile blue, Tarragon Sandalwood, Orange, Lavender, Geranium,

에.필.로.그

나는 일반 환자를 보면서 쌓이는 많은 스트레스 속에서도 아로마에 관한 문구를 접할 때는 유독 주파수가 올라가 기분이 좋아진다.

몇 달 전부터 이 책을 쓰기로 마음 먹고 그간의 아로마 오일에 점철되어 온 나의 20년을 되돌아볼 수 있는 기회를 가졌다.

아로마 연구를 시작한 첫 번째 이유는 많은 이비인후과 환자를 보면서 축농증, 편도선염, 중이염에 쓰이는 항생제의 남용에 대한 대안을 찾기 위해서였다.

그동안 세속적 관점에서 보면 한마디로 미친 짓을 하여 왔다. 그 잘나가는 병원을 단숨에 접어버리고 10여 년 넘는 고행의 불길에 스스로 뛰어들었으니 말이다. 지금 같으면 어림없을 것이다.

하지만 어차피 인생은 한 번 살다 가는 거고, 의사로서 의료의 역사에 조그마한 선한 영향력의 점 하나 찍을 수 있다면 나름 의미 있는 생이었다고 생각한다.

의료를 자연의 현상으로 대하고 그 속에서 답을 찾는, 세상의 인공적 시선과 다른 목소리를 내는 나 같은 똘기(?)있는 의사도 있어야 하지 않을까? 그런 의미에서 사람들은 나를 돈키호테 같다고 한다. 하나의 방향으로 앞 뒤 안 보고 밀고 나가는 모습이 돈키호테를 연상시키는 모양이다.

그동안 에센셜 오일에 미쳐 이루어낸 아로마 의학의 업적이라고 한다면 첫째는 박테리아, 바이러스, 진균 감염에 대한 에센셜 오일 레시피의 사용으로 환자들의 증상 개선을 증명하였다는 것이다.

호전된 수많은 케이스를 경험하였다. 내가 원하였던 일차 목표에는 가까워진 것이다.

두 번째로는 처음부터 의도된 상황은 아니었지만, 꿈에서 영감을 받은 천연 용해제의 발견과 이를 이용한 비염, 구강 에센셜 오일 스프레이의 발명이다. 이 세계 유일의 천연 용해제는 현재 특허 출원 중이며 3~4개월 이내 정식 등록될 것이다.

이 스프레이는 2009년부터 15년 동안 이비인후과, 피부과 진료 시 현재까지 사용하고 있다. 이를 이용하여 전 세계 10억의 비염 환자에게 진정한 부작용 없는 건강한 코의 건강을 선물했으면 하는 바람이다.

물론 이 에센셜 오일 스프레이의 일반의약품 혹은 의약외품으로의 승인이라는 쉽지 않은 과정이 남아있지만, 에센셜 오일의 가치를 존중하고 의료의 진정한 가치를 존중하는 기업이 나선다면 전 세계인의 가정에 에센셜 오일 스프레이 한 개씩은 구비되는 날이 빠른 시일 내에 올 수 있을 것이라 기대해 본다. 이 천연 용해제에 대한 영감을 주신 조상님의 진정한 뜻과 바람도 이러하지 않을까 생각해 본다.

세 번째는이 에센셜 오일을 접하면서 모든 영역에서는 아니지만 자가면역, 자폐 스펙트럼, 생리 질환, 각종 암 질환 등에서 훌륭한 증상 호전 효과를 볼 수 있었다는 것이다.

환자들은 질환이 현대의학으로도 해결 못하는 막바지에 이르면 어디에도 기댈 곳이 없어진다. 그래서 에센셜 오일의 치료 효과에 마지막으로 기대는 경우가 많아, 한국에서 유일하게 아로마 의학에 몸담고 있는 나를 찾곤 한다.

물론 내가 이 모든 질환에 대해 다 감당할 수는 없다. 아직은 임상적 자료가 너무 미흡하다. 하지만 증상 호전에 대한 부작용 없는 가능성은 너무나 많다. 이것이 내가 아로마 의학 연구소의 설립을 목놓아 외치는 이유이기도 하다.

그전에 에센셜 오일의 대중적 인식 확산에 대한 계획도 필요해진다. 에센셜 오일 스프레이의 확산이 빠른 전파의 첩경이라 생각한다. 항상 가까이 있으면서 필요한 물품으로 인식되어 자연스럽게 스며들면 그 과정이 순탄해질 것이다.

마지막으로 또 꿈 이야기를 해볼까 한다.

2021년 가을, 넷째 누님이 이상한 꿈을 꾸었다면서 전화를 하셨다.

넷째 누님은 70이 넘은 나이에 서울에서 노래 강사를 하신다. 신기(神氣)가 충만한 분이시다.

나와 누님이 도저히 가지 못할 것 같은 험한 산길을 몇 시간에 걸쳐 올라간 뒤, 내가 혼자 산 정상에 올라가 얼마 뒤 불꽃이 튀기면서 연기가 나는 석판을 가지고 내려오더라는 것이었다. 그 석판에는 히브리어(?)로 된 여러 문장이 적혀 있었고(마치 모세의 십계명 석판처럼) 나는 지팡이를 딛고 모세와 비슷한 복장을 하고 있었다고 한다.

천재 발명가 에디슨은 말하였다. 자신의 업적은 앞서 간 조상들의 발자취 위에서 가능했다고.

나는 조상들이 이루어놓은 언덕에서 출발했을 뿐이다. 에센셜 오일의 연구에 온 마음을 바친 가트포세, 장 발네, 쿠트슈노벨트, 로버트 티서랜드, 셜리프라이스, 완다셀러 , 제인 버클, 슈 클라크, 페뇔, 프랑콤, 라프라즈, 안네 마리 기로드로버트, 게리 영 박사 등 여러 의사, 화학자, 과학자들에게 깊은 감사를 드린다. 이분들의 발자취가 없었으면 아로마 의학에 대한 생각을 하지도 못했을 것이다.

미흡하지만 언젠가 어디에선가 이 기록이 전해져 후배들이 에센셜 오일에 전념할 수 있는 계기가 되었으면 하는 바람이다. 하지만 아직까지도 10년 이상을 그런 후배를 볼 수 없으니 안타까울 뿐이다.

또한 부디 6,000년의 자연, 진화의 역사를 가진 에센셜 오일에 대한 광범위하고 세심한 연구가 이루어져, 많은 만성, 난치 환자들에게 한 줄기의 희망이 되었으면 하는 간절한 바람이다.

부록

에센셜 오일을 포함하는 식물은 꽃 피우는 식물 중 1% 정도이다. 약 3만 종에 이른다 .
증류, 압착하여 생산된 에센셜 오일은 세계적으로 130여 종이 있다.
에센셜 오일은 각각 그 학명을 가지고 있다. 학명에는 오일의 특성에 따라 식물의 모양, 특징, 성분, 재배 나라, 신화, 이름을 명명한 학자의 이름 등이 포함되어 있다. 에센셜 오일을 심도있게 공부하기 위해서는 각 오일의 학명을 익히는게 그 이해에 많은 도움을 준다. 영어로 기록하였으니 참고 바란다.

Sweet Basil(Ocimum basilicum)

Ocimum= a sort of clover or aromatic plant

basilicum= a pretty king, royal, princely or a kind of serpent with a spot on its head like a crown

Bergamot(Citrus bergamia)

bergamia: after an Italian town where the tree was first observed

Black pepper(Piper nigrum)

Piper: pepper

nigrum: dark or black

Chamomile

Roman Chamomile(Chamaemelum nobile)

Chamaemelum: Chamae-on the ground, low0growing, or dwarflike me - smells like honey

nobile: noble

German or Hungarian Chamomile(Matricaria recutita)

Matricaria: refer to the womb or often used in the sense of a

place where something is generated
recutita: having a fresh or new skin, also circumcised

Cananga(Cananga odorata)

Cananga: flower of flowers
odorata: sweet smelling

Carrot seed(Daucus carota)

Daucus: name of umbelliferous plant
carota: from the Greek word for carrot

Cedarwood Atlas (Cedrus atlantica)

Cedrus: true cedar or resinous tree
atlantica: of the Atlantic and Atlas Mountains

Cinnamon

Leaf(Cinnamomum zeylanicum)
zeylanicum: Ceylon
bark (Cinamomum verum)
verum = true

Citronella(cymbopogon nardrus)

Cymbopogon: from cymba from Latin cymbo or boat
pogon - beard or the shape of the bracts
nardrus: nard, an Indian or Assyrian plant yielding a fragnant substance for unguents

Clary sage(Salvia sclarea)

Salvia: whole or sound, refer to the sap or the medicinal properties sclarea: refer to the seeds and leaves used to clear obstruction in the eye

Clove(Eugenia caryophyllata)

Eugenia: eugenol(phenol) like

caryophyllata: clove leaved

Coriander(Coriandrum sativum)

Coriandrum: an ancient name for coriander

sativum: that which is sown or grown

Cypress(Cupressus sempervirens)

Cupressus: the cypress

sempervirens: always green

Dill Seed or Weed(Anetbum graveolens)

Anetbum: dill or anise

graveolens: heavily scented

Elemi(Canarium commune)

Canarium: from a Malai word meaning the Java almond

commune: common

Eucalyptus

Eucalyptus: well covered, referring to the calyx which forms a lid over the flowers in bud

Fennel(Foeniculum vulgare)

Foeniculum: haylike

vulgare: common

Frankincense(Boswellia carterii), Olibanum

Frankincense: the true or real incense

Boswellia: an important genus of incense-bearing trees, named after James Boswell

carterii: after Professor Carter who described the Egytian mummies

Galbanum(Ferula galbanifera)

Ferula: fennel

galbanifera: the greenish-yellow resin of certain plant of Syria

Garlic oil(Allium sativum)

Allium: garlic

sativum: that which is sown

Geranium(Pelagonium graveolens)

Pelagonium: from pelagos which a stork and gonium referring to the shape of the bill of a stork and the look of the flower parts of the plant

graveolens: heavily scented

Ginger(Zingiber officinale)

Zingiber: ginger of ancient origin, probably pre-Roman

officinale: a plant officiallly used in medicine

Helicrysum italicum

Helicrysum: heli -sun, crysum -gold colors of the flowers

Hyssop(Hyssopus officinalis)

Hyssopus: an old name for another plant

Inula(Inula officinalis)

Inula: the plant called elecampane

Juniper berry(Juniperus communis)

Juniperus: juniper tree

communis: growing together

Lavender(Lavadula angustifolia, L.vera, L.latifolia, L. officinalis)

Lavandula: refers to the word lavare = wash, referring to the fact that it was used in laundry to make the clothes smell good

angustifolia: narrowleaved

vera: true

Lemongrass(Cymbopogon citratus)

Cymbopogon: Latin cymbo - boat, pogon- bearded

Mandarin(Citrus reticulata)

- citrus with netlike membrane

Marjoram(Origanum majorana)

Origanum: plant that stretches and grows in all directions

majorana: large form

MQV or true Niaouli(Melaleuca quinquenervia viridiflora)

Melaleuca: black and white contrast of the peeling bark on trumks and stems

quinquenervia = five parts
viridiflora: green flowers

Melissa(Melissa officinalis)

Melissa: honeybee

Mugwort(Atremisia herba alba, A.vulgare)

Atremisia: ancient Goddess Artemis
herba alba : white herb
vulgare : common herb

Myrrh(Commiphora molmol , or C.myrrha)

Commiphora: gumbearing
molmol: the original Somali word - bitter, resinous exudation
myrrha: bitter

Myrtle(Myrtus communis)

Myrtus: Greek and latin name for the myrtle

Neroli (Citratus aurantium, C. vulgaris, C.bigaradia)

C. aurantium = gold colored citrus

Nutmeg(Myristica fragrans)

Myristica: fit for anointing

Olibanum(Boswellia carterii)

Olibanum: Arabic word al luban(the milk) - the appearance of the resin as it exudes from the tree

Oregano(Origanum vulgare, Thymus capitatus)

Origanum vulgare: the common plant that spreads itself out

Thymus: Greek for soul = a word used for `to perfume, to sacrifice`perhaps because it was burned on altars

capitatus : having a head

Palmarosa(Cymbopogon martinii)

Originally named by William Roxburgh(1751-1815) and revised by William Watson(1858-1925)

martinii: common name Palmarosa

Parsley(Petroselinum sativum)

Petroselinum: has to do with rocks

sativum: that which is sown

Pathouli(Pogostemon pathouli)

Pogostemon = pogo- bearded, stemon- stamen of a flower

Peppermint(Mentha piperita)

- pepper scented mint

Petitgrain(Citrus aurantium, C.aurantium amara)

Citrus aurantium = golden citus

amara = Greek word for trench, or the Latin for bitter or the ancient Greek word meaning to shine

Rose

Rosa centifolia . Rosa = rose, centifolia = 100 leafed

Rosa damascena

damascena = Damascus, Syria(Bulgaria)

Rosemary(Rosmarinus officinalis)

Rosmarinus = rose of the sea

Sandalwood(Santalun album)

Santalum = the Sanscrit name for the sandalwood tree
album = white

Tarragon(Atremisia dracunculus)

Atremisia =named after the Goddess Artemis
dracunculus = dragon

Tea tree(Melaleuca alternifolia)

Melaleuca = black and white contrast of the peeling bark on trunks and stems
alternifolia: alternate leaves

Thyme(Thymus vulgaris)

Thymus = Greek word- soul. mind, or will
vulgaris = common

Vetiver, Vertivet, Khus-Khus
(andropogon zizanioides)

Andropogon = a bearded male
zizanioides = darnel, the tares, the injurious weed of grain fields of Scriptural parable
Zizainia = like Canadian wild rice

Yarrow(Achillea lingusticum, A. millefolium)

Achillea = after the God Achilles , refers to fact that this plant was used to heal his wounds

lingusticum = to bind with yarrow

millefoilium = a thousand flowers

Ylang-Ylang or Ilang-Ilang(Cananga odorata)

Cananga = a Malayan name , flower of flowers

odorata = the fragrant flower of flowers

나는 아로마에 미친 의사이다

2025년 7월 21일 1판 1쇄 발행

지은이 김석준
펴낸이 조금현
펴낸곳 도서출판 산지
전화 02-6954-1272
팩스 0504-134-1294
이메일 sanjibook@hanmail.net
등록번호 제309-251002018000148호

ISBN 979-11-91714-34-0 (03510)

저속
노안

저속 노안

초판 1쇄 발행 2025년 7월 28일
초판 5쇄 발행 2025년 8월 28일

지은이 홍정기
발행인 한정덕
사업이사 최지연
편집장 장문정
마케팅 강지민, 김나영, 김경민, 김하연
경영지원 강미연
디자인 정윤경
제작처 공간코퍼레이션

펴낸곳 (주)타인의취향
출판등록 2018년 7월 30일 제2018-000229호
주소 서울시 마포구 큰우물로 75 성지빌딩 1406호
전화 02-6949-6014 **팩스** 02-6919-9058
이메일 tain@tain.co.kr

ISBN 979-11-993593-1-4 13510

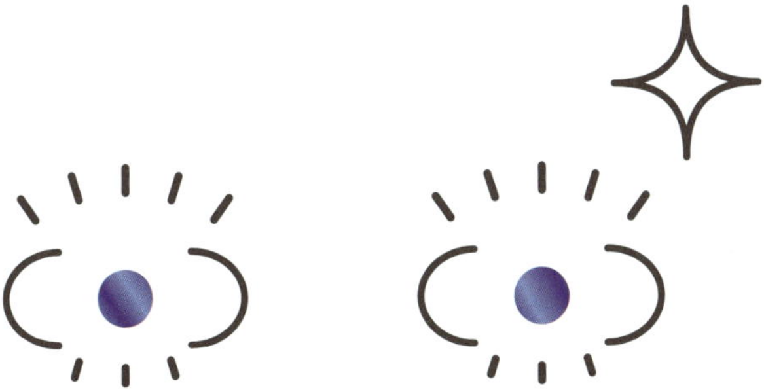

저속 노안

하루 3분, 3동작으로
눈이 좋아진다

홍정기 지음

타인의 취향

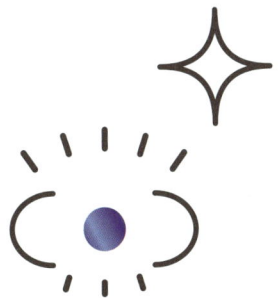

눈이 늙는 속도까지 관리하는 사람들의 비밀 루틴

"어깨가 자꾸 굳고, 거북목이 심해요. 어느 순간 허리까지 아프더니 자세가 다 틀어진 느낌이에요."

목과 허리 통증으로 저를 찾아온 34세 직장인. 그와 상담을 하다 보니 원인은 목이나 허리가 아니었습니다. "혹시 요즘 눈이 흐릿하지 않으세요?" 하고 물으니 화들짝 놀라며 "아니, 선생님이 그걸 어떻게 아셨어요?"라고 되묻습니다. 컴퓨터 앞에서 하루 10시간을 보내는 그의 눈은 이미 노안이 시작되어 조절력이 떨어지고 좌우 초점 균형도 무너진 상태였습니다. 시력이 흐려지면서 고개를 앞으로 내미는 습관이 생겼고, 결국 거북목과 허리 통증으로 이어졌던 거죠. 나이가 아직 30대다 보니 몸에 이상이 찾아와도 눈에 문제가 있을 거라고는 전혀 생각조차 하지 못했던 겁니다. 이처럼 요즘 노안은 눈의 문제로 시작해 자세 전체를 무너뜨리는 전신의 이슈로 확대되고 있습니다.

최근 10년간, 세계적인 연구기관들은 한 가지 공통된 변화를 경고하고 있습니다. 노안의 시작 시기가 점점 빨라지고 있다는 사실입니다. 디지털 기기에 집중하는 시간이 늘어나고, 건조한 공기와 먼지, 빠르게 시선을 전환하는 환경, 강한 빛의 야간 조명 같은 외부 시각 자극이 급증하고 있습니다. 그 결과 눈은 이전 세대보다 훨씬 빠른 속도로 피로와 기능 저하를 겪고 있습니다. 미국안과학회AAO는 "노안은 40대의 문제가 아니라 디지털 사회 전체의 문제"라고 지적합니다. 그렇다면 우리는 어떻게 해야 할까요? 디지털 노안을 예방하거나 늦추거나 되돌릴 수 있을까요? 다행히도 답은 "예스!"입니다.

눈의 건강은 단지 나이로만 결정되지 않습니다. 사용 방식, 환경, 식습관, 심리적 스트레스, 회복 루틴 등 하루하루의 생활 방식이 눈의 노화 속도를 결정합니다. 그렇다면 우리는 무엇을 해야 할까요? 한곳만 장시간 응시하면서 굳고 약해진 눈을 다시 움직이게 해야 합니다. 눈 근육과 신경을 회복시키는 스트레칭과 트레이닝을 통해서 말이지요.

이 책에서 제안하는 '3가지 동작을 각 1분씩, 총 3분', 바로 3-3 트레이닝은 눈에 무리가 가지 않는 선에서 꾸준히 실천할 수 있는 가장 효과적인 운동법입니다. 짧지만 집중도 높은 동작들로 구성된 트레이닝은 눈의 움직임을 회복시키고, 나이보다 앞서 달리는 노안의 속도를 늦추는 데 분명 효과를 낼 수 있습니다.

《저속노안》은 이미 시작된 노안을 빠르게 회복할 수 있다고 장담하지 않습니다. 대신 노화의 속도를 늦추는 방법을 차곡차곡 담았습니다. 잘못된 습관과 틀어진 자세를 바로잡고, 굳어진 근육과 신경에 부드러운 자극을 제공해 노화가 되도록 늦게, 가급적 천천히 진행되도록 눈의 리듬을 회복하는 방법을 이야기합니다. 이 루틴은 세계의 유명한 운동센터에서, 그리고 저희 더리셋PT 현장에서 날마다 실행하며 효과를 얻고 있는 실질적인 운동법입니다.

3-3 트레이닝으로 새로운 루틴을 만들어 슬기로운 '시생활視生活'을 시작하세요. 회복 운동으로 몸의 근육과 신경이 다시 돌아오듯 이미 노안이 시작된 눈이라도 근육과 신경 회복을 통해 기능을 서서히 되찾게 될 것입니다.

시력은 단지 '보는 능력'이 아닙니다. 시각은 세상을 읽는 힘이며,

비전은 그 안에서 방향을 세우는 능력입니다. 눈을 지키는 일은 결국 내 삶의 감각을 다시 세우는 일입니다. 이 책이 나이보다 앞서 달리는 노안을 붙잡고, 조금은 더 선명하고 조금은 더 오래 보는 삶을 영위하는 데 작으나마 도움이 되길 바랍니다.

운동과학 박사 홍정기

Contents

PART 2
눈이 나빠지면 자세까지 무너진다

PART 3
하루하루 눈이 젊어지는 생활 속 눈 관리법

PART 4

놀랍도록 선명하고 맑아진다! 눈 스트레칭

PART 5

하루 3분만 따라 하면 순식간에 좋아진다! 눈 트레이닝

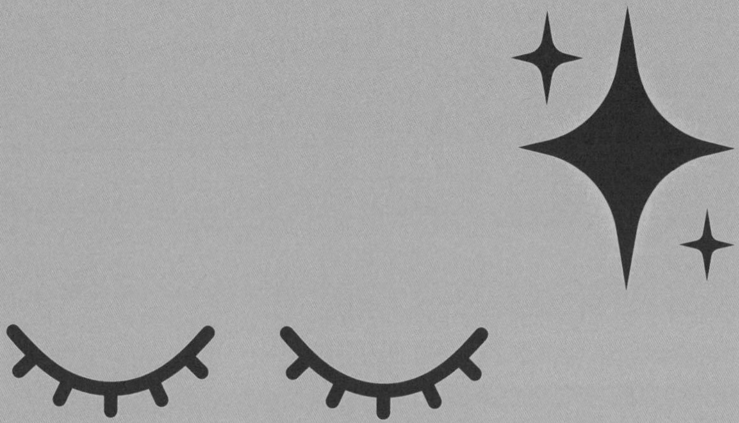